口腔科疾病处置要点

主 编 陈乃玲 孙传红 吴国荣 等

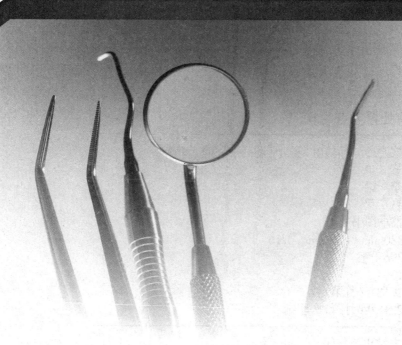

**KOUQIANGKE JIBING
CHUZHI YAODIAN**

吉林出版集团
吉林科学技术出版社

图书在版编目（CIP）数据

口腔科疾病处置要点 / 陈乃玲等主编. -- 长春:
吉林科学技术出版社, 2018.6
ISBN 978-7-5578-4446-2

Ⅰ.①口… Ⅱ.①陈… Ⅲ.①口腔疾病—诊疗 Ⅳ.
①R78

中国版本图书馆CIP数据核字(2018)第103170号

口腔科疾病处置要点

主　　编	陈乃玲　孙传红　吴国荣　张　静　葛铭举
副 主 编	黎　琼　卢　爽
出 版 人	李　梁
责任编辑	赵　兵　张　卓
装帧设计	雅卓图书
开　　本	880mm×1230mm　1/16
字　　数	396千字
印　　张	13
版　　次	2018年6月第1版
印　　次	2018年6月第1次印刷

出　　版	吉林出版集团 吉林科学技术出版社
地　　址	长春市人民大街4646号
邮　　编	130021
编辑部电话	0431-85635185
网　　址	www.jlstp.net
印　　刷	济南大地图文快印有限公司

书　　号	ISBN 978-7-5578-4446-2
定　　价	88.00元

前　言

　　口腔医学作为医学的一个重要分支，是以维护、促进口腔健康以及防治口腔器官和口颌系统疾病为主要内容的一门专科医学。近年来，随着经济的发展，现代科技的进步，各种新理念、新技术和新材料层出不穷，这在很大程度上促进了口腔医学的发展。为适应口腔医学的快速发展，满足口腔临床工作者的实际需求，我们组织长期从事临床一线的医务工作者，参阅了大量的国内外文献，并结合丰富的临床经验，着手撰写了本书。

　　本书重点介绍了口腔内科、口腔外科等方面的内容，针对各种常见疾病，从病因学、临床类型、诊断、治疗方法及预后等方面均有详细介绍，论述详尽，内容新颖，图文并茂，科学性与实用性强，可供各基层医院的住院医生、主治医生及医学院校本科生、研究生参考使用。

　　由于本书参编人数较多，文笔不尽一致，加上编者时间和篇幅有限，书中疏漏或错误之处在所难免，望广大读者提出宝贵意见和建议，以便再版时修订，谢谢！

编　者

2018 年 6 月

目　录

第一章

口腔解剖生理

第一节　概述

一、口腔及颌面部的区域划分

口腔颌面部（oral and maxillofacial region）即口腔与颌面部的统称，位于颜面部的下2/3。颜面部即俗称的脸部、面部，为上从发际、下至下颌骨下缘或颏下点、两侧至下颌支后缘或颞骨乳突之间的区域（图1-1）。临床上，常将颜面部划分为面上、面中、面下三部分。其划分以两眉弓中间连线为第一横线，以口裂水平线为第二横线。额部发际与第一横线间的区域，称为面上部；第一和第二横线间的区域，称为面中部；第二横线与舌骨水平线间的区域，称为面下部（图1-2）。其中，面中部较长，与后面述及的面部三等分的划分有所不同。

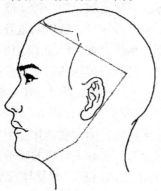

图1-1　颜面部的范围

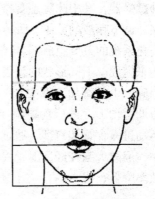

图1-2　面上、面中、面下三部分

颜面部的上1/3区域称为颅面部，是以颅骨（额骨）为主要骨性支撑所在的表面区域。而颌面部是以颌骨为主要骨性支撑所在的区域。现代口腔医学，尤其是口腔颌面外科学涉及的领域已扩展到上至颅底，下至颈部的区域，与眼科、耳鼻喉科、神经外科、整形外科等多有学科交叉。

颌面部的解剖区域可分为额区、眼眶区、眶下区、颧区、鼻区、口唇区、颏区、颊区、腮腺咬肌区、耳区、颞区、颏下区、下颌下区、颈上区（图1-3）。

口腔（oral cavity）位于颌面部区域内，是指由牙、颌骨及唇、颊、腭、舌、口底、唾液腺等组织器官组成的功能性器官。口腔是一个腔道，闭口时被舌体充满。前界为上、下唇，向后以会厌为界与口咽腔相连接，上为腭部，呈穿隆状与下鼻道相隔，下为肌性口底，轻度凹陷，口底中央大部被舌体占据，两侧为面颊部。口腔的解剖区域可分为口腔前庭部、牙及牙槽骨部、舌部、腭部及口底部等。

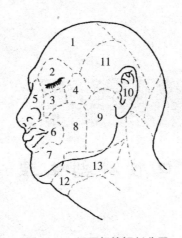

图 1 - 3　颌面部的解剖分区

1. 额区；2. 眼眶；3. 眶下区；4. 颧区；5. 鼻区；6. 口唇区；7. 颏区；8. 颊区；9. 腮腺咬肌区；10. 耳区；11. 颞区；12. 颏下区；13. 下颌下区

二、口腔颌面部的主要生理功能

口腔颌面部的组织器官具有摄食、咀嚼、感受味觉、吞咽、表情及辅助语言和呼吸等功能。

口腔为上消化道的起端，其中牙的主要功能为咀嚼食物，唇的主要功能为吮吸，舌的主要功能为运送食物及辅助食物吞咽，唾液腺的功能则通过分泌唾液，润滑口腔黏膜，唾液在口腔内与食物混合，便于吞咽，并通过其中的淀粉酶对食物进行初步消化。进食时，舌、颊、唇协调运动，先将食物与唾液充分拌匀，并送入上下牙间供牙咀嚼，把食物研细后吞咽。

舌体上有多种感受器，其中味觉感受器用于辨别食物的味，可感受酸、甜、苦、辣、咸等味觉，并通过味觉反馈机制，调节唾液的分泌。舌体上的其他感受器还可分辨冷热、机械刺激等。

口腔是人类消化系统的重要组成部分，是重要的咀嚼器官，承担对食物粗加工的任务，主要由口腔内的牙齿协同作用来完成。不同形状的牙齿其功能也各不相同，具有刀刃状的切牙将食物切断，由圆锥形的尖牙将食物撕碎，由前磨牙（双尖牙）以及磨牙将食物进一步磨细，同时，在口腔中央的舌体和口周的唇颊肌肉协调运动下，进行食物调拌，并将食物运送到需要的牙位，研磨后再向后运送到口咽部，经吞咽反射运动进入食管和胃部，通过上述机械研磨和化学反应，为食物消化打下良好的基础。另外，在咀嚼过程中，通过大脑神经反射，促进口周三大唾液腺分泌含多种消化酶的唾液。如果牙齿缺失或牙松动，咀嚼效率降低，粗大的食物不易吞咽，将加重胃肠消化的负担，容易导致消化不良及胃肠疾病。

口腔也是重要的发音器官，声带发出的声音在口腔产生共鸣，口腔在大脑中枢的调控下，舌体位置前后高低变化使口腔的共鸣腔的体积和形状发生变化，同时唇部和颊部、软腭等肌肉协调运动，牙齿也参与其中，共同调节呼吸气流的大小、快慢，产生不同共鸣和气流，从而发出不同的声音。口腔虽不属于呼吸系统，但它具有呼吸功能，尤其在呼吸系统的起始部位——鼻腔不通畅时，或者是在身体剧烈运动，需要增加通气量时，张口呼吸为机体提供更多的空气，是呼吸系统起始段主要的候补器官。舌根的前后位置也直接影响喉咽腔的前后径，如果口底肿胀等原因使舌根后移，将使咽腔缩小，严重时，可封闭咽腔，导致上呼吸道梗阻，危及患者生命。因此，口腔医师应时刻关注呼吸道，始终维持呼吸道通畅，确保患者的生命安全。

口腔黏膜除了痛、温、触、压等普通感觉功能外，还有独特的味觉功能。密布在舌背黏膜上的微小颗粒，在放大镜下状如花蕾，即口腔特有的味觉感受器——味蕾，它将酸、甜、苦、辣、咸的敏锐感觉传达到大脑中枢，决定对食物的取舍，并通过复杂的神经反射，调控三大唾液腺和密布于口腔黏膜下的黏液腺的分泌，调节唾液的不同成分和分泌量，直接参加食物的消化。

上颌骨和下颌骨，是构成口腔的主要框架，也是形成面部轮廓的最主要骨性结构。颌骨形态以及附丽其上的唇、颊软组织，构成千差万别的面部特征。面中 1/3 处于人类视觉的中心和社会交际的视觉焦点，唇鼻畸形以及颌骨畸形将严重影响人的容貌。先天性的唇腭裂畸形、颌骨的发育性畸形以及因创伤、肿瘤等造成的颌面部软硬组织的缺损畸形，给患者造成的心理压力可能远远大于该组织结构的功能丧失，人们对颌面部容貌畸形的关注常超过对咀嚼语言的关注，因此，对颌面部手术方案的制订和实施过程中必须遵循形态与功能并重的原则，遵循基本的美学原则。

三、口腔颌面部的解剖生理特点及其临床意义

口腔颌面部部位的特殊性及解剖特点赋予其特别的临床意义：①位置显露：口腔颌面部位置外露，容易遭受外伤，但罹患疾病后，容易早期发现，获得及时治疗；②血供丰富：口腔颌面部血管丰富，使其组织器官具有较强的抗感染能力，外伤或手术后伤口愈合也较快，但是因其血供丰富，组织疏松，受伤后出血较多，局部组织肿胀较明显；③解剖结构复杂：口腔颌面部解剖结构复杂，有面神经、三叉神经、唾液腺及其导管等组织器官，这些组织器官损伤后则可能导致面瘫、麻木及涎腺瘘等并发症；④自然皮肤皮纹：颜面部皮肤向不同方向形成自然的皮肤皱纹，简称皮纹（图 1-4）。皮纹的方向随年龄增加而有所变化。颌面部手术切口设计应沿皮纹方向，并选择较隐蔽的区域作切口，如此伤口愈合后瘢痕相对不明显；⑤颌面部疾患影响形态及功能：口腔颌面部常因先天性或后天性的疾患，如唇、腭裂或烧伤后瘢痕，导致颌面部形态异常，乃至颜面畸形和功能障碍；⑥疾患易波及毗邻部位：口腔颌面部与颅脑及咽喉毗邻，当发生炎症、外伤、肿瘤等疾患时，容易波及颅内和咽喉部。

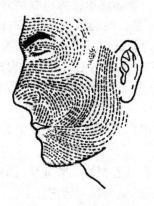

图 1-4 颜面部皮纹

（陈乃玲）

第二节 口腔

一、口腔的分区及其表面形态

在口腔内，以牙列为分界线，将口腔分为牙列内的固有口腔（proper cavity of mouth）和牙列外围的口腔前庭（vestibule of mouth）。口腔前庭由牙列、牙槽骨及牙龈与其外侧的唇、颊组织器官构成，因此，唇、颊器官的表面形态即为口腔前庭的表面形态。固有口腔由牙列、牙槽骨及牙龈与其内侧的口腔内部组织器官舌、腭、口底等构成，因此，牙及牙列、牙槽骨及牙龈、舌、腭、口底等组织器官的表面形态即为固有口腔的表面形态（图 1-5）。

（一）口腔前庭及其外表形态

1. 口腔前庭（vestibule of mouth） 为牙列的外围间隙，位于唇、颊与牙列、牙龈及牙槽黏膜之间，因唇、颊软组织与牙列通常处于贴合状态而呈一潜在腔隙，与牙列的形态一致，呈马蹄形。当𬌗处于息止颌位时，口腔前庭经𬌗间隙与内侧的固有口腔交通；而在正中𬌗位时，口腔前庭主要在其后部经翼下颌皱襞及最后磨牙远中面之间的空隙与固有口腔相通。

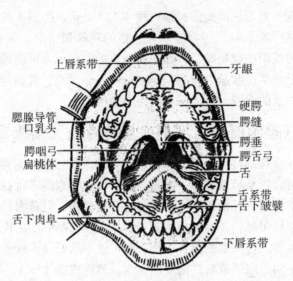

图 1-5 口腔组织器官

2. 外表形态 口腔前庭区域具有临床意义的体表解剖学标志有前庭沟、唇系带、颊系带、腮腺导管口等。

(1) 前庭沟：前庭沟又称唇颊龈沟，呈马蹄形，为口腔前庭的上、下界，为唇、颊黏膜移行于牙槽黏膜的沟槽。前庭沟黏膜下组织松软，是口腔局部麻醉常用的穿刺及手术切口部位。

(2) 上、下唇系带：上、下唇系带为前庭沟正中线上的黏膜小皱襞。上唇系带一般较下唇系带明显。制作义齿时，基托边缘应避开该结构。儿童的上唇系带较为宽大，并可能与切牙乳头直接相连。随着儿童年龄的增长，唇系带也逐渐退缩，如果持续存在，则上颌中切牙间隙不能自行消失，影响上颌恒中切牙的排列而需要手术松解。

(3) 颊系带：颊系带为口腔前庭沟相当于上、下尖牙或前磨牙区的黏膜皱襞。一般上颊系带较明显，义齿基托边缘应注意避开该结构。

(4) 腮腺导管口：腮腺导管开口于平对上颌第二磨牙牙冠的颊黏膜上，呈乳头状突起。挤压腮腺区可见唾液经此口流入口腔内。行腮腺造影或腮腺导管内注射治疗时，需要经此口注入造影剂或药液。

(5) 磨牙后区：由磨牙后三角及磨牙后垫组成。其中，磨牙后三角位于下颌第三磨牙的后方。磨牙后垫为覆盖于磨牙后三角表面的软组织，下颌第三磨牙冠周炎时，磨牙后垫常显红肿。

(6) 翼下颌皱襞：为伸延于上颌结节后内方与磨牙后垫后方之间的黏膜皱襞，其深面为翼下颌韧带。该皱襞是下牙槽神经阻滞麻醉的重要参考标志，也是翼下颌间隙及咽旁间隙口内切口的标志。

(7) 颊脂垫尖：大张口时，平对上、下颌后牙𬌗面的颊黏膜上有一三角形隆起的脂肪组织，称颊脂垫。其尖称颊脂垫尖，为下牙槽神经阻滞麻醉进针点的重要标志。颊脂垫的位置有时不恒定，该尖可偏上或偏下，甚或远离翼下颌皱襞，此时的麻醉穿刺点应作相应的调整。

（二）固有口腔及其外表形态

1. 固有口腔（proper cavity of mouth） 是口腔的主要部分，其范围上为硬腭和软腭，下为舌和口底，前界和两侧界为上、下牙弓，后界为咽门。

2. 固有口腔的外表形态 主要为牙冠、腭、舌及口底的外形。

(1) 牙冠、牙列或牙弓：在固有口腔内只能见到牙的牙冠。不同部位及不同功能的牙有不同的牙冠外形，根据部位可分为前牙、后牙；根据功能及形态可分为切牙、尖牙、前磨牙和磨牙。上、下颌牙分别在上、下颌牙槽骨上排列成连续的弓形，构成上、下牙弓或牙列。牙冠的外表形态除构成牙冠的五面外，还有沟、窝、点隙等标志。

1) 唇面或颊面：前牙靠近唇黏膜的一面称唇面，后牙靠近颊黏膜的一面称颊面。

2) 舌面或腭面：下前牙或后牙靠近舌侧的一面均称舌面，上颌牙的舌面接近腭，故亦称腭面。

3）近中面与远中面：面向中线的牙面称近中面，背向中线的称远中面，每个牙均有一个近中面和一个远中面。近、远中面统称为邻接面。

4）殆面（occlusal surface）：上下颌牙相对而发生咀嚼作用的一面称为殆面。前牙无殆面，但有较狭窄的嵴，称为切嵴。

5）牙尖：牙冠上突出成尖的部分称牙尖。

6）切端结节：初萌切牙切缘上圆形的隆突称切端结节，随着牙的切磨逐渐消失。

7）舌面隆突：前牙舌面近颈缘部的半月形隆起，称舌面隆突，系前牙的解剖特征之一。

8）嵴：牙冠上细长形的釉质隆起，称为嵴。根据嵴的位置、形状和方向，可分为轴嵴、边缘嵴、三角嵴、横嵴、斜嵴和颈嵴。

9）沟：牙面上细长的线形凹陷称为沟，系牙体发育时生长叶与生长叶交界的部位，如颊沟、舌沟。发育沟处的釉质因钙化不全而不能密合者称裂沟。

10）点隙：为发育沟的汇合处或沟的末端处的凹陷。该处釉质若钙化不全，则成为点隙裂。裂沟和点隙裂均是龋的好发部位。

11）窝：牙冠面上不规则的凹陷称为窝。如前牙舌面的舌窝，后牙殆面的中央窝和三角窝。

（2）牙槽突、龈沟与龈乳头

1）牙槽突（alveolar process）：颌骨上与牙齿相连接的骨性突起的部分。上颌牙牙槽突向下、下颌牙牙槽突向上。牙根位于牙槽突内，拔除牙根后所见到的窝，即原有牙根所占据的部位称为牙槽窝。牙槽突骨质疏松，承接牙的咀嚼殆力，改建活跃。失牙后因失去生理性咀嚼力刺激而呈进行性萎缩，牙槽突变低甚至消失，不利于活动义齿固位。

2）龈沟（gingival sulcus）：是牙龈的游离龈部分与牙根颈部间的沟状空隙。正常的龈沟深度不超过2mm。

3）龈乳头（gingival papilla）：位于两邻牙颈部之间的间隙内，呈乳头状突起的牙龈，是龈炎最容易出血的部位。长期的牙结石沉积将导致龈乳头退缩，退缩的龈乳头将不再生长，邻牙间隙暴露，常出现水平性食物嵌塞。

（3）硬腭与软腭：硬腭位于口腔顶部，呈穹隆状，将口腔与鼻腔分隔。软腭为硬腭向后的延续部分，末端为向下悬垂的腭垂。腭裂将导致患者鼻漏气和过高鼻音，语音含混，呈"腭裂语音"，严重影响患者的语言交流。腭部的解剖标志：

1）切牙乳头或腭乳头：为一黏膜隆起，位于腭中缝前端，左右上颌中切牙间的腭侧，其深面为切牙孔，鼻腭神经、血管经此孔穿出向两侧分布于硬腭前1/3。因此，切牙乳头是鼻腭神经局部麻醉的表面标志。切牙乳头组织致密，神经丰富，鼻腭神经阻滞麻醉时，应从切牙乳头之侧缘刺入黏膜。

2）腭皱襞：为腭中缝前部向两侧略呈波纹状的黏膜皱襞。

3）腭大孔：位于硬腭后缘前方约0.5cm处，上颌第三磨牙腭侧，约相当于腭中缝至龈缘连线的中、外1/3交界处。肉眼观察此处黏膜稍显凹陷，其深面为腭大孔，腭前神经及腭大血管经此孔向前分布于硬腭后2/3，该黏膜凹陷为腭大孔麻醉的表面标志。

4）腭小凹：软腭前端中线两侧的黏膜，左右各有一对称的凹陷，称腭小凹，可作为全口义齿基托后缘的参考标志。

5）舌腭弓、咽腭弓：软腭后部向两侧外下形成前后两条弓形皱襞，前方者向下移行于舌，形成舌腭弓；后方者移行于咽侧壁，形成咽腭弓。两弓之间的三角形凹陷称扁桃体窝，容纳腭扁桃体。软腭后缘、舌腭弓和舌根共同围成咽门。

（4）口底

1）舌系带（frenulum of tongue）：舌腹部黏膜返折与舌下区的黏膜相延续在中线形成的带状结构。

新生儿出生时，常见舌系带附着于舌膜前部，常误诊为舌系带过短，因担心影响儿童的吮吸、咀嚼及言语功能而行舌系带矫正术。现已不主张新生儿即行舌系带矫正。

经过大量的病例和多年观察，新生儿时附着靠前的舌系带，不会影响儿童的吮吸、咀嚼及言语功能。而且，随着儿童舌体的生长，舌系带附着相对后移，真性的舌系带过短很少。很多家长把儿童在牙牙学语时的发音不准，误认为是舌系带过短所致，担心延误孩子的语言学习，强烈要求行舌系带矫正手术。实际上，其中的绝大多数儿童均不必手术。儿童的语言发育要等到 5 岁左右才发育完善，在这之前有部分发音不准属正常现象，5 岁以后发音不准需积极诊治。儿童早期发音不准，大多数都不是舌系带过短所致。只有当儿童发音时，"乙"这个音（卷舌音）发不准，其他的非卷舌音都能准确发音，查体见卷舌时舌尖不能触及腭部，舌前伸不能伸出下唇，舌前伸后舌尖被紧张的舌系带拉出一深沟，只有符合这些情况时，才能确诊为真性的舌系带过短。只有影响卷舌音，才需行舌系带矫正手术。

2）舌下肉阜（sublingual caruncle）：为舌系带移行为口底黏膜的两侧的一对丘形隆起。其顶部有下颌下腺导管和舌下腺大管的共同开口，可经此管行下颌下腺造影术。

二、口腔的组织器官

（一）唇（lips）

分上唇和下唇。上、下唇联合处形成口角，上、下唇之间称口裂，上唇上面与鼻底相连，两侧以鼻唇沟为界。

唇部组织分皮肤、肌和黏膜三层，故外伤或手术时应分层缝合，恢复其正常解剖结构（图 1-6），才不致影响其外貌和功能。唇表面为皮肤，上唇中央有一浅凹称为人中。唇部皮肤有丰富的汗腺、皮脂腺和毛囊，为疖痈好发部位；唇的口腔面为黏膜，在黏膜下有许多小黏液腺，当其导管受到外伤而引起阻塞时，容易形成黏液腺囊肿；唇部皮肤与黏膜之间为口轮匝肌。唇部皮肤向黏膜的移行部称为唇红缘，常呈弓背形，外伤缝合或唇裂修复手术时，应注意唇红缘对合整齐，以免造成畸形。唇黏膜显露于外面的部分称为唇红，在内侧黏膜下有唇动脉，进行唇部手术时，压迫此血管可以止血。唇红正中稍厚呈珠状略突向前下的部分称为唇珠。

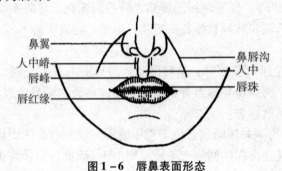

图 1-6　唇鼻表面形态

（二）颊（cheeks）

位于面部两侧，形成口腔前庭外侧壁，上界为颧骨颧弓，下达下颌骨下缘，前达鼻唇沟、口角，后以咬肌前缘为界。主要由皮肤、浅层表情肌、颊脂垫体、颊肌和黏膜所构成。颊脂体与颞后及颞下脂体联为一体，当感染时，可通过相连的蜂窝组织互相扩散。

颊黏膜偏后区域，有时可见黏膜下有颗粒状黄白色斑点，称为皮脂腺迷路，有时也可见于唇红部，无临床意义。

（三）牙（tooth）

牙又称牙体，由牙冠、牙根和牙颈三部分组成。由釉质覆盖，显露于口腔的部分为牙冠；由牙骨质所覆盖，埋于牙槽窝内的部分为牙根；牙冠和牙根交界为牙颈部（图 1-7）。

牙体内有一与牙体外形大致相似、内含牙髓的腔，称牙髓腔。冠部的称髓室，根部的称根管，根管末端的开口称根尖孔。

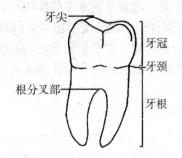

牙尖　牙冠　牙颈　牙根　根分叉部

图 1-7　牙体结构

1. 牙冠的形态　每个牙行使的功能不同，其牙冠的形态也各异。临床上将牙冠分为唇（颊）面、舌（腭）面、近中面、远中面及咬合面（又称𬌗面）5 个面。以两中切牙之间为中线，靠近中线侧为近中面，远离中线侧为远中面。前牙的咬合面由唇、舌面相交形成切缘，主要用以切割食物；后牙咬合面有尖、窝等结构，主要用以研磨食物；尖牙有尖锐的牙尖，用以撕裂食物。

2. 牙根的数目和形态　牙因咀嚼力的大小和功能不同，牙根数目和大小也不相同。上、下前牙和第一、第二前磨牙为单根牙，但上颌第一前磨牙多为双根，其余磨牙均为多根牙。上颌第一、第二磨牙为三根，即近中颊侧根、远中颊侧根及腭侧根；下颌第一、二磨牙为双根，即近中根和远中根；有时下颌第一磨牙为三根，即远中根再分为颊、舌根。上、下第三磨牙的牙根变异较多，常呈融合根。

所有牙根近根尖部多弯向远中面。有的牙根呈圆锥形，如上颌切牙和尖牙；有的牙根呈扁平形，如下颌切牙和前磨牙；有的多根牙分叉大，如第一磨牙和乳磨牙；有的分叉小，如第二磨牙。了解牙根的数目和形态，对牙髓病的治疗和拔牙手术有很重要的临床意义。

3. 牙的组织结构　牙体组织由釉质、牙本质、牙骨质三种钙化的硬组织和牙髓腔内的牙髓软组织组成。

（1）釉质（enamel）：位于牙冠表面，呈乳白色，有光泽，当釉质有严重磨耗时，则透出牙本质呈淡黄色。釉质是一种半透明的钙化组织，其中含无机盐 96%，主要为磷酸钙及碳酸钙，水分及有机物约占 4%，为人体中最硬的组织。

（2）牙本质（dentin）：构成牙的主体，色淡黄而有光泽，含无机盐 70%，有机物含量比釉质多，约占 30%，硬度比釉质低。在牙本质中有成牙本质细胞胞质突起，是痛觉感受器，受到刺激时有酸痛感。

（3）牙骨质（cementum）：是覆盖于牙根表面的一层钙化结缔组织，色淡黄，含无机盐 55%，构成和硬度与骨相似，但无哈弗斯管。牙骨质借牙周膜将牙体固定于牙槽窝内。当牙根表面受到损伤时，牙骨质可新生而有修复功能。

（4）牙髓（pulp）：是位于髓腔内的疏松结缔组织，其四周为钙化的牙本质。牙髓中有血管、淋巴管、神经、成纤维细胞和成牙本质细胞，其主要功能为营养牙体组织，并形成继发牙本质。牙髓神经为无髓鞘纤维，对外界刺激异常敏感，稍受刺激即可引起剧烈疼痛，而无定位能力。牙髓的血管由狭窄的根尖孔进出，一旦发炎，髓腔内的压力增高，容易造成血液循环障碍，牙髓逐渐坏死，牙本质和釉质则得不到营养，因而牙变色失去光泽，牙体变脆，受力稍大较易崩裂。

4. 牙周组织　牙周组织包括牙槽骨、牙周膜及牙龈，是牙的支持组织。

（1）牙槽骨（alveolar bone）：是颌骨包围牙根的部分，骨质较疏松，且富于弹性，是支持牙的重要组织。牙根位于牙槽骨内，牙根和牙根之间的骨板，称为牙槽中隔。两牙之间的牙槽骨称为牙槽间隔。牙槽骨的游离缘称为牙槽嵴。当牙脱落后，牙槽骨即逐渐萎缩。

（2）牙周膜（periodontal membrane）：是连接牙根与牙槽骨之间的结缔组织。其纤维一端埋于牙骨质，另一端埋于牙槽骨和牙颈部之牙龈内，将牙固定于牙槽窝内，牙周膜还可以调节牙所承受的咀嚼压力。牙周膜内有纤维结缔组织、神经、血管和淋巴，牙周膜在感受咬合力、缓冲咬合力，以及将咬合力调控为生理性压力、维持牙的稳定性方面，起着极其重要的作用。

（3）牙龈（gingiva）：是口腔黏膜覆盖于牙颈部及牙槽骨的部分，呈粉红色，坚韧而有弹性。牙龈与牙颈部紧密相连，未附着的部分称为游离龈。游离龈与牙之间的空隙为龈沟，正常的龈沟深度不超过2mm，龈沟过深则为病理现象。两牙之间突起的牙龈，称为龈乳头，在炎症或食物阻塞时，龈乳头肿胀或萎缩。

（四）咬合关系、殆与牙弓关系

咀嚼时，下颌骨做不同方向的运动，上、下颌牙发生各种不同方向的接触，这种互相接触的关系称为咬合关系（occluding relation）。临床上，常以正中殆作为判断咬合关系是否正常的基准。在正中殆时，上下切牙间中线应位于同一矢状面上；上颌牙超出下颌牙的外侧，即上前牙覆盖于下前牙的唇侧，覆盖度不超过3mm，上后牙的颊尖覆盖于下后牙的颊侧。嘱患者做吞咽运动，边吞咽边咬合，即能求得牙的正中殆。

牙弓关系异常可表现为殆关系的异常，如反殆（俗称地包天）。反殆可分前牙反殆、后牙反殆，即在正中殆位时，下前牙或下后牙覆盖在上前牙或上后牙的唇侧或颊侧。此种反殆的咬合关系在乳牙列或恒牙列均可出现，应尽早矫治。开殆指在正中殆位及非正中殆位时，上下牙弓的部分牙不能咬合接触。通常以前牙开殆多见。颌骨发生骨折时，常可见多数牙开殆。深覆殆是指上前牙牙冠盖过下前牙牙冠长度1/3以上者，因其程度不同分为三度。其中，Ⅰ度指上前牙牙冠盖过下前牙牙冠长度1/3～1/2；Ⅱ度为盖过1/2～2/3；Ⅲ度为上前牙牙冠完全盖过下前牙牙冠，甚至咬及下前牙唇侧龈组织。锁殆是指后牙咬合关系异常，常见为正锁殆，即上颌后牙的舌面与下颌后牙的颊面相接触，而殆面无咬合关系；反锁殆是指上颌后牙的颊面与下颌后牙的舌面相接触而殆面无接触，较少见。

颌骨的病变，如发育异常、肿瘤、骨折等，常使牙排列紊乱，破坏正常的咬合关系，影响咀嚼功能。临床上常以牙列和咬合关系的变化作为颌骨疾病诊断和治疗的参考，特别对颌骨骨折的诊断、复位和固定，咬合关系是最重要的依据。

（五）舌

舌（tongue）具有味觉功能，能协助相关的组织器官完成语言、咀嚼、吞咽等重要生理功能。舌前2/3为舌体部，活动度大，其前端为舌尖，上面为舌背，下面为舌腹，两侧为舌缘。舌后1/3为舌根部，活动度小。舌体部和舌根部以人字沟为界，其形态呈倒V形，尖端向后有一凹陷处为甲状舌管残迹，称为舌盲孔（图1-8）。

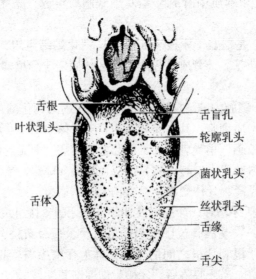

图1-8　舌的分区及4种舌乳头分布

舌是由横纹肌组成的肌性器官。肌纤维呈纵横、上下等方向排列，因此，舌能灵活进行前伸、后缩、卷曲等多方向活动。

舌的感觉神经，在舌前 2/3 为舌神经分布（第 5 对脑神经之分支）；舌后 1/3 为舌咽神经（第 9 对脑神经）及迷走神经分布（第 10 对脑神经）。舌的运动由舌下神经（第 12 对脑神经）所支配。舌的味觉为面神经（第 7 对脑神经）的鼓索支支配。鼓索支加入到舌神经内分布于舌黏膜。舌尖部对甜、辣、咸味敏感，舌缘对酸味敏感，舌根部对苦味敏感。

舌背黏膜有许多乳头状突起，当维生素 B 族缺乏或严重贫血时可见乳头萎缩，舌面光滑。舌乳头可分以下 4 种（图 1-8）：

（1）丝状乳头：为刺状细小突起，上皮有角化故呈白色，数量较多，遍布于整个舌体背面。

（2）菌状乳头：呈蕈状，色红，大而圆，散布于丝状乳头间，数量比丝状乳头少，含有味觉神经末梢。

（3）轮廓乳头：有 8~12 个，较大，呈轮状，沿人字沟排列。乳头周围有深沟环绕，含有味蕾以司味觉。

（4）叶状乳头：位于舌根部两侧缘，为数条平行皱襞。正常时不明显，炎症时充血发红，突起而疼痛，有时易误诊为癌。

舌根部黏膜有许多卵圆形淋巴滤泡突起，其间有浅沟分隔，整个淋巴滤泡称为舌扁桃体。

舌腹面黏膜平滑而薄，返折与口底黏膜相连，在中线形成舌系带。若系带上份附着靠近舌尖，或其下份附于下颌舌侧的牙槽嵴上，即产生舌系带过短（绊舌）。初生婴儿舌系带发育不全，难以判断是否过短。

若婴儿下中切牙萌出过早，可因频繁咳嗽，舌前后活动增多，或吮乳时舌系带及其两侧软组织与切牙经常摩擦，而发生溃疡，长期不愈，称为褥疮性溃疡或里加-费德病（Riga-Fede disease）。有时这种溃疡呈慢性增殖性改变，形成肉芽组织或纤维性肉芽组织，容易被误诊为肿瘤。

（六）腭

腭（palate）构成口腔的上界，且将口腔与鼻腔、鼻咽部分隔开。前面硬腭的骨质部分由两侧上颌骨的腭突和腭骨水平板组成，口腔面覆盖以致密的黏骨膜组织；后面软腭为可以活动的肌性部分。

硬腭前份正中线有突起纵行皱襞，其两旁有许多横行突出皱襞伸向两侧，称为腭嵴。两中切牙间后面腭部有黏膜突起，称为切牙乳头，其下方有一骨孔，称为切牙孔或腭前孔。鼻腭神经血管通过此孔，向两侧分布于硬腭前 1/3 的黏骨膜与腭侧牙龈，是切牙孔阻滞麻醉进针的标志之一。在硬腭后缘前 0.5cm，从腭中缝至第二磨牙侧缘连线的外、中 1/3 交界处，左右各有一骨孔，称为腭大孔或腭后孔，腭前神经血管通过此孔，向前分布于尖牙后的黏骨膜及腭侧牙龈。

软腭呈垂幔状，前与硬腭相连续，后为游离缘，其中份有一小舌样物体，称为腭垂。软腭两侧向下外方形成两个弓形黏膜皱襞，在前外方者为腭舌弓（咽前柱），在稍后内方者为咽腭弓（咽后柱），两弓之间容纳扁桃体。软腭较厚，主要由腭帆提肌、腭帆张肌、腭舌肌、咽腭肌、悬雍垂肌和腭腱膜所构成，表面覆盖以黏膜组织，在口腔面黏膜下含有大量黏液腺（腭腺），伴有脂肪和淋巴组织，一直延伸至硬腭前磨牙区。正常情况下通过软腭和咽部的肌彼此协调运动，共同完成腭咽闭合，行使正常的语言功能。

（七）口底

口底（floor of the mouth）又称舌下部，为位于舌体和口底黏膜之下，下颌舌骨肌和颏舌骨肌之上，下颌骨体内侧面与舌根之间的部分。在舌腹正中可见舌系带，系带两旁有呈乳头状突起的舌下肉阜，其中有一小孔为下颌下腺导管的开口。舌下肉阜向后延伸部分为颌舌沟，表面凸起的黏膜皱嵴为舌下皱襞，有许多舌下腺导管直接开口于此。颌舌沟前份黏膜下有舌下腺，后份黏膜下有下颌下腺口内延长部分。口底黏膜下有下颌下腺导管和舌神经走行其间。在做口底手术时，注意勿损伤导管和神经（图 1-9）。由于口底组织比较疏松，因此，在口底外伤或感染时，可形成较大的血肿、脓肿，将舌推挤向上后，造成呼吸困难甚至窒息，应特别警惕。

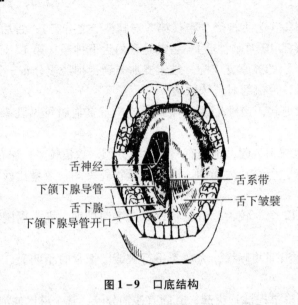

图 1-9　口底结构

三、乳牙与恒牙

人一生中有两副天然牙，据萌出时间和形态可分为乳牙与恒牙。

（一）乳牙（deciduous teeth）

1. 乳牙的数目、名称、萌出时间和次序　正常乳牙有 20 个，左、右侧各 5 个。其名称从中线起向两旁，分别为乳中切牙、乳侧切牙、乳尖牙、第一乳磨牙、第二乳磨牙，分别用Ⅰ、Ⅱ、Ⅲ、Ⅳ、Ⅴ表示。

乳牙萌出时间和次序见表 1-1。一般从出生后 6~8 个月开始萌出乳中切牙，然后乳侧切牙、第一乳磨牙、乳尖牙和第二乳磨牙依次萌出，2 岁左右乳牙全部萌出。

表 1-1　乳牙萌出时间与顺序

牙名称与顺序	萌出时间（月）
乳中切牙	6~8
乳侧切牙	8~10
第一乳磨牙	12~16
乳尖牙	16~20
第二乳磨牙	24~30

乳牙可能出现过早或延迟萌出，常见于下中切牙部位。在婴儿出生时或出生后不久即可出现。由于过早萌出而没有牙根，常较松动，过于松动者应拔除，以免脱落误入食管或气管而发生危险。有的新生儿口内牙槽嵴黏膜上，出现一些乳白色米粒状物或球状物，数目多少不等，俗称"马牙"或"板牙"。它不是实际意义上的牙，而是牙板上皮残余增殖形成被称为角化上皮珠的角化物，一般可自行脱落。

2. 乳牙的标识与书写　为便于病历记录，常用罗马数字书写表示乳牙。乳牙的位置标识，采取面对患者，用"+"将全口牙分为上、下、左、右四区，横线上代表上颌，横线下代表下颌，纵线左代表患者右侧，纵线右代表患者左侧，或者以"+"将牙列分为四个象限，分别以 A、B、C、D 代表四区。

（二）恒牙（permanent teeth）

1. 恒牙的数目、名称、萌出时间和次序　恒牙共 28~32 个，上下颌的左右侧各 7~8 个，其名称从中线起向两旁，分别为中切牙、侧切牙、尖牙、第一前磨牙（旧称第一双尖牙）、第二前磨牙（旧称第二双尖牙）、第一磨牙、第二磨牙、第三磨牙。切牙和尖牙位于牙弓前部，统称为前牙；前磨牙和磨牙位于牙弓后部，统称为后牙。

牙列中恒牙的数目并非恒定。少数人还有畸形的多余牙，常位于上颌中切牙间。也可因先天牙胚缺失而少牙。常见第三磨牙缺失，较多见的是，恒牙的萌出发生困难或阻生；常见第三磨牙阻生，因此，牙的数目有所增减。

恒牙的萌出时间和次序见表1-2。恒牙萌出早者可于5岁、晚者可于7岁，一般从6岁左右开始，在第二乳磨牙后方萌出第一恒磨牙（俗称六龄牙），同时恒中切牙萌出，乳中切牙开始脱落，随后侧切牙、尖牙、第一前磨牙、第二前磨牙、第二磨牙及第三磨牙依次萌出。有时第一前磨牙较尖牙更早萌出。

一般左右同名牙多同期萌出，上下同名牙则下颌牙较早萌出。

表1-2 恒牙萌出时间及次序

牙名称与顺序	萌出时间（岁）	
	上颌	下颌
第一磨牙	5~7	5~7
中切牙	7~8	6~7
侧切牙	8~10	7~8
尖牙	11~13	10~12
第一前磨牙	10~12	10~12
第二前磨牙	11~13	11~13
第二磨牙	12~14	11~14
第三磨牙	17~26	17~26

2. 恒牙的标识与书写　常用阿拉伯数字表示，标识方法同乳牙。

（三）乳牙与恒牙的替换

从萌出时间和次序来看，一般从6~12岁，口腔内乳牙逐渐脱落，恒牙相继萌出，恒牙和乳牙发生交替，此时口腔内既有乳牙，又有恒牙，这种乳、恒牙混合排列于牙弓上的时期称为混合牙列期（mixed dentition）。有时乳牙尚未脱落，而恒牙已萌出，因缺乏位置，该恒牙即错位萌出。错位萌出的恒牙大多位于乳牙舌侧，形成乳牙与恒牙重叠。此时应拔除乳牙，便于恒牙在正常位置萌出。切勿将刚萌出的恒牙误为错位牙或乳牙而拔除。应注意鉴别乳牙和恒牙，乳牙牙冠较小，色较白，牙颈部和咬合面较恒牙缩窄。

（陈乃玲）

第三节　颌面部

一、表面形态标志与协调关系

（一）表面形态标志

1. 睑部区域的表面标志　如下所述。

（1）睑裂：为上睑和下睑之间的裂隙，常用以作为面部垂直比例的标志。正常睑裂的宽度和高度分别约为3.5cm和1.0~1.2cm。

（2）睑内侧联合和睑外侧联合：分别为上、下睑在内侧和外侧的结合处。

（3）内眦和外眦：分别为睑内侧联合和睑外侧联合处上、下睑缘线交叉所构成的角。内眦钝圆形，外眦锐角形，外眦较内眦约高3~4mm。

2. 鼻部区域的表面标志　如下所述。

（1）鼻根、鼻尖和鼻背：外鼻上端连于额部者称为鼻根；前下端隆起处称为鼻尖；鼻根与鼻尖之间称为鼻背。

（2）鼻底和鼻前孔：锥形外鼻之底称为鼻底；鼻底上有左、右卵圆形孔，称为鼻前孔。

（3）鼻小柱和鼻翼：两侧鼻前孔之间的隆嵴称鼻小柱；鼻前孔外侧的隆起称鼻翼。

（4）鼻面沟：为鼻外侧之长形凹陷。沿鼻面沟作手术切口，愈合后瘢痕不明显。

（5）鼻唇沟：鼻面沟与唇面沟合称为鼻唇沟。

3. 口唇区域的表面标志　如下所述。

（1）唇面沟：为上唇与颊部之斜行凹陷。沿唇面沟作手术切口，愈合后瘢痕不明显。在矫治修复时，唇面沟常用以作为判断面容恢复情况的指征。

（2）口裂：为上唇与下唇之间的横形裂隙。

（3）口角：口裂两端为口角，其正常位置约相当于尖牙与第一前磨牙之间，施行口角开大或缩小术时，应注意此关系。

（4）唇红：为上、下唇的游离缘，系皮肤与黏膜的移行区。

（5）唇红缘（唇缘）：为唇红与皮肤之交界处。

（6）唇弓和人中点（人中切迹）：上唇的全部唇红缘呈弓背状，称唇弓（labial arch）；唇弓在正中线微向前突，此处称为人中点（人中切迹）。

（7）唇峰和唇珠：人中点两侧的唇弓最高点，称为唇峰（唇弓峰）；上唇正中唇红呈珠状向前下方突出，称为唇珠（上唇结节）。

（8）人中：上唇皮肤表面正中，由鼻小柱（鼻中柱）向下至唇红缘的纵行浅沟称为人中凹（philtrum curved）。

（9）人中嵴：人中的两侧各有一条与其并行的皮肤嵴，自鼻孔底伸延唇峰，称为人中嵴。

4. 下颌及颏部区域的表面标志　如下所述。

（1）颏唇沟：为下唇与颏部之间的横形凹陷。

（2）颏下点：为颏部最低点，常用作测量面部距离的标志。

（3）颏孔：有颏神经穿出。位于下颌体外侧面，成人多位于第二前磨牙或第一、第二前磨牙之间的下方，下颌体上、下缘中点稍上方，距正中线约 2～3cm。颏孔为颏神经阻滞麻醉的进针部位。

5. 其他区域的表面标志　如下所述。

（1）耳屏：为外耳道前方之结节状突起，临床上常在其前方、颧弓根部之下，检查下颌骨髁突的活动情况。在耳屏前方约 1cm 可触及颞浅动脉的搏动。

（2）眶下孔：位于眶下缘中点下约 0.5cm，其体表投影为自鼻尖至眼外眦连线的中点。眶下孔是眶下神经阻滞麻醉的进针部位。

（3）腮腺导管的体表投影：为鼻翼脚与口角连线的中点至耳垂连线的中 1/3 段。颊部手术时了解腮腺导管的体表投影，将有助于避免腮腺导管的损伤。

（二）表面形态的协调关系

颌面部表面形态结构的协调关系是指颌面部组织器官表面形态结构彼此之间的关系，和谐协调的颌面部关系是正常颌面形态的基础。颌面部鼻唇颏之间、唇颏之间、颌面宽度与高度之间存在的明显的相关关系等，决定颌面部的美学形态。

1. 颌面部的水平比例关系　指颌面部长度的比例关系。沿眉间点、鼻下点作横线，可将面部分成水平 3 等份。此处面部 3 等份的分界点与开篇时描述的面部分区的分界点有所不同。发际至眉间点为面上 1/3，眉间点至鼻下点为面中 1/3，鼻下点至颏下点为面下 1/3。眼、鼻位于面中 1/3，口腔位于面下 1/3。面上 1/3 及面中 1/3 水平比例失调则可导致颌面部畸形；面中 1/3 及面下 1/3 水平比例异常则可表现为牙颌面畸形。

2. 颌面部的垂直比例关系　指颌面部正面宽度的比例关系。沿两眼内外眦作垂线，可将面部在睑裂水平分为 5 等份，每一等份的宽度与一个睑裂的宽度相等，即两眼内眦间距、两睑裂宽度和左右外眦至耳轮间距相等。正常睑裂宽度平均为 3.5cm。

另外，还有一些合理的比例关系，如鼻翼的宽度与两眼内眦之间的距离相等；鼻的长度和宽度比例约为1：0.7；闭口时口裂的宽度与眼平视时角膜内缘之间的距离相等。

3. 鼻、眼、眉关系　通过内眦作垂线，可见鼻翼的外侧缘、内眦和眉头的内侧缘在同一直线上；通过鼻翼与眉梢的连线，外眦在此连线上；通过眉头与眉梢的连线，该线通常呈一水平线，与上述两线相交成直角三角形，该直角三角形的顶点位于眉头下方，此为正常的鼻、眼、眉关系。

4. 鼻、唇、颏关系　连接鼻尖与颏前点构成Ricketts审美平面，通过评估上下唇是否位于该平面上，可判断容貌状态，若超前或后退，则容貌均欠美，但这存在种族差异。有学者通过对中国美貌人群的测量分析发现，中国人的上下唇并不在审美平面上，而且，男、女的上下唇距审美平面的距离不等。

5. 左右对称关系　以面部中线为轴的左右对称关系是颜面美的重要标志之一，也常作为颌面外科和整形外科手术前诊断和手术后评价的标准。美貌人群眼、鼻、口裂等颜面主要结构具有高度对称性。鼻尖点、鼻下点、上、下唇突点、颏唇沟点、颏前点6个标志点均高度接近中线，与中线的左右位置偏移均在±0.5mm以内。通常鼻根点最接近中线，越靠近面下部，非对称率有增加趋势。颏前点偏移较大。男性面部的非对称率大于女性。颜面结构具有高度的对称性，但完全对称者很少。

二、颌骨

（一）上颌骨（maxilla）

1. 解剖特点　上颌骨为面中份最大的骨骼。由左右两侧形态结构对称但不规则的两块骨构成，并于腭中缝处连接成一体。上颌骨由一体、四突构成，其中一体即上颌骨体，四突即为额突、颧突、牙槽突和腭突。上颌骨与鼻骨、额骨、筛骨、泪骨、犁骨、下鼻甲、颧骨、腭骨、蝶骨等邻近骨相接，构成眶底、鼻底和口腔顶部。

（1）上颌骨体：分为四壁一腔，为前、后、上、内四壁和上颌窦腔构成的形态不规则骨体。

1）前壁：又称脸面，上方以眶下缘与上壁（眼眶下壁）相接，在眶下缘中份下方约0.6～1cm处有眶下孔，眶下神经血管从此通过。在眶下孔下方，有尖牙根向外形成的骨突，称尖牙嵴。嵴的内侧，切牙的上方有一骨凹，称切牙凹；嵴的外侧，眶下孔下方，有一深凹称尖牙凹，此处骨质菲薄，常经此凿骨进入上颌窦内施行手术。

2）后壁：又称颞下面，常以颧牙槽嵴作为前壁与后壁的分界线，其后方骨质微凸呈结节状，称上颌结节。上颌结节上方有2～3个小骨孔，为上牙槽后神经血管所通过。颧牙槽嵴和上颌结节是上牙槽后神经阻滞麻醉的重要标志。

3）上壁：又称眶面，呈三角形，构成眼眶下壁，其中份有由后方眶下裂向前行之眶下沟，并形成眶下管，开口于眶下孔。上牙槽前、中神经由眶下管内分出，经上颌窦前壁分布到前牙和前磨牙。

4）内壁：又称鼻面，构成鼻腔外侧壁，在中鼻道后部半月板裂孔有上颌窦开口通向鼻腔。施行上颌窦根治术和上颌骨囊肿摘除时，可在鼻道开窗引流。

5）上颌窦：呈锥形空腔，底向内，尖向外伸入颧突，上颌窦开口于鼻腔。上颌窦壁即骨体的四壁，各壁骨质皆薄，内面衬以上颌窦黏膜。上颌窦底与上颌后牙根尖紧密相连，有时仅隔以上颌窦黏膜，故当上颌前磨牙及磨牙根尖感染时，易于穿破上颌窦黏膜，导致牙源性上颌窦炎；在拔除上颌前磨牙和磨牙断根时，应注意勿将根推入上颌窦内。

（2）上颌骨突：包含额突、颧突、牙槽突和腭突。

1）额突：位于上颌骨体的内上方，与额骨、鼻骨、泪骨相连。

2）颧突：位于上颌骨体的外上方，与颧骨相连，向下至第一磨牙形成颧牙槽嵴。

3）牙槽突：位于上颌骨体的下方，与上颌窦前、后壁连续，左右两侧在正中线相连形成弓形。每侧牙槽突上有7～8个牙槽窝容纳牙根。前牙及前磨牙区牙槽突的唇、颊侧骨板薄而多孔，此结构有利于麻醉药液渗入骨松质内，达到局部浸润麻醉目的。由于唇颊侧骨质疏松，拔牙时向唇颊侧方向用力则阻力较小。

4）腭突：指在牙槽突内侧伸出的水平骨板，后份接腭骨的水平板，两侧在正中线相连组成硬腭，将鼻腔与口腔隔开，硬腭前份有切牙孔（腭前孔），有鼻腭神经血管通过。后份有腭大孔（腭后孔），有腭前神经血管通过。腭大孔后方还有 1~2 个腭小孔，腭中、后神经由此通过。

2. 上颌骨的解剖特点及其临床意义　如下所述。

支柱式结构及其临床意义：上颌骨与多数邻骨相连，且骨体中央为一空腔，因而形成支柱式结构。当遭受外力打击时，力量可通过多数邻骨传导分散，不致发生骨折；若打击力量过重，则上颌骨和邻骨结合部最易发生骨折；当打击力量过大，传导至相邻的头颅骨骼时，常常并发颅底骨折并导致颅脑损伤。由于上颌骨无强大肌附着，骨折后较少受到肌的牵引而移位，故骨折段的移位常常与所受外力的大小、方向一致。上颌骨骨质疏松，血运丰富，骨折后愈合较快，一旦骨折应及早复位，以免发生错位愈合。发生化脓感染时，疏松的骨质有利于脓液穿破骨质而达到引流的目的，因此，上颌骨较少发生颌骨骨髓炎。浅、大小不一致等因素，从而构成解剖结构上的一些薄弱环节或部位，这些薄弱环节则是骨折常发生的部位。上颌骨的主要薄弱环节表现为以下三条薄弱线。

1）第一薄弱线：从梨状孔下部平行牙槽突底经上颌结节至蝶骨翼突，当骨折沿此薄弱线发生时，称上颌骨 Le Fort Ⅰ型骨折，骨折线称为上颌骨 Le Fort Ⅰ型骨折线。

2）第二薄弱线：通过鼻骨、泪骨、向外经眶底，向外下经颧颌缝从颧骨下方至蝶骨翼突，当骨折沿此薄弱线发生时称上颌骨 Le Fort Ⅱ型骨折，骨折线称为上颌骨 Le Fort Ⅱ型骨折线。面中份骨折段不含颧骨。

3）第三薄弱线：通过鼻骨、泪骨、向外经眶底、向外上经颧额缝从颧骨上方至蝶骨翼突，当骨折沿此薄弱线发生时称上颌骨 Le Fort Ⅲ型骨折，骨折线称为上颌骨 Le Fort Ⅲ型骨折线。面中份骨折段含颧骨，常常形象的称为"颅面分离"。

（二）下颌骨（mandible）

下颌骨是颌面部唯一可以活动而且最坚实的骨骼。在正中线处两侧下颌骨联合呈马蹄形。分为下颌体与下颌支两部分。

1. 下颌体　分为上、下缘和内、外面，在两侧下颌体的正中联合处，外有颏结节，内有颏棘。下颌体上缘为牙槽骨，有牙槽窝容纳牙根。前牙区牙槽骨板较后牙区疏松，而后牙区颊侧牙槽骨板较舌侧厚。下颌体下缘骨质致密而厚，正中两旁稍内方有二腹肌凹，为二腹肌前腹起端附着处。下颌体外面，相当于前磨牙根尖区下方，有颏孔开口，颏神经在下颌骨内经此穿出。自颏孔区向后上方，与下颌支前缘相连续的线形突起称外斜线，有颊肌附着；下颌体内面从颏棘斜向上方，有线形突起称下颌舌骨线，为下颌舌骨肌起端附着处，而颏棘上有颏舌肌和颏舌骨肌附着；在下颌舌骨线前上份有舌下腺凹，为舌下腺所在处；后下份有下颌下腺凹，为下颌下腺所在处。

2. 下颌支　为左右垂直部分，上方有 2 个骨突，前者称冠突，呈三角形，扁平，有颞肌附着；后者称髁突，与颞骨关节窝构成颞下颌关节。髁突下方缩窄处称髁突颈。两骨突之间的凹陷切迹，称下颌切迹或下颌乙状切迹，为经颧下途径行圆孔和卵圆孔麻醉的重要标志。

下颌支外侧面中下份较粗糙，有咬肌附着；内侧面中央有一呈漏斗状的骨孔，称下颌孔，为下牙槽神经血管进入下颌管的入口；孔前内侧有一小的尖形骨突，称下颌小舌，为蝶下颌韧带附着之处。内侧面下份近下颌角区骨面粗糙，有翼内肌附着。

下颌角是下颌支后缘与下缘相交的部分，有茎突下颌韧带附着。

3. 下颌骨的解剖特点及其临床意义　①解剖薄弱部位：下颌骨的正中联合、颏孔区、下颌角、髁突颈等为下颌骨的骨质薄弱部位，当遭遇外力时，这些部位常发生骨折；②血供较差且骨皮质致密：下颌骨的血供较上颌骨少，下颌骨骨折愈合时间较上颌骨骨折愈合慢。下颌骨的周围有强大致密的肌和筋膜包绕，当炎症化脓时不易得到引流，所以骨髓炎的发生较上颌骨为多。③下颌骨有强大的咀嚼肌群，下颌骨骨折时，骨折段不稳定，在张闭口时易受咀嚼肌收缩时的牵拉，发生骨折错位。

三、肌

因功能的不同，口腔颌面部的肌分为咀嚼肌群和表情肌群，咀嚼肌群较粗大，主要附丽于下颌骨、颧骨周围，位置也较深；而表情肌群则较细小，主要附丽于上颌骨，分布于口腔、鼻、睑裂周围及面部表浅的皮肤下面，与皮肤相连，当肌纤维收缩时，牵引额部、眼睑、口唇和颊部皮肤活动，显露各种表情。

（一）咀嚼肌群

主要附着于下颌骨上，司开口、闭口和下颌骨的前伸与侧方运动，可分为闭口和开口两组肌群，此外，还有翼外肌，与前伸及侧方运动有关。其神经支配均来自三叉神经的下颌神经，主管运动。

1. 闭口肌群　又称升颌肌群，主要附着于下颌支上，有咬肌、颞肌、翼内肌。该组肌发达，收缩力强，其牵引力以向上为主，伴有向前和向内的力量（图1-10）。

（1）咬肌（masseter）：起自颧骨和颧弓下缘，止于下颌角和下颌支外侧面，为一块短而厚的肌，作用为牵下颌向上前方。

（2）颞肌（temporalis）：起自颞骨鳞部的颞凹，经颧弓深面止于下颌支喙突。颞肌是一块扇形而强有力的肌，其作用是牵引下颌骨向上，微向后方。

（3）翼内肌（pterygoideus internus）：起自蝶骨翼突外板内面和上颌结节，止于下颌角的内侧面，是一块方形而肥厚的肌块，作用为使下颌骨向上，司闭口，并协助翼外肌使下颌前伸和侧方运动。

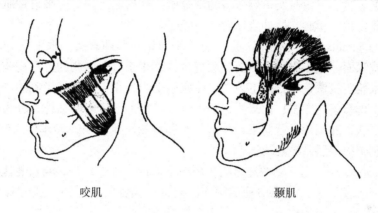

咬肌　　　　　　　　　颞肌

图1-10　咬肌、颞肌

（4）翼外肌（pterygoideus externus）：起端有上、下两头，上头起于蝶骨大翼之颞下嵴及其下方之骨面；下头起自翼外板之外面，两头分别止于下颌关节盘前缘和髁突前缘。在开口运动时，可牵引下颌骨前伸和侧向运动。

2. 开口肌群　又称降颌肌群，主要起于下颌体，止于舌骨，是构成口底的主要肌。有二腹肌、下颌舌骨肌和颏舌骨肌。其总的牵引方向是使下颌骨向下后方。

（1）二腹肌（digastricus）：前腹起自下颌骨二腹肌窝，后腹起自颞骨乳突切迹，前后腹在舌骨处形成圆腱，止于舌骨及舌骨大角。作用是提舌骨向上或牵下颌骨向下。前腹由下颌舌骨肌神经支配，后腹由面神经支配。

（2）下颌舌骨肌（mylohyoideus）：起自下颌体内侧下颌舌骨线，止于舌骨体。呈扁平三角形，两侧在正中线融合，共同构成肌性口底。作用是提舌骨和口底向上，或牵引下颌骨向下。支配神经为下颌舌骨肌神经。

（3）颏舌骨肌（geniohyoideus）：起自下颌骨颏下棘，止于舌骨体。作用是提舌骨向前，使下颌骨下降。支配神经为下颌舌骨肌神经。

（二）表情肌群

面部表情肌多薄而短小，收缩力弱，起自骨壁或筋膜浅面，止于皮肤。肌纤维多围绕面部孔裂，如眼、鼻和口腔，排列成环形或放射状。主要有眼轮匝肌、口轮匝肌、上唇方肌、额肌、笑肌、三角肌和颊肌等。由于表情肌与皮肤紧密相连，故当外伤或手术切开皮肤和表情肌后，创口常裂开较大，应予逐层缝合，以免形成内陷瘢痕。面部表情肌均由面神经支配其运动，若面神经受到损伤，则引起表情肌瘫痪，造成面部畸形。

1. 额肌（frontalis）　位于额部（颅顶前部），起自帽状腱膜，止于眉部皮肤。肌层薄但宽阔，呈四边形。主要表情作用通过提眉、皱额来体现。

2. 眼轮匝肌（orbicularis oculi）　位于眼眶周围，由眶部、睑部、泪囊部三部分肌纤维组成。眶部肌纤维呈圆弧形，起自上颌骨额突及睑内侧韧带，为眼轮匝肌最外层部分，其作用是牵引眉及额部皮肤。睑部位于睑部皮下，起自睑内侧韧带及邻近骨面，上下睑的肌纤维于外眦部会合，其作用是使眼睑闭合。泪囊部则位于泪囊的深面，起自泪后嵴，经泪囊后方与睑部肌纤维结合，作用是使泪囊扩张。

3. 皱眉肌（corrugator）　起自额骨鼻部，止于眉内侧半的皮肤，表情作用为通过牵引眉肌达到皱眉作用。

4. 鼻肌（nasalis）　分鼻背和鼻翼两部分。鼻背部肌纤维起于上颌切牙窝之上，向上内成腱膜，至鼻正中与对侧肌相续。鼻翼部肌纤维起于鼻翼软骨，止于鼻尖皮肤。

5. 口轮匝肌（orbicularis oris）　位于口裂周围，由环绕口裂的呈扁环形的浅、中、深三层肌纤维组成。浅层为口轮匝肌的固有纤维，肌纤维从唇的一侧行至另一侧，构成口轮匝肌的浅层。中层由来自颧肌、上唇方肌、尖牙肌、三角肌及下唇方肌的部分肌纤维构成。深层由来自颊肌唇部的部分肌纤维构成。口轮匝肌的主要作用为闭唇，另外协助发音、咀嚼。

6. 上唇方肌（quadratus labii superioris）　有3个起始头，即颧头、眶下头、内眦头。其中，颧头位于眼轮匝肌下方或深面，起于颧骨外侧面颧颌缝后方，止于口角内侧的上唇皮肤；眶下头在眶下孔上方起自眶下缘，被眼轮匝肌覆盖，行向下内与口轮匝肌交织，止于上唇外半侧的皮肤，其深面与尖牙肌之间有眶下神经血管由眶下孔穿出；内眦头起于上颌骨额突上部，斜向下外，分为内、外两片。内侧片止于鼻大翼软骨和皮肤，外侧片斜行向下，与眶下头和口轮匝肌交织，其作用为颧头牵引口角向外上，眶下头和内眦头分别牵引上唇及鼻翼向上。

7. 颧肌（zygomaticus）　起于颧颞缝之前，斜向下前内，止于口角，与口轮匝肌相连。

8. 尖牙肌（caninus）　位于上唇方肌的深面。起自上颌骨的尖牙凹，部分肌纤维向下止于口角皮肤。部分肌纤维参与口轮匝肌的构成，其作用为上提口角。

9. 下唇方肌（quadratus labii inferioris）　呈方形，位于颏孔与颏联合之间，起自下颌骨的外斜线，向上内行，与对侧同名肌汇合，止于下唇皮肤和黏膜。起点处与颈阔肌相连。其作用为降下唇及降口角。

10. 笑肌（risorius）　起自腮腺咬肌筋膜，向前、下方越过咬肌止于口角部皮肤。

11. 三角肌（triangularis）　呈三角形，起于下颌骨体的外侧面，止于口角皮肤，部分纤维参与口轮匝肌的组成。三角肌后缘与颈阔肌上部连续，作用为降口角。

12. 颊肌（buccinator）　呈四边形薄肌，位于颊部，占据上颌、下颌之间的间隙，构成颊部。起自上、下颌第三磨牙牙槽突的外面及后方的翼突下颌缝（翼突下颌韧带）的前缘。颊肌纤维向口角汇聚，在口角处中份肌纤维彼此交叉，下份肌纤维向上内与上唇的口轮匝肌连续，上份肌纤维向下内与下唇的口轮匝肌连续，其最上和最下肌纤维不交叉，向前内分别进入上、下唇。其作用为牵引口角向后，协助咀嚼和吸吮，并作口腔的鼓气和排气。

13. 颏肌（mentalis）　呈圆锥形，位于下唇方肌深面，起自下颌骨侧切牙根平面，下行止于颏部皮肤。其作用为降口角与下唇，并使下唇靠近牙龈和前伸下唇。

四、血管

（一）动脉

颌面部血液供应特别丰富，主要来自颈外动脉的分支，有舌动脉、面动脉、上颌动脉和颞浅动脉等。各分支间和两侧动脉间，均通过末梢血管网而彼此吻合，故伤后出血多。压迫止血时，还必须压迫供应动脉的近心端，才能起到暂时止血的效果。

1. 舌动脉（lingual artery）　自颈外动脉平舌骨大角水平分出，向内上走行，分布于舌、口底和牙龈。

2. 面动脉（facial artery）　又称颌外动脉（External maxillary artery），为面部软组织的主要动脉。在舌动脉稍上方，自颈外动脉分出，向内上方走行，绕下颌下腺体及下颌下缘，由咬肌前缘向内前方走行，分布于唇、颏、颊和内眦等部。面颊部软组织出血时，可于咬肌前缘下颌骨下缘压迫此血管止血。

3. 上颌动脉（maxillary artery）　又称颌内动脉（intemal maxillary artery），位置较深。自颈外动脉分出，向内前方走行，经下颌骨髁突颈部内侧至颞下窝，分布于上、下颌骨和咀嚼肌。行颞下颌关节区手术时易伤及该动脉，应特别小心。

4. 颞浅动脉（superficial temporal artery）　为颈外动脉的终末支，在腮腺组织内分出面横动脉，分布于耳前部、颞部和颊部。颞浅动脉分布于额、颞部头皮，在颧弓上方皮下可扪得动脉搏动。可在此压迫动脉止血。颌面部恶性肿瘤进行动脉内灌注化疗药物时，可经此动脉逆行插管进行治疗。

（二）静脉

颌面部静脉系统较复杂且有变异，常分为深、浅两个静脉网。浅静脉网由面前静脉和面后静脉组成；深静脉网主要为翼静脉丛。面部静脉的特点是静脉瓣较少，当受肌收缩或挤压时，易使血液反流。鼻根至两侧口角的三角区称为"危险三角区"，颌面部的感染，特别是"危险三角区"的感染，若处理不当，易逆行传入颅内，引起海绵窦血栓性静脉炎等严重颅内并发症。

1. 面前静脉（anterior facial vein）　起于额静脉和眶上静脉汇成的内眦静脉，沿鼻旁口角外到咬肌前下角，在颊部有面深静脉与翼静脉丛相通；由咬肌前下角向下穿颈深筋膜，越下颌下腺浅面，在下颌角附近与面后静脉前支汇成面总静脉，横过颈外动脉浅面，最后汇入颈内静脉。因此，面前静脉可经内眦静脉和翼静脉丛两个途径，通向颅内海绵窦。

2. 面后静脉（posterior facial vein）　由颞浅静脉和上颌静脉汇合而成，沿颈外动脉外侧方，向下走行至下颌角平面，分为前、后两支。前支与面前静脉汇成面总静脉；后支与耳后静脉汇成颈外静脉。颈外静脉在胸锁乳突肌浅面下行，在锁骨上凹处穿入深面，汇入锁骨下静脉。

3. 翼静脉丛（pterygoid vein plexus）　位于颞下窝，大部分在翼外肌的浅面，少部分在颞肌和翼内、外肌之间。在行上颌结节麻醉时，有时可穿破形成血肿。它收纳颌骨、咀嚼肌、鼻内和腭腺等处的静脉血液，经上颌静脉汇入面后静脉。翼静脉丛可通过卵圆孔和破裂孔等与颅内海绵窦相通。

五、淋巴组织

颌面部的淋巴组织分布极其丰富，淋巴管成网状结构，收纳淋巴液，汇入淋巴结，构成颌面部的重要防御系统。正常情况下，淋巴结小而柔软，不易扪及，当炎症或肿瘤转移时，相应淋巴结就会肿大，可扪及，故有重要的临床意义。

颌面部常见而较重要的淋巴结有腮腺淋巴结、颌上淋巴结、下颌下淋巴结、颏下淋巴结和位于颈部的颈浅和颈深淋巴结。

1. 腮腺淋巴结　分为浅淋巴结和深淋巴结两组。浅淋巴结位于耳前和腮腺浅面，收纳来自鼻根、眼睑、额颞部、外耳道、耳郭等区域的淋巴液，引流至颈深上淋巴结。深淋巴结位于腮腺深面，收纳软腭、鼻咽部等区域的淋巴液，引流至颈深上淋巴结。

2. 下颌上淋巴结　位于咬肌前、下颌下缘外上方，收纳来自鼻、颊部皮肤和黏膜的淋巴液，引流至下颌下淋巴结。

3. 下颌下淋巴结　位于下颌下三角，下颌下腺浅面及下颌下缘之间，在面动脉和面前静脉周围。淋巴结数目较多，收纳来自颊、鼻侧、上唇、下唇外侧、牙龈、舌前部、上颌骨和下颌骨的淋巴液；同时还收纳颏下淋巴结输出的淋巴液，引流至颈深上淋巴结。

4. 颏下淋巴结　位于颏下三角，收纳来自下唇中部、下切牙、舌尖和口底等处的淋巴液，引流至下颌下淋巴结及颈深上淋巴结。

5. 颈淋巴结 分为颈浅淋巴结、颈深上和颈深下淋巴结。

（1）颈浅淋巴结：位于胸锁乳突肌浅面，沿颈外静脉排列，收纳来自腮腺和耳郭下份的淋巴液，引流至颈深淋巴结。

（2）颈深上淋巴结：位于胸锁乳突肌深面，沿颈内静脉排列，上自颅底，下至颈总动脉分叉处，主要收纳来自头颈部的淋巴液及甲状腺、鼻咽部、扁桃体等的淋巴液，引流至颈深下淋巴结和颈淋巴干。

（3）颈深下淋巴结：位于锁骨上三角，胸锁乳突肌深面。自颈总动脉分叉以下，沿颈内静脉至静脉角，收纳来自颈深上淋巴结、枕部、颈后及胸部等淋巴液，引流至颈淋巴干再到淋巴导管（右侧）和胸导管（左侧）。

六、神经

口腔颌面部的感觉神经主要是三叉神经，运动神经主要是面神经。

（一）三叉神经（trigeminal nerve）

系第 5 对脑神经，为脑神经中最大者，起于脑桥嵴，主管颌面部的感觉和咀嚼肌的运动。其感觉神经根较大，自颅内三叉神经半月节分三支出颅，即眼支、上颌支和下颌支；运动神经根较小，在感觉根的下方横过神经节与下颌神经混合，故下颌神经属混合神经。

1. 眼神经 由眶上裂出颅，分布于眼球和额部。

2. 上颌神经 由圆孔出颅，向前越过翼腭窝达眶下裂，再经眶下沟入眶下管，最后出眶下孔分为睑、鼻、唇三个末支，分布于下睑、鼻侧和上唇的皮肤和黏膜。其与口腔颌面部麻醉密切相关的分支有：

（1）蝶腭神经及蝶腭神经节：上颌神经在翼腭窝内分出小支进入蝶腭神经节，再由此节发出 4 个分支。

1）鼻腭神经：穿过蝶腭孔进入鼻腔，沿鼻中隔向前下方，入切牙管，自口内切牙孔穿出，分布于两侧上颌切牙、尖牙腭侧的黏骨膜和牙龈，并与腭前神经在尖牙腭侧交叉。

2）腭前神经：为最大的一个分支，经翼腭管下降出腭大孔，在腭部往前分布于磨牙、前磨牙区的黏骨膜和牙龈，并与鼻腭神经在尖牙区交叉。

3）腭中神经和腭后神经：经翼腭管下降出腭小孔，分布于软腭、腭垂和腭扁桃体。

（2）上牙槽神经：为上颌神经的分支，根据其走行及部位分为上牙槽前、中、后神经。

1）上牙槽后神经：上颌神经由翼腭窝前行，在近上颌结节后壁处，发出数小支，有的分布于上颌磨牙颊侧黏膜及牙龈；有的进入上颌结节牙槽孔，在上颌骨体内，沿上颌窦后壁下行，分布于上颌窦黏膜、上颌第三磨牙，并在上颌第一磨牙颊侧近中根与上牙槽中神经交叉。

2）上牙槽中神经：在上颌神经刚入眶下管处发出，沿上颌窦外侧壁下行，分布于上颌前磨牙、第一磨牙颊侧近中根及牙槽骨、颊侧牙龈和上颌窦黏膜，并与上牙槽前、后神经交叉。

3）上牙槽前神经：由眶下神经出眶下孔之前发出，沿上颌窦前壁进入牙槽骨，分布于上颌切牙、尖牙、牙槽骨和唇侧牙龈，并与上牙槽中神经和对侧上牙槽前神经交叉。

3. 下颌神经 为颅内三叉神经半月节发出的最大分支，属混合神经，含有感觉和运动神经纤维。下颌神经自卵圆孔出颅后，在颞下窝分为前、后两股。前股较小，除颊神经为感觉神经外，其余均为支配咀嚼肌运动的神经；后股较大，主要为感觉神经，有耳颞神经、下牙槽神经和舌神经。与口腔颌面部麻醉密切相关的分支有：

（1）下牙槽神经：自下颌神经后股发出，居翼外肌深面，沿蝶下颌韧带与下颌支之间下行，由下颌孔进入下颌管，发出细小分支至同侧下颌全部牙和牙槽骨，并在中线与对侧下牙槽神经相交叉。下牙槽神经在下颌管内，相当于前磨牙区发出分支，出颏孔后称为颏神经，分布于第二前磨牙前面的牙龈、下唇、颊黏膜和皮肤，在下唇和颏部正中与对侧颏神经分支相交叉。

（2）舌神经：自下颌神经后股发出，在翼内肌与下颌支之间，沿下牙槽神经的前内方下行，在下颌第三磨牙骨板的舌侧，进入口底。进入口底向前，分布于舌前2/3、下颌舌侧牙龈和口底黏膜。

（3）颊神经：为下颌神经前股分支中唯一的感觉神经，经翼外肌两头之间，沿下颌支前缘顺颞肌腱纤维向下，平下颌第三磨牙殆面穿出颞肌鞘，分布于下颌磨牙颊侧牙龈、颊部后份黏膜和皮肤。

以上神经分支在翼下颌间隙内，颊神经位于前外侧，舌神经居中，下牙槽神经居后，了解这种关系，对下颌阻滞麻醉有一定临床意义。

（二）面神经（facial nerve）

为第7对脑神经，主要是运动神经，伴有味觉和分泌神经纤维。面神经出茎乳孔后，立即进入腮腺，在腮腺内向前下方行走1~1.5cm后先分为2支，然后再分为5支，即颞支、颧支、颊支、下颌缘支和颈支，这些分支支配面部表情肌的活动。面神经损伤可能导致眼睑闭合不全、口角偏斜等面部畸形。

面神经总干进入腮腺实质内，分支前的神经总干长度仅1~1.5cm，距皮肤2~3cm，先分为面颞干和面颈干，然后面颞干微向上前方走行，分出颞支、颧支和上颊支；面颈干下行，分下颊支、下颌缘支和颈支。各分支之间还形成网状交叉。各分支由腮腺边缘穿出后，紧贴咬肌筋膜的表面，呈扇形分布于面部表情肌。

1. 颞支　有1~2支，出腮腺上缘，在关节之前越过颧弓向上，主要分布于额肌。当其受损伤后，额纹消失。

2. 颧支　有1~4支，由腮腺前上缘穿出后，最大支靠前，沿颧骨向前上行走，分布于眼轮匝肌下部和上唇肌肉；另2~3支越过颧弓中点附近，主要分布于眼轮匝肌上部和额肌。当其受损伤后，可出现眼睑不能闭合。

3. 颊支　有2~6支，自腮腺前缘、腮腺导管上下穿出，主要有上、下颊支，分布于颊肌、上唇方肌、笑肌和口轮匝肌等。当其受到损伤后，鼻唇沟消失变得平坦，鼓腮时漏气。

4. 下颌缘支　有2~4支，由腮腺前下方穿出，向下前行于颈阔肌深面。向上前行，越过面动脉和面前静脉向前上方，分布于下唇诸肌。大约80%位于下颌下缘之上，在下颌角处位置较低，仅约20%的下颌缘支在下颌下缘下1cm以内的区域，在下颌下区进行手术时，切口在下颌下缘下1.5~2cm，可避免损伤该神经，否则可出现该侧下唇瘫痪，表现为口角偏斜。

5. 颈支　由腮腺下缘穿出，分布于颈阔肌。该支损伤对功能影响小。

七、唾液腺

口腔颌面部的唾液腺（salivary gland）组织由左右对称的三对大唾液腺，即腮腺、下颌下腺和舌下腺，以及遍布于唇、颊、腭、舌等处黏膜下的小黏液腺构成，各有导管开口于口腔。

唾液腺分泌的涎液为无色而黏稠的液体，进入口腔内则称为唾液；它有润湿口腔，软化食物的作用。唾液内还含有淀粉酶和溶菌酶，具有消化食物和抑制致病菌活动的作用。

（一）腮腺（parotid gland）

腮腺是最大的一对唾液腺，其分泌液主要为浆液。位于两侧耳垂前下方和下颌后窝内，其外形不规则，约呈锥体形，浅面为皮肤及皮下脂肪覆盖；深面与咬肌、下颌支及咽侧壁相邻；后面紧贴胸锁乳突肌、茎突和二腹肌后腹；上极达颧弓，居外耳道和颞下颌关节之间；下极达下颌角下缘。

腮腺实质内有面神经分支穿过，在神经浅面的腮腺组织称腮腺浅叶，位于耳前下方咬肌浅面；在神经深面者称腮腺深叶，经下颌后窝突向咽旁间隙。

腮腺被致密的腮腺咬肌筋膜包裹，并被来自颈深筋膜浅层所形成的腮腺鞘分成多数小叶，筋膜鞘在上方和深面咽旁区多不完整，时有缺如。由于这些解剖特点，故当腮腺感染化脓时，脓肿多分隔，且疼痛较剧，切开引流时注意将分隔的脓肿贯通，才能保证引流通畅。脓肿扩散多向筋膜薄弱区——外耳道和咽旁区扩散。

腮腺导管在颧弓下一横指处，从腮腺浅叶前缘穿出，贴咬肌前行至咬肌前缘，绕前缘垂直转向内，穿过颊肌，开口于正对上颌第二磨牙的颊侧黏膜上。此导管粗大，在面部投影标志为耳垂到鼻翼和口角中点连线的中 1/3 段上，在面颊部手术时，注意不要损伤导管。在行面神经解剖时可先找到此导管，以此为参照，容易找到邻近与之平行的上、下颊支。

（二）下颌下腺（submaxillary gland）

位于下颌下三角内，形似核桃，分泌液主要为浆液，含有少量黏液。下颌下腺深层延长部，经下颌舌骨肌后缘进入口内，其导管起自深面，自下后方向前上方走行，开口于舌系带两旁的舌下肉阜。此导管长且平缓，常有唾液腺结石堵塞而导致下颌下腺炎症。

（三）舌下腺（sublingual gland）

位于口底舌下，为最小的一对大唾液腺。分泌液主要为黏液，含有少量浆液。其小导管甚多，有的直接开口于口底，有的与下颌下腺导管相通。分泌液黏稠，易堵塞，形成无上皮衬里的"潴留性囊肿"。需要摘除舌下腺方可治疗囊肿。

八、颞下颌关节

颞下颌关节（temporomandibular joint）为全身唯一的联动关节，具有转动和滑动两种功能，其活动与咀嚼、语言、表情等功能密切相关。颞下颌关节上由颞骨关节窝、关节结节，下由下颌骨髁突以及位于两者间的关节盘、关节囊和周围的韧带所构成，其解剖结构如图1－11 所示。

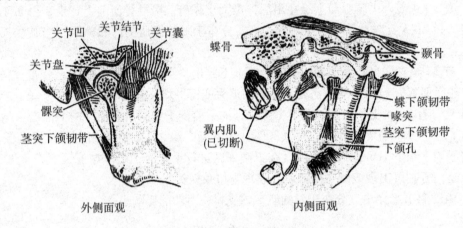

图1－11　颞下颌关节的结构

（陈乃玲）

第二章

口腔疾病与全身疾病的关系

口腔是人体的重要组成部分，其生理和病理过程与全身各个器官、系统关系密切，相互影响。某些口腔的常见病和多发病，如龋齿、牙髓炎、根尖周炎、牙周炎、牙列缺损和缺失等均可降低咀嚼效率，从而影响食物的消化和吸收，甚至导致全身营养不良。某些口腔疾病可以成为病灶，引起远隔器官的感染。反过来，能累及口腔的全身系统性疾病也很多，口腔局部的表现有时就是全身系统性疾病的早期或唯一症状，其表现可多种多样，这些都能成为诊断全身疾病的"向导"。所以，掌握全身疾病在口腔的特殊表征，重视对全身疾病病中的询问及检查，对某些疾病的早期发现、正确诊断和及时治疗具有重要意义。

第一节 口腔病灶

口腔病灶是指口腔颌面范围内一个局限的有致病微生物感染的组织。病灶内的微生物及其毒性产物通过血液和淋巴循环传播到远隔器官或组织而引起的症状或疾病，称为病灶感染。人体内很多部位的慢性感染都可能成为病灶，如根尖炎、牙周炎、扁桃体炎、鼻窦炎、阑尾炎等，而由牙齿疾病引起的病灶感染称为牙源性病灶感染。

早在公元前 650 年，就有关于口腔病灶感染现象的记载。埃及国王 Auapper – Essa 患头痛及四肢痛，虽然使用了当时可以施行的许多方法，但均未治好这种"怪病"，后经御医 Anad – Nana 建议拔除了个别牙齿后，国王竟奇迹般地恢复了健康。

17 世纪，法国医师 Petit 在《外科疾病大全》中指出，龋齿与多种疾病有关系，这些疾病在拔除病牙后即可痊愈，可惜这种观点并未引起当时医学界的重视。Hunter 首次提出了口腔病灶感染学说，他首先明确了"病灶"的定义，同时指出微生物源性心脏病及其他一些疾病是"牙源性病灶感染"（当时称"口源性脓毒症"）的后果。他的观点启发了从医者对疾病的诊断思路，紧接着便相继有不少文章报道了某些全身疾病在拔除患牙后得到痊愈或缓解的病例，由此导致了"病灶学说"的盛行，并在医学领域内影响了 20 余年。其间，也出现了过度诊断的问题，许多本可治愈的牙髓炎、根尖周病和牙周炎患牙被拔除，致使很多人的咀嚼功能遭到了不必要损害。20 世纪中叶以后，"病灶学说"因基础理论研究和进一步科学的临床分析与验证滞后，逐渐被冷落或否定。但是，牙源性病灶感染在临床上毕竟是一个客观的事实，过分强调病灶的作用以及全盘否定病灶学说的态度都是片面的。

20 世纪 70 年代后，口腔疾病与全身疾病的关系又重新得到医学界的重视。学者们用厌氧菌培养技术从可疑口腔病灶和远隔器官的感染部位，如心内膜炎处或脑脓肿中分离出同样的厌氧菌和链球菌，进一步证实了病灶感染的存在。另外，不仅有相关的临床报道，还有大规模的流行病学观察和病例对照研究，加之利用统计学方法进行科学分析，进一步明确了两者间的有机联系。总之，口腔病灶感染学说经历了一个世纪的起起伏伏。

目前认为：口腔病灶感染学说有一定的临床及理论依据，但对其发生的机制尚不完全明确，还有待于用现代生物学手段和严密设计的基础和临床研究来进一步证明。现有资料表明，牙齿的感染尤其是牙周炎对全身健康有着广泛影响。口腔医师应拓宽视野和知识面，在诊治口腔疾病时加强对患者全身情况的关注。而当遇到某些原因不明的全身疾病，特别是怀疑与口腔病灶感染有关的疾病，在经过细致的全身检查后仍不能明确诊断或常规治疗无效时，应考虑有口腔病灶的存在。

一、可能成为病灶的口腔疾病

口腔内可以发生各种感染，但并非都能形成病灶，可能成为病灶的口腔疾病多为慢性炎症，其中以牙周炎最为常见。牙周炎累及的患牙多，甚至是全口性，感染面积之大往往超乎意料，如果将一个牙周炎患者牙周袋的表面积拼凑成一个正方形，感染严重的溃疡面可达 20cm² 。有研究表明，牙周袋内是以厌氧菌为主的混合感染，有大量毒力强的微生物。加之牙周病患牙均有不同程度的松动，在行使咀嚼功能时，所产生的持续不断的压力很容易将牙周袋内的微生物和毒素挤压到血管及淋巴管中，从而进一步播散到邻近部位或远隔器官，引起这些器官组织的感染。早期有试验证实，只要挤压牙周炎患者的一颗患牙，出现暂时性菌血症的比例高达 86% ，而正常人中竟也有 25% 出现了同样的现象。

其次，坏死的牙髓和各型根尖周炎也可成为病灶。虽然曾有学者报道，在 70% 的根尖肉芽肿中未能培养出细菌，但经分析这与当时的培养技术有关，还可能因为肉芽组织和纤维被膜限制了细菌的扩散。有报道认为，感染根管内的优势菌是厌氧菌，而且其毒性产物可以破坏机体的防御功能从而使感染扩散。牙齿根尖潜伏性肉芽肿也可以在某种内在和外在因素的促使下活跃起来，通过"局部侵入倾向"而发生病灶感染。其他如牙龈炎、冠周炎、牙槽脓肿、颌骨骨髓炎、涎腺炎等也都可能成为口腔病灶。

二、口腔病灶感染所致的疾病与致病机制

健康的机体有强大的免疫系统来抵御病灶感染，而口腔病灶感染的"靶"，被认为是机体内已经受到某些因素削弱的组织和器官。例如，在健康人体内发生暂时性菌血症时，进入血流的微生物约在 30 分钟内即可被网状内皮系统所吞噬，而不会引起任何临床症状。但对患风湿性心脏病或先天性心功能不全者，进入血流的微生物就很容易诱发细菌性心内膜炎。

口腔病灶感染所致的继发性病变中，有以下几种较为常见。

（一）亚急性细菌性心内膜炎

这是口腔病灶可能引起的疾病中最为明确的一种。据统计，10% ~30% 亚急性细菌性心内膜炎与牙源性感染或牙科手术有关，而且大多发生于心脏瓣膜有病变的患者，当患者已患风湿病或有先天性心脏瓣膜病损，在体内出现暂时性菌血症时，可使体内产生循环抗体及凝集素，引发心内膜炎。

（二）关节炎

主要是风湿性关节炎和类风湿性关节炎，该类患者的血清中常含有较高水平的抗链球菌抗体。有人认为，可能是机体某些组织，如关节滑膜，对链球菌高度敏感所致。有临床研究报道，拔除患牙后关节炎痊愈或症状好转。

（三）眼病

有文献报告，去除口腔病灶后，多种眼病得以痊愈，如虹膜炎、虹膜睫状体炎、球后视神经炎、脉络膜炎等。有调查表明，虹膜炎中约 12% 系口腔病灶所致。

（四）皮肤病

口腔病灶与一些皮肤病之间的关系微妙但尚未确定，有报道当口腔病灶治预后，多形性红斑、疱疹、荨麻疹、湿疹等症状减轻的病例。

（五）肾病

慢性肾小球肾炎的病因之一，可能是由于口腔病灶内毒素不断作用的结果。有报告，去除口腔病灶后不仅可缩短。肾小球肾炎的急性期，还能防止肾继续受损。

（六）其他

文献报道，口腔病灶还可引起其他感染，如拔牙后引发颅内脓肿，或拔牙后发生脑炎或截瘫。牙周

炎孕妇发生早产和产下出生低体重儿的危险是牙周正常孕妇的7.5倍。近年来，牙菌斑与引起胃炎、胃溃疡以及胃癌的幽门螺旋杆菌的关系已经引起学者们的关注。

口腔病灶感染的可能机制，多认为是口腔病灶的微生物及其代谢产物或毒素进入血液循环，播散到机体的远隔部位，并引起该部位组织和器官发病；口腔病灶的微生物、代谢产物或毒素也可作为一种抗原，使远隔组织致敏，产生变态反应而致病；急性炎症的直接扩散较少见。

三、口腔病灶的处理原则和预防

（1）牙病治疗务求彻底完善，防止口腔病灶的发生。

（2）发生与病灶相关的全身疾病时，应积极查找和处理口腔病灶，必要时可进行诊断性治疗。对已存在的病牙应积极治疗，治疗可疑的病灶牙时不宜过于保守。例如，对严重而预后不佳的牙周炎患牙应及时拔除。对轻、中度牙周炎经过彻底的牙周治疗，基本上能达到去除病灶的效果。

（3）实施牙槽外科手术（如拔牙）前，应注意询问全身疾病状况。对患有风湿性心脏病、先天性心脏病、糖尿病或装有人工瓣膜的患者，术前应做必要的处理，如预防性服用抗生素等；还应在口腔手术前清洁口腔，洁治前用过氧化氢漱口，尽量减少口腔内的细菌数量，预防暂时性菌血症的发生。

（陈乃玲）

第二节　全身疾病或药物对口腔的影响

一、全身疾病或用药不当导致的口腔疾病

在牙齿生长发育期间，全身疾病、营养障碍或不恰当用药，均可影响牙齿的正常发育，导致牙齿发生结构、形态或数目等异常。牙齿发育完成并萌出后，某些全身疾病也会损害牙齿，如胃酸反流，是牙齿楔状缺损及牙酸蚀症的病因之一。某些药品的应用或使用不当可对牙龈等软组织造成损害。所以，在必须使用这些药物时，应预知其不良反应，并事先告知患者。在某些全身疾病的诊疗过程中，应注意观察并发的口腔疾病，做到及时发现和处理。

（一）釉质发育不全

釉质发育不全是牙齿在发育期间，由于全身或局部因素致使釉质结构异常而出现的永久性的缺陷。常见的全身因素有营养障碍、感染性疾病及内分泌疾病等；局部因素有乳牙根尖部感染、外伤等，均可直接影响相应恒牙胚的发育。轻者，釉质仅有色泽和透明度的改变，牙面出现白色或黄褐色横纹。重者，牙面有实质性缺损，呈棕褐色的沟状或窝状凹陷，甚至无釉质被覆，使牙齿失去正常形态。轻者可不需治疗，但应注意防龋，有实质性缺损者可用复合树脂修复，严重者宜做贴面或冠修复。

（二）四环素牙

在牙齿发育的矿化期，因服用四环素类药物（包括四环素、去甲基金霉素、土霉素等），而导致牙齿的颜色和结构发生改变，称为四环素牙。在胚胎4个月至7岁期间，凡服用治疗量的四环素类药物，皆可导致四环素牙。表现为全口牙齿出现均匀一致的颜色改变，初呈黄色，可逐渐变为棕黄、棕色或棕灰色。轻度，颜色呈均匀的深浅程度不同的黄色；中度，为深浅程度不同的灰褐色；重度，除牙面有较深的染色外，伴发釉质发育不全。轻度、不伴有釉质缺损者可用脱色法治疗；中、重度者可用光固化复合树脂贴面修复或用烤瓷或全瓷冠修复。为预防四环素牙的发生，凡妊娠4个月后和哺乳期的母亲及7岁以下儿童均不宜使用四环素类药物。

（三）氟斑牙

又称氟牙症，是牙齿在发育期间由于摄取氟量过高而引起的一种特殊类型的釉质发育不全。实质上，氟斑牙是慢性氟中毒在口腔的突出表现，是一种地方病。当日常饮水中氟含量高于1ppm时，即可引起氟牙症。可见，长期饮用高氟含量的水，是发生氟牙症最直接的重要原因。其他原因也可与饮食、

气温、个体差异等有关，但影响相对微弱。氟牙症一般只发生于恒牙，表现为釉质上有白垩色、黄色或褐色的横纹、斑块，甚至整个牙齿均为白垩色或黄褐色釉质，严重时釉质有实质性缺损。氟牙症患牙耐磨性差，易于磨损，但对酸蚀的抵抗力强。轻症者无需处理；着色较深而无明显缺损的患牙可用漂白脱色法脱色；重度有缺损的患牙可用复合树脂直接贴面或烤瓷冠等修复方法处理。预防主要是改良水源含氟量，降低氟摄入量，如选择新的含氟量适宜的水源等。

二、全身疾病对口腔疾病治疗的影响

（一）血液病

血液病，尤其是出血性疾病如血友病、白血病、再生障碍性贫血和血小板减少性紫癜患者，除了牙龈出血等最常见的症状外，更重要的是在口腔科许多小型手术中表现为凝血机制障碍，如拔牙后出血不止，严重时可危及生命。

在血液病患者必须进行口腔治疗时，临床医师应注意以下问题。

（1）重型或急性期禁忌拔牙和手术。

（2）必须拔牙或手术时，宜选择在临床症状缓解期，同时在内科医师指导下进行。如贫血患者出凝血时间基本正常，血红蛋白不低于 $80g/L$ 则可以拔牙；白血病慢性期可以拔牙，但应预防出血和感染；血小板减少性紫癜患者，血小板计数在 $50 \times 10^9/L$ 以上可以拔牙；血友病患者应先经内科医生治疗，适当补充凝血因子Ⅷ，当血浆中凝血因子Ⅷ提高到正常的 30% 以上、出凝血时间基本正常后再行拔牙。

（3）手术操作要轻柔，尽量避免不必要的损伤，术后注意止血，如预防性应用吸收性明胶海绵、云南白药、凝血酶等止血药物，对较大的拔牙创口必须进行严密的缝合等。

（4）术前、术后应用抗生素，个别患者少量输血，可有效防止感染及出血。

（二）糖尿病

糖尿病是因体内胰岛素缺乏而引起的一组以慢性血葡萄糖（简称血糖）水平增高为特征的代谢病群。因同时伴有蛋白质平衡失调，致使体内抗体产生减少及白细胞吞噬作用下降，因此患者的机体容易发生感染。

糖尿病患者如需拔牙，宜将血糖控制在 $8.88mmol/L$（$160mg/dl$）以下，拔牙时要采取预防感染措施，术前 1 小时应用抗生素，术后再应用 3 天抗生素。未能得到控制的严重糖尿病，应暂缓拔牙。糖尿病患者在患有根尖周炎或牙周炎时，感染不易控制，病程迁延，应在有效控制血糖水平的前提下，常规全身应用抗生素配合治疗。

（三）高血压和心脏病

高血压患者在术前，应将血压控制在 $180/100mmHg$（$24/13.3kPa$）以下，否则应继续接受正规的内科治疗。病情严重的心脏病，如近期频繁发生心绞痛、急性心肌梗死后未超过半年、心功能Ⅲ～Ⅳ级或有端坐呼吸、发绀、颈静脉怒张、下肢水肿等症状、Ⅱ°或Ⅱ型房室传导阻滞、双束支传导阻滞、有阿斯综合征史以及心脏病合并高血压，血压值在 $180/110mmHg$（$24/14.7kPa$）以上者，应禁止或暂缓拔牙。

心脏病患者如心功能尚好（Ⅰ级或Ⅱ级），一般都可以耐受拔牙及口腔其他小手术，但必须保证镇痛完全，尽量避免其紧张和焦虑。局麻药以 2% 利多卡因为宜，可改善心律，预防室性期前收缩，但切记对Ⅱ°以上传导阻滞不宜采用。一般冠心病患者，术前可预防性含服硝酸甘油 0.3～0.6mg，或应用其他扩冠脉药物。心瓣膜病患者应在术前 1 小时和术后 2～3 天应用抗生素，以预防亚急性细菌性心内膜炎的发生。

（陈乃玲）

第三节　全身疾病在口腔的表现

很多全身性疾病，如某些感染性疾病、消化系统疾病、心血管疾病、血液病等，在口腔及颌面部均可发生相应的改变，还有些疾病则最先在口腔出现症状，如麻疹发病后2日即在颊黏膜上出现Koplik斑；白血病的牙龈增生，症状出现早且特异性强。这在全身疾病的诊断和治疗中有时易被忽视。

有些全身性疾病的患者在就诊时，把口腔科做了首选。这时，对口腔科医生无疑是一个考验，全身观念便显得至关重要，如能及时明确口腔表现与全身性疾病的关联，将有助于对原发病的早期诊断。例如，下颌骨囊肿样改变有时就是血友病发生在颌骨中的血肿，如果盲目进行手术切除，可能会危及患者的生命。值得注意的是，有些全身性疾病在口腔的表现相对突出，而在其他系统的表现则比较隐匿，如氟中毒、舍古林综合征等。本节仅对在口腔有突出表现的几种全身疾病进行介绍。

一、感染性疾病

（一）流行性感冒

流行性感冒为流感病毒引起的流行性传染病。口腔表现：流感发病24小时内即可出现口腔变化，持续1周左右。表现为口腔黏膜普遍发红，可有红色斑点，有时出现小的疱疹样溃疡，累及范围可包括软腭、扁桃体和咽部。有时还可出现牙龈炎或牙龈出血，舌黏膜萎缩。患者感到局部明显不适、干燥、疼痛等。

（二）猩红热

猩红热是乙型溶血性链球菌所致的急性传染病，儿童多见。

口腔表现：面部皮肤潮红、无皮疹，口周苍白，称为"环口苍白圈"。口腔和咽部黏膜明显红肿，有灰黄色渗出物覆盖，腭垂和腭部可有显著的红斑。舌部菌状乳头充血增大，呈"草莓舌"样表现，是其特征。

（三）麻疹

麻疹是由麻疹病毒引起的急性传染病。

口腔表现：口腔黏膜充血、粗糙，发病第2日在与第二磨牙相对的颊黏膜上出现斑点，针头大小，蓝白色或紫色，周围环绕红晕，称为"麻疹黏膜斑"（Koplik斑点），这是麻疹早期的特征。

（四）梅毒

梅毒是由梅毒螺旋体引起的一种性传染性性疾病。先天性梅毒系经胎盘传染给胎儿；后天性梅毒通过性接触、接吻及共用器物等传染。初发时为全身性感染，可侵犯人体任何组织和器官。

口腔表现：各期梅毒均出现口腔病损。

1. 梅毒性溃疡　Ⅰ期，硬下疳，溃疡较浅，边缘与底部浸润部位发硬，可见于唇、舌尖、牙龈等部位；Ⅱ期，梅毒口腔黏膜斑，具有明显的特点，表现为圆形或椭圆形浅糜烂，四周有充血发红的小斑片，一般不疼，也可形成口腔溃疡；Ⅲ期，树胶肿中心破溃，形成较深溃疡。

2. 梅毒性树胶肿　主要累及硬腭及舌背，初起为肉芽组织增生，呈半圆形突起，坚硬如橡胶，很快发生中心坏死，硬腭病变可累及骨质形成腭穿孔。

3. 梅毒性舌炎　舌乳头萎缩，表面光滑，经过度角化而发生梅毒性白斑。

4. 牙发育异常　见于先天性梅毒。上、下切牙切端变窄，切角圆钝，中央部有切迹如"新月状"，因牙齿形态变化致牙间隙增大，第一恒磨牙牙尖向中央聚拢并萎缩，釉质发育不良呈颗粒状，形似桑葚，故又称"桑葚牙"（图2-1）。

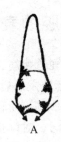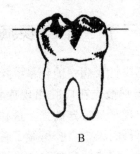

图 2-1 先天性梅毒牙
A. 新月形切牙；B. 桑葚状磨牙

（五）结核

结核病是由结核杆菌感染引起的全身性疾病。口腔结核多为继发性感染，患者常有结核病接触史和口腔外病灶（主要为肺结核或肠结核）。

口腔表现：病变多发生于口腔后部。结核性溃疡的特点为溃疡深大，边缘不整，表面有粟粒状小结节，被覆污秽伪膜及红色肉芽组织，周围及基底无广泛浸润，早期即感疼痛，病损扩展较缓慢，病程常长达数月以上。病损处经抗酸染色后，有时可找到结核杆菌，组织活检可帮助确诊。

二、消化系统疾病

（一）溃疡性结肠炎

溃疡性结肠炎为一种主要侵犯结肠和直肠黏膜的原因不明的炎症性疾病。

口腔表现：可表现为复发性口腔溃疡、溃疡型脓皮病及皮肤坏疽、化脓性口炎或出血性口腔溃疡等多种类型。

（二）肝硬化

肝硬化为内科常见病，主要表现为肝功能障碍和门脉高压症。口腔表现："肝臭"，口腔和呼吸时的特殊臭味，源于氨的代谢障碍。"肝舌"，舌质淤血肿大，表面呈蓝色并有厚白或黄腻的舌苔。还可有牙龈出血，腮腺肿大。

三、血液及出血性疾病

（一）贫血

1. 缺铁性贫血　是贫血中最常见的一型。口腔表现：口腔黏膜苍白，特别是唇、舌和牙龈黏膜表现最为明显。口腔黏膜感觉过敏，常有异物感，口干，舌灼痛感，甚至全口黏膜的疼痛。偶见有舌丝状乳头和菌状乳头萎缩甚至消失，舌面光滑发亮，有时出现小溃疡，可伴有味觉迟钝或消失。口角炎症或皲裂，严重者因口咽黏膜萎缩，造成吞咽困难。

2. 再生障碍性贫血　以造血功能障碍、出血、反复继发感染为三大特征。口腔表现：口腔黏膜苍白，牙龈有少量持续性出血，黏膜有紫色瘀点、瘀斑，轻微创伤即可引起溃疡和坏死。常见于牙龈缘、颊黏膜和硬腭。重症者口腔表征类似急性白血病。

（二）白血病

白血病为白细胞系统的异常恶性增生，同时广泛浸润全身各组织器官，周围血液中有未成熟的幼稚白细胞。患者常在严重的全身症状出现前，因牙龈出血或口腔溃疡等先到口腔科就诊，故应引起高度重视，血常规检查是基本也是最简单有效的筛查手段。

口腔表现有以下几种。

（1）牙龈及口腔黏膜出血：最初常为刷牙时出血，很快发展为自发性出血。检查可见增生的龈缘覆有凝血块。由于组织内出血，致使牙龈的颜色极不均匀，呈苍白和紫红相间状，龈袋内的出血和血肿造成口臭。因继发性血小板减少、毛细血管破坏可引起严重的牙龈出血，任何止血措施均告无效。如发生口腔黏膜和皮肤出血，则出现瘀点、瘀斑。

（2）牙龈增生肿大：牙龈增生极严重，特别是在急性白血病时尤为明显。增生的牙龈可高过牙齿的咬合面，外形不规则，质地松软。

（3）口腔溃疡：白血病细胞浸润可使毛细血管栓塞而致局部组织缺血坏死，在这种坏死性溃疡的周围没有通常的炎症反应。

（4）口腔黏膜肿块：由于白血病细胞在组织中浸润，在舌、颊等处黏膜可触及发硬的浸润块。

（5）牙痛、牙齿松动：白血病细胞可浸润到牙髓组织和牙周组织中，因而导致牙痛。龈组织内白细胞浸润和继发感染可导致牙齿松动。

（6）淋巴结肿大：颌下淋巴结及颈部淋巴结可因白血病细胞浸润而肿大，常为双侧、多发性。肿大的淋巴结质软或中等硬，无粘连，无痛。

（三）出凝血性疾患

包括血小板减少性紫癜、血友病等。

口腔表现：血小板减少性紫癜患者的早期表现常为牙龈自发性出血，当刷牙、吮吸、洁牙刮治、拔牙或轻微外伤时牙龈出血加重。口腔黏膜及皮肤可出现瘀点、瘀斑、血肿。血友病患者有反复出血史，牙龈往往有自发性出血，当刷牙、食物摩擦时即可引起出血不止，可持续数小时、数日血块松软，易脱落而再次出血。口腔黏膜易出现瘀斑或黏膜下血肿。临床上可见拔牙、洁牙刮治术后出血不止，创口愈合迟缓。

四、营养性疾病

（一）维生素 B₂ 缺乏症

口腔表现：常为该病的早期突出损害。

（1）口角炎：两侧对称发生，口角湿白糜烂、出现裂纹，裂纹由口角横延约 1cm，上覆黄痂。

（2）唇炎：唇黏膜从鲜红、火红到暗紫色次第变化，光滑发亮，有烧灼感。偶有唇肿胀、干燥脱屑或剥落糜烂，有时唇部纵裂增多、加深，以上唇为甚。

（3）舌炎：舌黏膜干燥，有烧灼感或刺痛感，舌体肿大，色鲜红，菌状乳头充血水肿，严重者丝状乳头和菌状乳头萎缩、消失，舌面光滑、脱皮，呈萎缩性舌炎或"地图舌"。有的患者可见舌面裂纹或小溃疡面。

（4）口腔黏膜溃疡。

（二）维生素 PP 缺乏症（糙皮病）

口腔表现：可为本病早期的突出症状，在伴随 B 族维生素缺乏时，症状加重。

1. 严重的舌炎　丝状乳头和菌状乳头萎缩，舌面发红、光秃，呈生肉红色，对创伤或其他刺激特别敏感。

2. 口炎　局部口腔黏膜发红，有灼热痛，晚期可累及唇、颊、口底、腭、咽等整个口腔黏膜。

3. 牙龈炎　牙龈红肿，上皮脱落，出现浅表性糜烂或小溃疡，重者发生坏死性龈炎和龈口炎。

（三）维生素 C 缺乏症（坏血病）

口腔表现：轻度者口腔症状不明显，严重者可有以下表现。

1. 牙龈炎　牙龈红肿、增生、肥大，以牙间乳头最为显著，呈暗紫红色，质地松软，肿胀的牙龈可遮盖牙冠，可能出现表面糜烂、溃疡和继发感染，常伴有疼痛和血腥样口臭。

2. 牙龈出血、瘀斑及血肿　牙龈触之易出血，也可自发性出血，局部刺激（结石、牙列不齐、创伤等）常使出血和感染加重。可有腭、颊和舌边缘黏膜的出血点和瘀斑。如颞下颌关节腔内出血，张口时出现关节区疼痛。

3. 牙周组织破坏　表现为牙周膜纤维结缔组织破坏，牙槽骨吸收，牙不同程度松动直至脱落。X

线片：可见牙槽骨板丧失。

（四）维生素 D 缺乏症

口腔表现：牙齿萌出延迟，牙槽骨及牙齿发育、钙化不良，易患龋齿。

五、内分泌系统疾病

（一）甲状腺功能亢进症

甲状腺功能亢进症是由于甲状腺激素分泌过多而引起的一系列临床症状。口腔表现：牙齿发育和萌出均较早，患龋率增高。舌出现纤细震颤，伴有麻刺或灼痛感，严重者舌的正常动度出现障碍。

（二）甲状旁腺功能亢进症

甲状旁腺功能亢进症因甲状旁腺激素分泌过多而引起，溶骨性病变和疼痛是该病的典型症状。

口腔表现如下。

（1）颌骨发生多囊性瘤样病变，患者诉局部骨痛。

（2）发生颌骨中枢性巨细胞瘤，又名棕色瘤。X 线片：见骨小梁减少，影像模糊不清，骨皮质变薄。骨吸收区内牙齿的牙髓均有活力，严重者可发生病理性骨折。

（3）复发性龈瘤或多发性龈瘤，牙龈发炎，牙周袋形成。

（4）颌骨改变，表现为牙槽嵴广泛吸收，牙槽骨骨硬板消失，牙松动、移位，甚至脱落。因骨的基础质量降低，拔牙后创口不易愈合。如为无牙颌，佩戴义齿时有明显的不适感。

六、艾滋病

艾滋病（AIDS）是获得性免疫缺陷综合征的简称，系由人类免疫缺陷病毒引起的性传染病。大多数艾滋病患者及人类免疫缺陷病毒阳性携带者早期即可出现口腔病变，是艾滋病的重要指征之一。

口腔表现：可分为 3 类。

（一）与人类免疫缺陷病毒感染密切相关的口腔病变

1. 口腔黏膜白色念珠菌感染　常为艾滋病的先兆症状，与普通念珠菌感染的临床表现相同，但病变顽固且范围广泛。可见腭部及舌黏膜白色病损，表现为片状红斑或白斑，表面有干酪样渗出物，伴有疼痛及烧灼感。涂片镜检可见白色念珠菌，青年人多见伪膜型，若伴有口角炎，更应高度怀疑艾滋病。

2. 口腔黏膜毛状白斑　是艾滋病患者最常见的表征，为 EB 病毒引起的一种机会感染（也称机遇感染，指由于宿主的防御抵抗能力减弱或生理情况发生某种改变，以致通常对大多数正常人不具致病性的微生物引起感染）。临床表现为双舌缘出现白色皱折和突起，似毛发或毛毯状。

3. 牙周病变　受损程度逐步增强。游离龈呈火红色线状充血，在龈缘形成特殊的"新月形"红线纹，附着龈点状红斑。龈乳头溃疡、坏死时，伴有出血及恶臭。牙周附着及牙槽骨迅速破坏，并累及全口牙使之松动。牙周软组织溃疡坏死，组织缺损，疼痛明显。

4. 卡波西肉瘤　是艾滋病患者最常见的肿瘤，好发于腭部，表现为高起的蓝黑色肿块，可出现分叶和溃疡。

5. 非霍奇金淋巴瘤　在口腔好发于牙龈、腭、咽部。表现为高出黏膜面的软组织肿块，呈红色或紫色，有弹性，需经病理检查确诊。

（二）与人类免疫缺陷病毒感染有关的口腔病变

（1）非特异性溃疡，好发于咽、腭等部位。

（2）涎腺肿大，分泌减少。

（3）单纯疱疹病毒、人类乳头状瘤病毒及带状疱疹病毒感染。

（4）坏死性口炎。

（三）人类免疫缺陷病毒感染可能引起的口腔病变

（1）细菌感染：感染菌类有伊氏放线菌、大肠埃希菌、克雷伯肺炎杆菌等。

（2）除白色念珠菌外的其他真菌感染：有隐球菌、毛真菌、黄曲真菌等。

（3）巨细胞病毒、上皮软疣等病毒感染。

（4）面瘫、三叉神经痛等神经病变。

（5）复发性阿弗他口炎等。

（陈乃玲）

第三章

龋病

第一节　概述

龋病是一种以细菌为主要病原，多因素作用下的，发生在牙齿硬组织的慢性、进行性、破坏性疾病。龋的疾病过程涉及多种因素，现代研究已经证明牙菌斑中的致龋细菌是龋病的主要病原。致龋细菌在牙菌斑中代谢从饮食中获得的糖或碳水化合物生成以乳酸为主的有机酸，导致牙齿中的磷灰石结构脱矿溶解。在蛋白酶进一步的作用下，结构中的有机物支架遭到破坏，临床上表现为牙齿上出现不能为自体修复的龋洞。如果龋洞得不到及时的人工修复，病变进一步向深层发展，可以感染牙齿内部的牙髓组织，甚至进入根尖周组织，引起更为严重的机体的炎症性病变。

根据近代对龋病病因学的研究成果，一般将龋病定义为一种与饮食有关的细菌感染性疾病。这一定义强调了细菌和糖在龋病发病中的独特地位。然而，从发病机制和机体的反应过程来看，龋病又不完全等同于发生在身体内部的其他类型感染性疾病。

早期的龋损，仅表现为一定程度的矿物溶解，可以没有牙外形上的缺损，更没有临床症状，甚至在一般临床检查时也不易发现。只有当脱矿严重或形成窝洞时，才可能引起注意。若龋发生在牙的咬合面或唇颊面，常规临床检查时可以见到局部脱矿的表现，如牙表面粗糙、呈白垩状色泽改变。若病变发生在牙的邻面，则较难通过肉眼观察发现。临床上要借助探针或其他辅助设备，如 X 线照相，才可能发现发生在牙邻面的龋。龋的早期常无自觉症状，至出现症状或发现龋洞的时候，往往病变已接近牙髓或已有牙髓病变。

一、流行病学特点

1. 与地域有关的流行特点　龋是一种古老的疾病，我国最早关于龋病的记载可以追溯到三千年前的殷墟甲骨文中。但近代龋病的流行并引起专业内外人士的广泛注意，主要是在欧美国家。20 世纪初，随着食品的精化，一些西方国家的龋病患病率几乎达到了人口的 90% 以上，严重影响人民的身体健康和社会经济生活。那时，由于高发病地区几乎全部集中在发达国家和发达地区，有西方学者甚至将龋病称为"现代文明病"。用现在的知识回顾分析当时的情况，可以知道，这些地区那时候之所以有那么高的龋发病率，是与当时的高糖饮食有关的。过多的摄入精制碳水化合物和不良的口腔卫生习惯是龋病高发的原因。到了近代，西方国家投入了大量资金和人力对龋齿进行研究。在逐步认识到了龋病的发病原因和发病特点的基础上，这些国家逐步建立了有效的口腔保健体系、采取了有效的口腔保健措施，从而使龋病的流行基本得到了控制。目前，在一些口腔保健体系健全的发达国家和地区，无龋儿童的比例超过了 70%。然而，经济和教育状况越来越影响口腔保健和口腔健康的程度。在欠发达的地区和国家，由于经济和教育水平低，口腔保健知识普及率低，口腔保健措施得不到保障，龋病的发病率仍保持在较高的水平，并有继续上升的趋势。目前，世界范围内，龋病发病正在向低收入、低教育人群和地区转移。现在没有人再会认为龋病是"现代文明病"了。

2. 与年龄有关的流行特点　流行病学的研究表明，人类龋病的发病经历几个与年龄有关的发病高峰。这些与年龄有关的发病高峰,主要与牙齿的萌出和牙齿周围环境的变化有关。乳牙由于矿化程度和解剖上的特殊性(如窝沟多而深)更容易患龋;初萌的牙由于矿化尚未成熟更容易患龋,窝沟龋也多在萌出后的早期阶段发生。这样形成了一个 6~12 岁的少年儿童龋病的发病高峰。龋的危害在这个阶段表现得最为突出。由于这一特点,有学者甚至认为,龋病主要是一种儿童病。然而,龋病的发生实际是贯穿人的一生的。尤其到了中年以后,由于生理和病理的原因,牙根面暴露的机会增加,牙菌斑在根面聚集的机会增加,如果得不到有效的清洁,患龋的机会就会增加,因此形成了中老年根龋的发病峰期。这种与年龄有关的发病高峰可以通过大规模的流行病学调查发现,主要与牙齿的发育、萌出、根面暴露和口腔环境随年龄的改变有关。

3. 与饮食有关的流行特点 人的饮食习惯因民族和地区而异。然而,随着食品加工业的发展,不分地区和种族,人类越来越多地接触经过精细加工的食品。西方人较早接触精制碳水化合物,饮食中摄入蔗糖的量和频率普遍较高。在以往缺少口腔保健的情况下,他们的龋患病率自然很高。而我国的西藏和内蒙古自治区,食物中的纤维成分多,蔗糖摄入少,人的咀嚼功能强,自洁力强,龋的患病率就低。人类饮食的结构并不是一成不变的。近代的西方国家由于认识到龋与饮食中碳水化合物尤其是蔗糖的关系,开始调整饮食结构和进食方法,已经收到了十分显著的防龋效果。然而在大量发展中国家,随着经济的发展,文化和饮食的精化和西化,人对糖的消耗量增加,如果缺乏良好的口腔卫生教育,缺乏有效的口腔卫生保健措施和保健体系,龋齿的发病率则会显著增加。

4. 与教育和经济状况有关的流行特点 经过百年的研究,人们对龋病的发病过程已经有了较为清晰的认识,具备了一系列有效的预防和控制手段。但这些知识的普及与人们受教育的程度和可以接受口腔保健措施的经济状况密切相关。在发达国家,多数人口已经享受到了有效的口腔医学保健所带来的益处,所以整个人口的患龋率降低,龋病的危害减少。但即使在这样的国家仍有部分低收入人群和少数民族获益较少。世界范围内,患龋者正在向低收入和受教育程度低的人群转移,这已经成为比较突出的社会问题。对于发展中国家来说,经济开放发展的同时,必须注意相应健康知识的普及和保健预防体系的建立。

二、龋病对人类的危害

龋齿的危害不仅局限在受损牙齿本身,治疗不及时或不恰当还可导致一系列继发病症。由龋齿所引发的一系列口腔和全身问题,以及由此对人类社会和经济生活的长远影响是无论如何都不应该忽略的。

患了龋病,最初为患者本人所注意的常是有症状或可见牙齿上明显的缺损。轻微的症状包括食物嵌塞或遇冷遇热时的敏感症状。当主要症状是持续的疼痛感觉时,感染多已波及牙髓。多数患者是在牙齿发生炎症,疼痛难忍,才不得不求医的。这时候已经不是单纯的龋病了,而可能是发生了牙髓或根尖周围组织的继发病变。在口腔科临床工作中,由龋病导致牙髓炎和根尖周炎而就诊的患者占了很大的比例,有人统计可占综合口腔科的 50% 以上,也有人报告这些患者可占因牙痛就诊的口腔急诊患者人数的 70% 以上。急性牙髓炎和根尖周炎可以给患者机体造成很大痛苦,除了常说的牙疼或牙敏感症状外,严重的根尖周组织感染若得不到及时控制,还可继发颌面部的严重感染,甚至危及生命。慢性的根尖周组织的感染实际上是一种存在于牙槽骨中的感染病灶,也可以成为全身感染的病灶。龋齿得不到治疗,最终的结果必然是牙齿的丧失。要恢复功能则必须进行义齿或种植体的修复。如果对早期丧失的牙齿不及时修复还会形成剩余牙齿的排列不齐或咬合的问题。严重时影响美观和功能,不得不通过正畸的方法予以矫正。另一方面,不适当的口腔治疗可能造成新的龋病危险因素。在龋齿有关的后续一系列治疗中(如义齿修复、正畸治疗),口腔环境可能发生一些更加有利于龋齿发生的改变,如不恰当的修复装置可能破坏正常的口腔微生态环境,进一步增加患者患龋病和牙周病的危险性。

龋及其有关疾病对身体健康的影响是显而易见的,但对人类社会生活和经济生活的长远影响却往往被忽略。由于龋的慢性发病特征,早期常不被注意。一旦发生症状,则需要较复杂的治疗过程和较多的治疗费用。人有 28~32 颗牙齿,相关治疗的费用在任何时候、任何地点都是很大的。如果将社会、个人花在龋齿及其继发病症的治疗和预防的费用总量,与任何一种单一全身疾病的费用相比较,人们就会发现，龋病不仅是一个严重影响人类健康的卫生问题，还可能是一个重要的经济问题，甚至引起严重的社会问题。或许这就是世界卫生组织曾将龋病列在肿瘤和心血管疾病之后，作为影响人类健康的第三大疾病的理由之一。

（陈乃玲）

第二节　龋的病因

牙齿硬组织包括牙釉质、牙本质、牙骨质，是高度矿化的组织。牙齿硬组织离开人体是最不易被微生物所破坏的组织，但在体内则恰恰相反，是最容易被破坏且不能再生的组织。关于龋病的病因，尽管迄今尚不能宣布龋病的病原已经完全清楚，也没有十分完整和肯定的病因学理论，但已有的科学证据和临床实践越来越支持化学细菌致龋的理论。化学细菌致龋理论是目前应用最广的病因学理论。

一、化学细菌致龋理论

很早就有人提出："酸致牙齿脱矿与龋形成有关。"但在相当一段时间并没有实验依据证明这种推测。直至 100 多年前，W. D. Miller 通过一系列微生物学实验，证明了细菌代谢碳水化合物（或糖）产酸，酸使矿物溶解，并形成类似临床上早期釉质龋的白垩样变，提出了著名的"化学细菌学理论"，又称"化学寄生学说"。Miller 提出上述学说主要依据的是体外的脱矿实验，包括以下几点。

（1）将牙齿放在混有糖或面包和唾液的培养基中孵育，观察到牙齿脱矿。

（2）将牙齿放在混有脂肪和唾液，不含糖的培养基中孵育，未见牙齿脱矿。

（3）将牙齿放在混有糖或面包和唾液中的培养基中，煮沸后再孵育，未见牙齿脱矿。

与此同时，Miller 从唾液和龋损部位中分离出多种产酸菌。Miller 认为，龋可分为两个阶段，第一阶段是细菌代谢糖产酸，酸使牙齿硬组织溶解；第二阶段是细菌产生的蛋白酶溶解牙齿中的有机物。目前，已有多种方法可以在体内或体外形成类似早期龋脱矿的龋样病损（caneslike lesion or carious lesion）。但是迄今为止，由于釉质中有机物含量极低，还没有足够的证据能够说明釉质在龋损过程有蛋白溶解的过程。

Miller 的学说基本主导了过去 100 年来的龋病病因和预防研究。甚至可以说，近代龋病病因学的发展均没有超出这一学说所涉及的范围。近代龋病学的主要发展即对致龋微生物的认定，确定了龋是一种细菌感染性疾病。这一认识形成于 20 世纪 50 年代。1955 年，Orland 等学者的经典无菌和定菌动物实验，一方面证实了龋只有在微生物存在的情况下才能发生，同时也证明了一些特定的微生物具有致龋的特征。在随后的研究中，研究者进一步证明了，只有那些易于在牙面集聚生长并具有产酸和耐酸特性的细菌才可称为致龋菌。进而，一系列研究表明变形链球菌是非常重要的致龋菌。一部分学者乐观地认为，龋是由特异性细菌引起的细菌感染性疾病。由此引发了针对主要致龋菌变形链球菌的防龋疫苗研究。但是近代的研究表明，龋病形成的微生态环境十分复杂，很难用单一菌种解释龋发生的过程。更为重要的是，人们已经发现，所有的已知致龋菌总体来讲又都是口腔或牙面上的常驻菌群，在产酸致龋的同时，还可能担负维持口腔生态平衡的任务。

从病原学的角度来看，将龋病定义为细菌感染性疾病是正确的，但龋病的感染过程和由此激发的机体反应并不完全等同于身体其他部位的细菌感染性疾病。首先，细菌的致龋过程是通过代谢糖产生的有机酸实现的，而不是由细菌本身直接作用于机体或机体的防御体制。其次，龋病发生时或发生后并没有足够的证据表明机体的免疫防御系统有相应的抗病原反应。因此通过抗感染的方法治疗或预防龋齿还有许多未知的领域和障碍。

另外，在龋病研究中有一个重要的生态现象不容忽视，即细菌的致龋作用不是孤立发生的，而必须是通过附着在牙表面的牙菌斑的微生态环境才能实现。甚至可以说，没有牙菌斑，就不会得龋齿。

二、其他病因学说

除了化学细菌学说之外还有众多其他致龋理论，可见于各类教科书尤其是早期的教科书。感兴趣的读者可以查阅相关的龋病学专著。比较重要的有蛋白溶解学说和蛋白溶解－螯合学说。

蛋白溶解学说起源于对病损过程的组织学观察。光学显微镜下观察发现，牙釉质中存在釉鞘、釉板等含有较多有机物的结构。有学者认为，龋发生的过程中，先有这些有机物的破坏，然后才是无机物的溶解。在获得一些组织学证据之后，Cottlieb 和 Frisbie 等学者在 20 世纪 40 年代提出了蛋白溶解学说。但今天看来，这一学说很难成立。首先，釉质中的有机物含量极低，即使在牙本质这样含有较多有机物的组织中，有机物也是作为矿化的核心被高度矿化的矿物晶体包绕，外来的蛋白酶如果溶解组织中的有机物必须先有矿物的溶解，才可能接触到内层的胶原蛋白。其次，电子显微镜的研究已经基本上否认了釉鞘、釉柱的实质性存在。研究表明，光学显微镜下看到的釉柱或柱间质只是晶体排列方向的变化，而无化学构成的不同。

蛋白溶解－螯合学说是 1955 年由 Schatz 和 Martin 提出的，他们提出："龋的发生是细菌生成的蛋白酶溶解有机物后，通过进一步的螯合作用造成牙齿硬组织溶解形成龋。"然而，这一学说只有理论，没有实验或临床数据支持，近代已很少有人提及。

三、龋病病因的现代理论

现代主要的龋病病因理论有三联因素或四联因素理论，后者是前者的补充，两者都可以认为是化学细菌致龋理论的继续和发展。

（一）三联因素论

1960 年，Keyes 作为一个微生物学家首先提出了龋病的三联因素论，又称"三环学说"。三联因素指致龋细菌、适宜的底物（糖）和易感宿主（牙齿和唾液）。三环因素论的核心是三联因素是龋病的必需因素，缺少任何一方都不足以致龋。其他因素都是次要因素，或者通过对必要因素的影响发挥致龋作用，（图 3－1）。

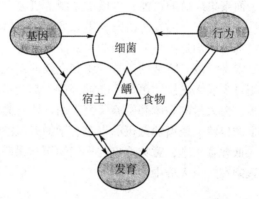

图 3－1 龋是多因素相关的疾病

1. 致龋细菌 黏附在牙面上，参与牙菌斑的形成并具有产生有机酸和其他致龋物质的能力，同时又具有能够在较低 pH 值条件下生存和继续产酸的能力（耐酸）。细菌的代谢产物是造成牙齿硬组织破坏的因素，所以可以认为细菌是病原因素。目前对已知的致龋菌研究最多的是变形链球菌族，因为它能够合成多聚糖（主要是葡聚糖）。葡聚糖作为菌斑的基质，在牙菌斑的形成中起重要作用。而牙菌斑是细菌在牙面上赖以生存的生态环境，没有这样的环境，龋同样是不能发生的。研究较多的致龋细菌还有乳酸杆菌和放线菌。前者具有强的产酸和耐酸能力，在龋坏的组织中检出较多，一般认为在龋的发展中起重要作用；后者则参与根面菌斑的形成，与牙根龋的发生关系密切。

关于致龋菌的研究经历了一个多世纪。19 世纪末，Miller 的研究证明了细菌发酵产酸并提出了著名的化学细菌致龋学说。早期由于在龋坏部位发现较多的乳酸杆菌，乳酸杆菌作为致龋菌受到较多关注。20 世纪 50 年代，通过动物实验证明了只有在细菌存在的情况下才能够发生龋，单一的细菌可以致龋。利用定菌鼠的方法，确定了一些细菌的致龋性。从 20 世纪 60 年代开始，由于发现了变链家族在利用蔗糖合成多聚糖中的作用，龋病病原学的研究更多地聚焦在变形链球菌和绒毛链球菌上。这一阶段的成果，极大地增加了人们对菌斑形成过程的了解。相当一段时间，口腔变异链球菌作为主要的致龋菌受到了广泛的重视和深入研究。许多学者乐观地希望通过防龋疫苗消灭龋齿。然而经过多年的努力，防龋疫苗的工作进展缓慢。主要的不是技术方面的问题，而是病原学上的问题，即目前的病原学研究尽管有大量的证据表明变异链球菌是口腔中最主要的致龋菌，但还不能够确定地认为它就是龋病发病中的特异致龋菌。既然龋尚不能肯定为是一种特异菌造成的疾病，这就无法估计针对某种特异细菌的疫苗所能产生的防龋效果的大小。由于防龋疫苗的使用是一项涉及面广，需要有相当投入的工作，如果事先对其预期效果和安全性没有科学的评估和预测，很难进入临床实验阶段。而没有临床实验的验证，防龋疫苗根本不可能进入临床应用。

近年的研究表明，除了前述的变链、乳杆和放线菌外，一组非变链类口腔链球菌在龋病的进展过程中起作用。可以认为非变链类链球菌有致龋能力，并可能在龋病的初始期起作用。

2. 适宜的底物（糖） 口腔中有许多细菌具有代谢糖产酸的功能。由于牙菌斑糖代谢生成的主要有机酸是乳酸，这些细菌又可称为产乳酸菌。产乳酸菌在生物界具有许多有益功能，如分解发酵乳类制品，有利于人类消化。口腔中产乳酸菌生成的乳酸，一方面在维持口腔生态平衡中可能存在有益的一面；另一方面如果得不到及时清除，在菌斑中滞留，则导致牙齿持续的脱矿，显然是不利的。一些口腔细菌具有利用糖合成多聚糖的功能，包括细胞内多糖和细胞外多糖。前者可以为细菌本身贮存能量，后者则作为菌斑的基质。在所有的糖类物质中，蔗糖最有利于细菌产酸和形成多糖，因此蔗糖被认为具有最强的致龋性。糖的致龋性是通过局部作用产生的，不经口腔摄入不会致龋。但是具有甜味作用的糖代用品，如木糖醇，经过细菌代谢时不产酸也不合成多糖，所以是不致龋的。

3. 易感宿主（牙齿和唾液） 牙齿自身的结构、矿化和在牙列中的排列，牙齿表面物理化学特性，唾液的质和量等多种因素代表了机体的抗龋力。窝沟处聚集的菌斑不易清除，窝沟本身常可能有矿化缺陷，因而更易患龋。排列不齐或邻近有不良修复体的牙齿由于不易清洁，菌斑易聚集，更易患龋。牙齿表面矿化不良或粗糙，增加了表面聚集菌斑的可能，也增加患龋的机会。牙齿自身的抗龋能力，包括矿化程度、化学构成和形态完善性，主要在牙的发育阶段获得。牙齿萌出后可以通过局部使用氟化物增加表层的矿化程度，也可以通过窝沟封闭剂封闭不易清洁的解剖缺陷。

机体抗龋的另一个重要的因素是唾液。唾液的正常分泌和有效的功能有助于及时清除或缓冲菌斑中的酸。唾液分泌不正常，如分泌过少或无法到达菌斑产酸的部位，都会增加患龋的机会。

与龋病发病的有关因素很多，但大量的临床和实验研究表明，所有其他因素都是与上述三联因素有关或通过上述因素起作用。不良的口腔卫生增加菌斑的聚集、增加有机酸在局部的滞留，是通过影响微生物的环节起作用的；而低收入低教育水准，意味着口腔保健知识和保健条件的缺少，影响对致龋微生物和致龋食物的控制，从而导致龋在这个人群中多发。

（二）龋的四联因素论

四联因素又称四环学说。20 世纪 70 年代，同样是微生物学家的 Newbrun 在三联因素的基础上加上了时间的因素，提出了著名的四联因素论。四联因素的基本点是：①龋的发生必须具备致龋菌和致病的牙菌斑环境；②必须具备细菌代谢的底物（糖）；③必须是在局部的酸或致龋物质聚积到一定浓度并维持足够的时间；④必须是发生在易感的牙面和牙齿上。应该说，四联因素论较全面地概括了龋发病的本质，对于指导进一步研究和预防工作起了很大的作用。但严格讲，无论是三联因素论还是四联因素论作为发病机制学说似乎更为合适，而不适合作为病因论。因为除了微生物之外，食物和牙齿无论如何不应归于病原因素中。

四、其他与龋有关的因素

如前节所述，致龋细菌、适宜的底物（糖）和易感宿主是三个最关键的致龋因素。然而，与龋有关的因素还有很多，龋是一种多因素的疾病。但是所有其他因素都是通过对关键因素的影响而发生作用的。

1. 微生物 致龋细菌具有促进菌斑生成、产酸和耐酸的能力，是主要的病原物质。除此之外，其他的微生物也可以对龋的发生和发展起作用。正常情况下口腔微生物处于一个生态平衡的状态。一些细菌可能本身不致龋，但却可以通过影响致龋菌对龋的过程产生作用。譬如：口腔中的血链球菌，本身致龋性很弱。血链球菌在牙面的优先定植，有可能减少变异链球菌在牙面的黏附和生长，进而减少龋的发生。另外一些非变链类链球菌产酸性不高，但对于维持牙菌斑的生存有作用，有助于龋的形成；或对产生的有机酸有缓冲作用，有助于龋的抑制。

2. 口腔保健　口腔保健包括有效的刷牙，去除菌斑和定期看医师。有效的口腔保健措施和有效的实施是减少龋齿的重要因素。

3. 饮食　食物中的碳水化合物是有机酸生成反应自底物，尤其是蔗糖，被认为是致龋因素，甚至认为是病因之一。根据细菌代谢食物的产酸能力，将食物可简单地分为致龋性食物和非致龋性食物。致龋性食物主要是含碳水化合物的食物和含糖的食物。根据糖的产酸性排列，依次是蔗糖、葡萄糖、麦芽糖、乳糖、果糖等。食物的致龋性还与食物的物理形态有关。黏性、易附着在牙面的，更有助于糖的作用。除了这些对致龋有作用的食物之外，剩下的多数应该是非致龋性的。关于抗龋性的食物，由于很难从实践中予以证实或检验，很少这样说。非致龋性食物多为含蛋白质、脂肪和纤维素的食物，如肉食、蔬菜等。一些食品甜味剂不具备碳水化合物与细菌代谢产酸的结构，不具备产酸性，因此不致龋，如木糖醇和山梨醇。

由于糖与龋的密切关系，预防龋齿必须控制糖的摄入。然而还应该认识到人类的生存需要充足的营养和能量。糖尤其是蔗糖是人类快速获取能量的重要来源。从营养学的角度，不可能将糖或碳水化合物从食谱中取消。唯一能做的是减少进食的频率、减少糖在口腔中存留的时间。

4. 唾液因素　唾液作为宿主的一部分，归于与龋有关的关键宿主因素。唾液的流量、流速和缓冲能力决定了对酸的清除能力，与龋关系密切。影响唾液流量的因素除了唾液腺损伤和功能障碍之外，还与精神因素等有关。

5. 矿物元素　牙齿的基本矿物组成是羟磷灰石，是磷酸钙盐的一种，主要成分为钙和磷。环境中的钙、磷成分有助于维护矿物的饱和度，有助于减少牙齿硬组织的溶解，还有助于再矿化发生。氟是与牙齿健康关系最密切的元素。人摄入了过量的氟可能导致氟牙症，严重的时候还会导致骨的畸形，成为氟骨症。但环境中微量的氟，如牙膏中的氟、口腔菌斑中的氟，则有利于抑制脱矿和增加再矿化的作用，达到预防龋的效果。其他和龋有关的元素多是与牙矿物溶解有关的元素，如锶、钼、镧元素，有抑制脱矿的作用，而镁、碳、硒元素有促进脱矿的作用。

6. 全身健康与发育　牙齿发育期的全身健康状况可以影响牙的发育和矿化，进而对牙齿对龋的易感性产生影响。

7. 家族与遗传　双生子的研究结果表明，人对龋的易感性极少与遗传有关，主要的是由环境因素决定的。但是遗传对龋相关的其他因素有明显的作用，如牙的形态包括窝沟形态，受遗传因素影响较大。而人的饮食习惯与家庭生活环境有关。

8. 种族　种族间龋患的差异主要来源于饮食习惯、卫生保健方式、社会文化教育方面的差异，与种族本身的差异不大。

9. 社会经济及受教育的程度　经济状态的差异决定了人接受教育、口腔保健知识和获得口腔保健措施的程度，因此与龋有关。

（陈乃玲）

第三节　龋的发病过程和发病机制

龋齿的发病过程要经过牙菌斑形成、致龋菌在牙菌斑环境内代谢糖产酸形成多聚糖、酸使牙齿硬组织溶解成洞几个重要环节（图3-2）。

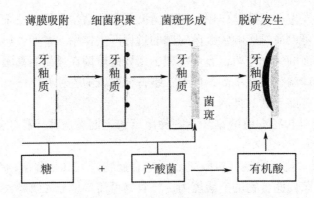

图 3-2 龋的发病过程

一、牙菌斑形成

牙菌斑指附着在牙表面的膜样物质，即牙表面生物膜，含有微生物（菌斑容量的60%~70%）、基质和水。细菌是牙菌斑微生物中的主体，基质主要由细菌分泌的多糖组成。其他成分包括细菌代谢生成的有机酸、来自唾液或龈沟液的成分等。

牙菌斑的形成开始于获得性膜的形成。获得性膜是牙面上沉积的唾液薄膜，其沉积机制类似静电吸附的作用，与牙表面的能量分布和唾液成分的结构有关。获得性膜的主要蛋白成分有糖蛋白、唾液蛋白、黏蛋白等。纯粹的唾液薄膜在光学显微镜下观察，是一种无细胞的均质结构。获得性膜可以在清洁后的牙面迅速形成并在数小时的时间内达到稳定的状态，且不易为一般的清洁措施清除。获得性膜的形成在很大程度上决定了牙面对细菌的吸引力。

几乎在获得性膜形成的同时，细菌就可以借其在牙面上黏附，并在其中生长、发育形成稳定的细菌菌落。细菌向获得性膜的黏附靠的是膜表面电荷间的吸引。最早借助获得性膜定居在牙面上的是球菌，而后才有其他菌类的黏附和生长。

黏附到牙面的细菌要经过生长、繁殖，同时吸聚其他细菌，才可能成为成熟的菌斑。细菌间的集聚可以借助各自膜表面的结构特征，相互吸引结合，更主要的是通过合成细胞外多糖尤其是不溶于水的多糖来完成。细菌利用蔗糖合成葡聚糖成为菌斑的基质，而一些细菌表面结合的葡糖基转移酶（GTF）对葡聚糖有很强的亲和力，从而形成了细菌集聚的基础。葡聚糖在细菌与牙面、细菌与细菌之间起桥梁作用，促进细菌对牙面获得性膜的黏附和细菌间的集聚，是菌斑成熟的关键成分。

早期形成的菌斑质地疏松，随着时间的延长，菌斑内部的细菌数量增多、密度增加、渗透性降低、有毒产物增加。一般认为3天后的菌斑中细菌种类、成分和密度基本恒定，是为成熟菌斑。成熟菌斑深处接近牙面的部分常呈厌氧状态或兼性厌氧状态。

成熟的菌斑结构致密，渗透性减弱，成为相对独立的微生态环境，有利于细菌产酸，不利于酸的扩散和清除。菌斑中的液态环境称牙菌斑液，是牙齿硬组织溶解的液态环境。现代研究证明，龋齿只有在菌斑聚集的部位才可以发生，甚至可以说，没有菌斑，就不会得龋。

二、牙菌斑中的糖代谢

人进食时摄入的糖尤其是小分子的蔗糖、葡萄糖、果糖，可直接进入菌斑，为致龋细菌代谢利用。细菌在菌斑内的糖代谢包括分解代谢和合成代谢，还包括代谢生成的物质在菌斑内外的贮运。

1. 分解代谢　对于龋病有意义的是菌斑的无氧酵解过程。由于菌斑深层缺氧，细菌代谢糖主要通过无氧酵解过程，生成有机酸。菌斑和菌斑液中可以检测到甲酸、乙酸、乳酸、丙酸、琥珀酸、丙酮酸和丁酸等多种短链有机酸，但若干临床漱糖实验表明，糖代谢后增加最明显的是乳酸。菌斑中存在的其他有机酸很可能是乳酸进一步代谢的中间产物。乳酸的生成可以改变菌斑的 pH 值，增加菌斑液的脱矿能力。静止的状态下，菌斑中的 pH 大约在6左右，进食糖后可以在极短的时间内达到 5.0 以下。牙齿脱矿的临界 pH 为 5.5，是根据唾液中的平均钙磷水平确定的，即在此水平时，菌斑液保持过饱和状态的 pH 值。在正常情况下，漱糖后菌斑的 pH 值在 3 分钟即可达到临界 pH 值以下的最低点，然后逐渐提高，并可以在 30 分钟左右恢复正常。但在特殊情况下，如唾液不能够及时进入菌斑，或唾液量整体减少时，漱糖后的菌斑 pH 值可以较长时间保持在较低水平，如临界 pH 值以下。

2. 合成代谢　包括细菌利用糖合成细胞内和细胞外两类多糖。细胞内多糖的合成是将细胞外的糖转化为细胞内多糖储存的过程。在外源性糖源缺乏时，细胞内多糖可以作为细菌生存和获取能量的来源。细胞外多糖的合成是细菌通过糖基转移酶的作用合成多聚糖的过程。形成的多聚糖有葡聚糖、果聚糖和杂聚糖，是菌斑基质的主要成分。

细菌合成多糖的能力靠其内在的酶系统，与致龋能力密切相关。

三、牙齿硬组织的脱矿机制

牙齿硬组织在口腔环境中的脱矿实际上是固态物质在不饱和的液态介质中的溶解过程。牙菌斑中的液态环境即牙菌斑液，是决定牙齿硬组织溶解的介质。在菌斑的饥饿情况下，菌斑液对牙齿矿物来说，基本是过饱和的。而在糖代谢后，菌斑液可以呈现对牙齿硬组织高度不饱和的状态。这种状态是牙齿溶解脱矿、形成龋的基础。

（一）基本化学条件

无论是在体内还是在体外，矿物溶解或沉积的基本物理化学条件是环境溶液中对于该种矿物的饱和状态。牙釉质、牙本质和牙骨质中的主要无机矿物成分为羟磷灰石，其基本分子成分是 $Ca_{10}(PO_4)_6(OH)_2$，在局部的环境溶液中必须满足下列条件：$(Ca^{2+})^{10}(PO_4^{3-})^6(OH^-)^2 < Ksp$，即溶液中的总活度积小于羟磷灰石的溶度积才可能发生矿物晶体的溶解；反之，则可能出现沉淀。上式左侧表示溶液中组成羟磷灰石成分各种离子的总活度积，Ksp 是羟磷灰石的溶度积常数，即在达到化学平衡条件下的溶液中各种离子的总活度积。根据实验的结果，牙釉质的溶度积常数大约在 10^{-55}。在牙齿硬组织发育矿化时，基质蛋白除作为晶体成核的中心或模板外，还起着调节局部环境化学成分的作用，使之有利于晶体的沉积或溶解。

（二）脱矿和再矿化

龋齿在形成过程中，要经过牙菌斑形成，细菌聚集，利用底物产酸，酸使牙齿脱矿等过程。在这一系列过程中，最重要最具实际意义的步骤是牙齿矿物成分的脱矿或溶解。由于口腔菌斑环境的不断变化，牙齿早期龋的过程不是一个连续的脱矿过程，而是一个动态的脱矿与再矿化交替出现的过程。

1. 从物理化学机制方面认识牙齿的脱矿与再矿化过程　我们可以将牙齿看作简单的由羟磷灰石［化学式为 $Ca_{10}(PO_4)_6(OH)_2$］组成的固态物质。作为固体的牙齿，在正常的口腔环境下是不会发生溶解或脱矿的。这一方面是由于组成牙齿的矿物在化学上是十分稳定的，另一方面是由于牙齿周围的液态环境（唾液）含有足够量的与牙齿矿物有关的钙、磷成分，对于牙齿矿物是过饱和的。

然而在龋的情况下，牙面上首先必须存在足够量的菌斑。牙菌斑由于其独特的结构和成分，其液体环境（菌斑液）是相对独立的，在唾液无法达到的区域尤其明显。牙菌斑含致龋细菌，在糖代谢时可以产生大量有机酸，改变菌斑液中钙、磷的活度（有效离子浓度）的比例，使牙齿处于一种极度不饱和的液态环境中。这样，由于与牙表面接触的液态环境发生变化，即由正常的对矿物过饱和的唾液变成了对矿物不饱和的菌斑液，牙齿矿物溶解开始。这一过程的决定因素，或者说诱发这一过程的动力是菌斑液对牙齿矿物的饱和度降低，即由饱和状态变为不饱和状态。

关于菌斑液中对牙釉质矿物饱和度（DS）的概念，为简单起见，可以用下式表示：

$$DS = (Ca^{2+})^5 (PO_4^{3-})^3 (OH)/Ksp$$

Ksp，代表牙釉质中磷灰石的溶度积常数。DS = 1，意味着固 - 液处于一种平衡状态，既不会有脱矿也不会有再矿化。DS < 1，表明液体环境中对牙齿矿物是不饱和的，可能诱发脱矿。DS > 1，表明液体环境中对牙齿矿物是过饱和的，可能促进再矿化。无论是唾液还是牙菌斑液，在没有接触任何糖类物质并产酸时，都处于一种过饱和的状态。

2. 从化学动力学的角度看　无论脱矿还是再矿化过程都可以是简单的热动力学现象，涉及晶体表面反应和物质转运两个过程。

（1）控制晶体表面反应速率的因素是矿物饱和度。对于脱矿过程来说，饱和度越低，则脱矿速率越大。但对于再矿化来说，则比较复杂。首先，再矿化形成羟磷灰石所需要的饱和度范围很窄。过度的饱和状态常常会诱发自发性沉淀，形成其他类型的不定型的非晶体状态的磷酸钙盐。有机物在脱矿晶体表面的附着也会限制矿物的再沉积。另外，唾液中一些固有的蛋白成分也有抑制晶体形成的作用。

（2）反应物质在牙齿组织中的转运又称为扩散过程，扩散的动力来自于界面两侧的浓度梯度。脱矿时，一方面氢离子或其他酸性物质需扩散进入牙齿内部的晶体表面，另一方面溶解的物质需要从牙齿内部晶体表面的反应部位扩散出来。这样，扩散的速率在一定程度上控制着脱矿速率。而再矿化时，反应物质扩散进入脱矿组织之后，常先在接近表面的组织中沉积，从而限制了反应物质向深部组织的扩散。因此再矿化很难是一个完全的脱矿过程的逆反应过程。

（孙传红）

第四节　龋的病理表现

龋的病理过程起源于细菌代谢糖产生的酸在牙表面集聚滞留。由于浓度梯度差，菌斑中的酸可以沿牙齿组织中结构薄弱、孔隙较多的部位扩散，在牙齿组织内部的微环境形成对矿物不饱和的状态，使无机矿物盐溶解。牙齿内部溶解的矿物盐，如钙和磷，依浓度梯度向牙齿外扩散，到达表层时可有矿物盐的再沉积，形成表层下脱矿的早期病理现象。

之后，随着脱矿的加重，细菌或细菌产生的蛋白溶解酶可以侵入脱矿的组织中，导致牙齿组织中的有机支架破坏，组织崩解，形成龋洞。

龋是一个缓慢的过程，在这个过程中，口腔微环境经历脱矿（局部矿物不饱和的情况下产生，如吃糖产酸时）和再矿化（局部矿物过饱和时，如使用氟化物）的多个动力学循环，形成脱矿—再矿化的动态平衡过程，从而形成龋的特殊组织病理学特征。

一、釉质龋

1. 平滑面龋　龋到了成洞的阶段，由于组织完全溶解，局部空洞，组织学上所能观察到的东西很少。临床上利用离体牙，通过组织病理学手段所能观察到的实际上是早期釉质龋的情况。所谓早期釉质龋，临床表现为白垩斑，肉眼见釉质表面是完整的，呈白垩色，无光泽，略粗糙，较正常组织略软，但未形成实际意义上的龋洞或缺损。这种情况，如果得到有效控制，如去除了病原，并给以再矿化的条件，病变可能逆转变硬，而无须手术治疗。

临床上很难确定活动性的或再矿化了的早期龋。用于组织病理学观察的临床白垩斑，多数实际上是已经再矿化了的早期龋。利用病理学的手段观察釉质早期龋，要将离体龋坏的牙齿制作成均匀厚度的磨片，观察的厚度要小于80μm。投射光下，用普通光学显微镜下观察，可见龋损区色暗，吸光度明显增加，如果用硝酸银染色可见龋坏组织有还原银沉淀。由于牙釉质具有各向异性的双折射特征，观察早期釉质龋的病理结构需借助偏光显微镜。在偏振光下，交替在空气介质、水介质和喹啉介质中观察，自牙的外表面向内可将病损分为四层。

（1）表层：将发生在牙平滑面釉质上的白垩斑纵向制成的牙磨片平铺在载玻片上，浸水观察，可以清楚地分辨出发生病损的部位，呈外大内小的倒锥形。位于最表面可见一层10~30μm的窄带，矿化程度高于其下的部分，形成表层下脱矿重于表层的龋病脱矿的独特现象，称为表层下脱矿。表层的存在，一方面可能是这一部分的釉质溶解度比较低，另一方面可能与深层溶解物质在此处的再沉积有关。一些学者习惯于说："早期龋的时候釉质表层是完好的。"这是不准确的。近代的矿物学研究表明，表层本身是有矿物丧失的。即使从临床上看，早期龋的表面也有很多实质性的改变，如较正常组织粗糙、色泽暗淡。在自然龋过程中所观察到的表层，矿物丧失量一般都大于 5%。所以对早期龋表面的描述，用表面大体完整似乎较接近实际。

（2）病损体部：这是釉质早期脱矿的主体，矿物丧失量可多达 50% 以上。由于大量矿物的丧失，釉质的内在折射率发生变化，从而形成临床上可见的白垩状改变。

若用显微放射照相法观察早期龋病变，只能区别上述两层。

（3）暗层：这一层是只有在偏光显微镜才可能观察到的一种病理现象。将磨片浸在喹啉中，由于喹啉折射率接近釉质，其分子大于暗层的微隙而不能进入，从而使此层的折射率有区别于釉质和浸透喹啉的损伤体部，得以显示和区别。暗层的宽窄不一，并且不是所有的病损都能够观察到暗层。

（4）透明层：之所以这样称呼，是因为这一区域在光镜下观察，其透光性甚至高于正常的釉质组织。但实际上，这一部分组织也是有矿物丧失的，可以看做是脱矿的最前沿。

对釉质早期龋的分层，是英国著名口腔病理学家 Darling 于 20 世纪 50 年代提出的。基于光学显微镜主要是偏振光显微镜的观察结果，但是至今对各层形成的机制还没有完整的解释，而且利用偏振光显微镜对病损各层的矿物或孔积率进行定量是很粗糙的。因为偏振光定量研究需要利用不同折光指数的介质，其基本前提是所观察材料的晶体方向必须是垂直或平行光源。这种情况在釉质和牙本质都是难以达到的，因此使用偏振光显微镜的结果作量化解释时，要慎重。偏振光下观察到的色泽改变，受牙齿晶体排列方向和偏振光的方向的影响，是变化的，不宜作为描述矿物含量的指标。

2. 点隙窝沟龋　有人将窝沟龋的病理学变化等同于两个侧壁的平滑面龋。但实际上，窝沟的两壁无论从组织学上还是局部环境上都无法等同于两个平滑面。尤其在疾病的发展模式上，窝沟龋有其独特性。窝沟龋的进展常在侧壁尚未破坏的情况下，早期即可到达釉牙本质界，沿釉牙本质界潜行发展，形成临床上难以早期发现的隐匿龋。

临床上在诊断窝沟龋的时候要充分了解窝沟龋的这一特征。

二、牙本质龋

牙本质的矿物含量与组织结构均有别于牙釉质，因此牙本质龋的临床病理过程和病理表现也有别于牙釉质龋。首先，牙本质中的有机质含量达 20%，无机矿物是围绕或是包绕有机基质而沉积的。龋损过程中首先必须有无机矿物的溶解，然后可以有细菌侵入到脱矿的牙本质中，分解蛋白溶解酶，使胶原酶解。仅有矿物的破坏而无胶原酶解，常常还可恢复。另外，牙本质存在小管样结构和小管液，有利于有机酸和细菌毒素的渗透，有时在病变早期，当病变的前沿离牙髓还有相当距离的时候就已经对牙髓产生了刺激。病理学上所观察到的龋损牙本质存在四个区域，反映了牙本质的龋损过程。

1. 坏死崩解层　位于窝洞底部病损的最外层。此处的牙本质结构完全崩解，镜下可见残留的组织和细菌等。质地松软，品红染色阳性，用一般的手用器械即可去除。

2. 细菌侵入层　牙本质重度脱矿，细菌侵入牙本质小管并在其中繁殖。牙本质小管表现为扩张，胶原纤维变性、酶解，形成大的坏死灶。临床上这一层质地软、色泽暗、品红染色阳性，容易辨认。多数可以通过手用器械去除。

3. 脱矿层　小管结构完整，但有明显的脱矿表现，无细菌侵入、色泽较正常牙本质暗、品红染色阴性，一些学者认为此层应予保留。但临床医师主要根据对硬度的感觉和色泽的观察，判断去腐的标准，很难准确掌握这一层的去留。若有意保留这一层，常常造成去腐不足，无法阻止龋的进展，易造成日后的继发龋。

4. 透明层　又称硬化层，多见于龋损发展比较缓慢时，为牙本质最深层的改变。光镜下观察，此层呈均质透明状，小管结构稍显模糊，是为矿物沉积所致。对于慢性龋损，这层的硬度有时较正常牙本质硬，故又称之为硬化层或小管硬化。形成硬化牙本质是机体的重要防御功能。这一层有时可以着色，临床上可根据其硬度的情况决定去留。如果较正常组织软，一般应去除。如果较正常组织硬，并且表面有光泽，则可予保留。

龋损可以诱发相应髓腔一侧形成修复性牙本质，又称三期牙本质或反应性牙本质，是机体的一种防御性反应。修复性牙本质一般小管结构较少、结构致密，有利于抵御病原因素对牙髓的直接侵害。

三、牙骨质龋

见于根面龋。牙骨质龋脱矿模式也具有表层下脱矿的特征。镜下可见早期的牙骨质龋出现矿化较高的表层。但由于牙骨质很薄，临床上常见的牙骨质龋表现多为表面破损、凹陷，聚集较多细菌。病变会很快到达牙本质，形成位于根面的牙本质龋。

牙釉质、牙本质和牙骨质龋的共同特征是先有无机物的溶解，后有有机基质的破坏（酶解）。临床龋病过程是脱矿与再矿化的动态学发展过程。在有机基质破坏之前，去除病原，人为加强再矿化措施，有可能使脱矿病损修复。但一旦有机基质崩解破坏，则只能靠手术的办法予以修复。

四、牙髓对龋的病理反应

可以引起牙髓反应的外界刺激包括物理和化学的两个方面。所有刺激必须通过牙髓，牙本质复合体传至牙髓组织。首先引起反应的细胞是牙髓细胞。早期的釉质龋引起的牙髓反应可以不明显。随着病变的深入，如病变接近或到达釉牙本质界的部位，细菌毒素或细菌的代谢产物有可能接触并刺激进入釉质的牙本质纤维或通过渗透作用直接刺激牙本质小管。这种刺激经小管液的流动、神经纤维传导或其他途径，引起牙髓的防御性反应。牙髓防御性反应的直接结果是在相应龋病变的牙髓腔一侧形成修复性牙本质。当龋的病变进入牙本质层时，细菌代谢产物和外界刺激（温度刺激和压力刺激）会直接通过牙本质小管，进入牙髓组织。当龋的病变进入牙本质深层时，细菌本身也可能进入牙髓组织，引起牙髓的不可逆性病变。除了细菌及其代谢产物对牙髓的刺激外，原本发育矿化过程中埋在牙本质中的一些细胞因子，如多种多肽，由于牙本质矿物的溶解，也可能释放进入牙髓，产生刺激。牙髓应对各种抗原刺激最早期的反应是牙髓中的树突样细胞在病变部位牙髓腔一侧的聚集。随着修复性牙本质的不断形成，树突样细胞聚集程度会降低，说明了修复性牙本质对于外界抗原的阻击作用。然而，当龋的病变已经到达修复性牙本质层时，牙髓中的树突样细胞会再度在牙髓腔病变一侧聚集。这种现象说明，牙髓对龋的反应程度并不完全反映病变的深度，而主要与病变部位牙本质的渗透性和龋进展的速度有关。一般慢性龋时，有较多的修复性牙本质形成，而急性龋时，则缺少修复性牙本质的形成。龋病部位细菌的代谢产物尤其是病原菌直接进入牙髓组织，则可能很快导致牙髓组织的不可逆性病变。

（孙传红）

第五节　龋的临床表现和诊断技术

一、临床表现

本节龋齿的概念作为疾病的诊断名词，指牙齿硬组织因龋出现缺损，病变局限在牙齿硬组织，没有引起牙髓的炎症或变性反应。临床检查中，如温度诊和活力测试，牙髓反应均为正常。

龋的临床表现可以概括为患者牙齿色、形、质的变化和患者感觉的变化。正常的牙釉质呈半透明状，牙本质的颜色为淡黄色。正常牙齿的颜色主要是透过牙釉质显现出来的牙本质色。牙釉质表面应该光滑、无色素沉着。牙釉质的硬度高于牙本质和牙骨质，但任何正常的牙齿硬组织都不可能通过手用器械去除，如挖匙。

1. 颜色的改变　牙齿表面色泽改变是临床上最早可以注意到的龋的变化。当龋发生在牙的平滑面时，擦去表面的菌斑或软垢，吹干后可见病变部位表面粗糙、光泽消失，早期呈白垩色，进一步着色还可以呈棕黄色或黑褐色。当龋发生在窝沟的部位，清洗吹干后可见沟口呈白垩色，进一步发展可见墨浸样的改变，提示龋已经位于牙本质深层。这是由于其下的牙本质严重脱矿着色并透过正常的半透明的釉质反映出的特有颜色。发现窝沟墨浸样变，一般病变范围已经在牙本质层，病变的范围甚至超过色泽改变的范围。

2. 外形缺损　龋最显著的临床特征是形成了不可为自体修复的牙体组织的实质性缺损。临床上可以看到、探到或检查到龋洞。

临床上所看到的龋洞大小不一定反映病变的大小。如发生在窝沟的龋，有时即使沟内脱矿严重，甚至病变到达了牙本质的深层，临床所见的龋洞也不是很大。遇到这种情况，可以通过墨浸样颜色的改变判断龋洞的大小。位于牙邻面、根面的龋洞常无法通过肉眼见到，要使用探针仔细探查。龋洞如果发生在光滑面或邻面，临床上可以看到或用牙用探针探到。探诊时，要从正常牙面开始，遇到龋洞时会感到牙面的连续性消失，探针可以被洞壁卡住。有时候，有必要通过照 X 线片，如咬合翼片，可以发现病变部位的密度较周围正常组织明显降低。

3. 质地的改变　龋造成的牙体组织的实质性缺损，称为龋洞。龋洞中充满感染脱矿的牙体组织和食物碎屑，质地松软，容易与正常组织区别。对于发生在窝沟的小龋洞，当用探针探入洞底时，会感到洞底较正常牙组织软。

4. 患者感觉的变化　波及牙釉质浅层的早期龋损，患者可以完全没有临床症状。一般是当龋损发展到牙本质层并出现龋洞时，患者才有冷热刺激或食物嵌塞时的敏感症状，但都是一过性的，刺激消失，症状随之消失。当龋发展至牙本质深层时，症状会明显一些。患者一般也是在这个时候就诊。

二、好发部位和好发牙齿

了解龋的好发部位和好发牙齿，有助于早期发现、诊断和及时治疗。

1. 好发部位　龋的好发部位与菌斑聚集部位和发育薄弱部位有关，如牙的沟裂部位、两牙相邻不易清洁的部位。常见的不易清洁的部位，如牙列不齐时，修复体和正畸装置边缘，都是龋的好发部位。

好发部位还与患者的年龄有关。3 岁以前的幼儿多为前牙的邻面龋，这与饮食有关；3 ~ 5 岁则多见乳磨牙的窝沟龋，与牙齿初萌有关；而到了 8 岁左右，乳磨牙的邻面龋开始多起来，与颌骨生长后牙间隙增大有关。青少年多发恒牙窝沟龋和上前牙的邻面龋，而中老年人则多见根面龋。

2. 好发牙齿　上前牙邻面、磨牙窝沟、义齿基牙、排列不齐的牙齿，都是常见的易患龋的牙齿。乳磨牙和第一恒磨牙是窝沟龋的好发牙齿，这是因为乳磨牙和第一恒磨牙一般在出生前开始发育并有部分矿化，出生后继续发育和矿化。由于经历新生儿环境的变化，这些牙更容易出现发育和矿化上的缺陷，因此患龋率较其他牙高。下颌前牙由于接近唾液导管口，表面光滑、易于自洁，因而很少发生龋。如果龋波及下颌前牙，该患者一般可被认作高危个体。

临床检查龋齿时，要注意对好发部位和好发牙齿的检查，同时要加强对患者的防龋指导。

三、龋的诊断技术

1. 问诊　问诊是诊病的基础。即便对于已发现的明显龋洞或患者没有明确的主诉，也要认真询问患者对患牙的感觉，以免判断片面或错误。龋洞由于直观，往往容易让人忽略问诊。其实问诊在所有疾病中都是重要的。龋病诊断过程中的询问，除了对患者患牙自觉症状的询问外，还应该针对与龋有关的因素，对患者的整体口腔保健情况有了解。这样的基本了解有助于接下来制定有效的针对个案的治疗计划。

2. 视诊　首先应该对待查患牙进行必要的清洁，牙齿表面应无软垢。然后，用气枪吹干表面。观察牙表面色泽的变化，应该在光线良好的条件下进行。如白垩色变、墨浸样变等都是由于牙体组织晶体破坏形成的特有光学现象。视诊重点观察边缘嵴、邻面、窝沟、牙颈部的变化。注意利用口镜和调整光照的角度。观察邻面龋的时候，要调整外部光源的角度，让光垂直透过观察区，在舌侧用口镜仔细观察。

3. 探诊　使用不同型号和大小的牙科探针，可以发现早期的窝沟龋和发生在邻面的龋。探查邻面时，要从正常牙面开始，注意感觉牙面的连续性。探查邻面牙颈部时，要注意感觉冠部牙釉质向根面牙骨质的过渡。探诊的同时还要感受牙齿硬度的变化。牙齿表面连续性发生变化或牙组织变软，都提示龋的可能性。探诊还有助于判断病变的深度和牙髓的反应。深龋时对探诊一般反应敏感，而死髓牙则对探诊完全无反应。探诊还有助于发现有否露髓。若已经见到暴露的牙髓部分，应避免对暴露部分的进一步探查，以免引起探诊患者的剧疼感觉。总之，探诊时，动作要轻柔，用力要恰当。

4. X线照相检查　对于视诊和探诊不能确定的龋损或需要进一步确定龋损范围，应照患牙的X线片。需确定邻面龋时，理想的牙X线片应是咬合翼片。龋损部位的密度一般显示较周围正常组织低，但是X线片所显示的病变范围一般都小于临床上实际的脱矿范围。

5. 温度诊　温度诊对于确定牙髓的状态很有帮助。正常牙齿表面所能容忍的温度范围一般在10～60℃之间。临床在进行热温度诊时，一般用超过60℃的牙胶棒，冷测试可用自制的小冰棒（直径同牙胶棒）。测试时应放在唇颊或舌面的中部测试，以正常的对侧同名牙或邻牙作为对照。温度诊所测试的是牙髓的状态，受牙组织的厚度影响，因此要遵循上述原则所规定的测试部位。有些情况下，如老年患者，常规的测试部位无法测试牙髓的反应时，则可以根据情况，将温度测试的牙胶棒或小冰棒直接放在牙颈部、咬合面或窝洞内进行测试。

6. 光学检查　通过投射光直接检查或荧光反射获取局部图像。可用于发现早期邻面龋。优点是不需照X线片，缺点是灵敏度目前还达不到临床的要求。但此类技术有很好的应用前景。随着投射光源的改进，光学检查有可能部分或全部取代X线照相术用于对龋进行早期诊断。

7. 电导检测　根据龋坏组织电导值与正常组织的差别，区别不同深度的龋损。但影响因素多，灵敏度和可靠度均有待改进。

8. 龋损组织化学染色　碱性品红可以使变性的胶原组织和细菌着色，从而有助于区别正常的牙本质组织。根据这种原理有商品化的龋蚀检知液，用于临床指导去腐过程，对于初学者有一定帮助。

9. 其他相关技术　目前有许多商品化的测试菌斑产酸性和检测致龋菌的方法，有些已被用于测试个体对龋的危险程度。但由于龋的多因素致病特征，这些方法离临床实用尚有相当距离。

（孙传红）

第六节　龋的临床分类、诊断与鉴别诊断

一、临床分类与诊断

（一）按病变侵入深度的分类与诊断

根据龋坏的深度分类，是最常用的临床分类方法，简单、可操作性强，有利于临床治疗方法的选择。这里，龋作为诊断名词，特指已经形成龋洞但又无牙髓临床病变的状况。临床上分为浅龋、中龋、深龋。但是浅、中、深三级之间临床上并没有一个十分清楚的界限。

1. 浅龋　发生在牙冠部牙釉质或根面牙骨质。可以发生在牙的各个牙面，发生在牙冠部，龋的范围局限在牙釉质层，无明显临床症状。龋发生在邻面时，一般可用探针在探诊时发现，或在拍X线片时发现。发生在咬合面窝沟的浅龋，多在探诊时发现。洞口可有明显的脱矿或着色，洞底位于釉质层，用探针探查可以探到洞底，卡探针，质软。发生在牙根面的浅龋，多见于中老年人牙根暴露的情况。表面可呈棕色，质软，探查时可以感觉表面粗糙。浅龋时，一般患者很少有自觉症状，多数是在常规检查时发现。

2. 中龋　病变的前沿位于牙本质的浅层。临床检查时可以看到或探到明显的龋洞，或在X线照相时发现。由于牙本质具有小管样的结构，小管内有小管液，受到刺激后可以向牙髓传导，或直接通过埋在牙本质中的成牙本质细胞胞浆突传至牙髓，引起相应的牙髓反应，如形成修复牙本质。

中龋时，患者多有自觉症状。主要表现为冷或热的食品进入窝洞，刺激窝洞引起的一过性敏感症状。有一部分患者，龋损发展缓慢，由于修复性牙本质的形成，可无明显临床症状。临床温度诊和牙髓活力测试时，患牙的反应应该是与正常的对照牙类似。

中龋的诊断要结合患者的牙龄，考虑牙本质的厚度和致密度，处理时应有所区别。刚萌出的牙齿，牙本质小管粗大、渗透性强，病变发展快，修复性牙本质量少，病变距正常牙髓的距离短，即使观察到

的病变位于釉牙本质界的下方，其临床症状也会比较明显，处理时仍应特别注意护髓。而发生在中老年人的中龋，常有较多的修复牙本质形成，牙本质小管矿物密度高、渗透性弱，对刺激的反应也较弱。

3. 深龋　病变进展到牙本质深层，临床上可观察到明显的龋洞，患者有明显遇冷热酸甜的敏感症状，也可有食物嵌塞时的短暂疼痛症状，但没有自发性疼痛。探诊时敏感，去净腐质后不露髓。常规温度诊检查时反应正常。

发生在点隙沟裂处的深龋，有时临床上仅可见窝沟口的小洞，但墨浸样改变的范围较大，提示牙本质的病变范围很大。拍咬合翼X线片可显示病变范围，但较实际病变范围要小。有时病变沿着釉牙本质界发展，内部病变范围很大，但外部表现很轻。

以上按病变侵入深度的分类方法，有利于临床诊断治疗时使用。但确定治疗方案时，还应同时考虑病变进展的速度，患牙的牙龄等因素。

临床检查记录时，有时也可采取流行病学调查时的记录方法，即五度分类法。其中Ⅰ、Ⅱ、Ⅲ度相应为浅、中、深龋；Ⅳ度龋则相应为已出现自发痛症状或牙髓病变，发生在牙本质深层的龋；Ⅴ度龋则指患牙已为残冠或残根。

浅、中、深龋的分类方法多数是为了临床治疗的方便，如浅龋多数使用简单的充填治疗即可；中龋在保护牙髓的前提下也可进行充填治疗；而对于深龋则需要谨慎处理。除了要仔细鉴别牙髓状况之外，还要特别注意在治疗过程中保护牙髓。

在浅龋成洞之前，病变区仅表现为颜色的改变，而无牙体组织的明显缺损。常可见于牙的平滑面，擦去菌斑软垢之后，牙釉质表面可以是白垩色，也可以为棕色或褐色改变，但牙表面连续性正常。由于受累牙齿仅有部分脱矿和色泽改变，而没有成洞，此时一般不需手术干预。有人也将这种情况称为早期釉质龋，认为可以通过去除病因和再矿化治疗停止病变发展。对于不易判断的窝沟早期龋或可疑龋，应随访，定期检查，一旦发展成洞，则必须进行手术干预。

（二）按病变速度的分类与诊断

这种分类方法有利于对患者的整体情况综合考虑，有利于及时采取措施。

1. 急性龋　龋的发展速度可以很快，从发现到出现牙髓病变的时间可以短至数周。病变如发生在窝沟，可在窝沟底部沿釉牙本质界向两侧和牙本质深部发展，则形成临床上不易发现的隐匿性龋。病变部的牙本质质地较湿软，范围较广，容易以手用器械去除。由于进展速度快，可早期侵犯牙髓，就诊时可能已有牙髓病变。检查和诊断时要特别注意。由于发展速度快，病理上很难见到在牙髓腔一侧的修复性牙本质形成。

多发生在儿童和易感个体。儿童新萌出的牙结构比较疏松，尤其是牙本质中小管数目多，矿物成分少，有利于酸和细菌代谢物质的扩散。而另一方面，儿童期食糖不容易得到控制，口腔卫生的良好习惯没有养成，使局部的致龋力增强。窝沟发育的缺陷，如矿化不全、沟陡深、牙釉质缺如，都使病变发展迅速。成年人中当患有唾液分泌方面的问题，如分泌量过少时，则影响唾液的清洁缓冲功能，使局部菌斑的pH值较长时间保持在一个低水平，致龋力相对加大，也可出现急性龋的情况。

2. 猛性龋（猖獗龋）　特殊类型的急性龋。表现为口腔在短期内（6～12个月）有多个牙齿、牙面，尤其在一般不发生龋的下颌前牙甚至是切端的部位发生龋。可见于儿童初萌牙列，多与牙齿的发育和钙化不良有关，也可见于患者唾液腺功能被破坏或障碍时，如头颈部放疗后出现的龋损增加或患口干症时。有学者将由于头颈部放疗导致的猛性龋称为放射性龋。

3. 慢性龋　一般情况下龋呈现慢性过程、病变组织着色深、病变部位质地稍硬、不易用手用器械去除。多数情况下成年人发生的龋是这样。由于病程缓慢，在牙髓腔一侧可有较多的修复性牙本质形成。

4. 静止龋　由于致龋因素消失，已有的病变停止进展并再矿化。可见于发生在邻面的早期龋，如果相邻的患牙已拔除，患龋部位可以在口腔咀嚼时达到自洁，病变脱矿部位由于唾液的作用而再矿化。也见于磨牙患急性龋潜行发展时，使釉质失去支持，在咀嚼力的作用下破坏、崩溃、脱落，暴露的牙本质呈浅碟状，菌斑不能聚集，病变牙本质在唾液和氟化物的作用下再矿化，病变静止。临床检查时病变部位可以有轻度着色，但质地坚硬同正常组织或更硬，表面光亮。

（三）按病变发生的组织和部位分类与诊断

1. 釉质龋　发生在牙釉质的龋。由于牙釉质的主要成分是无机矿物磷灰石，脱矿是釉质龋的主要病理表现。正常釉质是半透明的，早期脱矿可以使釉质内部的结晶体光学性质发生变化，也可以使矿物含量降低，微孔增多，使早期釉质龋的光折射率发生变化，病变区呈白垩样色泽变化或呈位于釉质的浅洞。

2. 牙本质龋　病变发展到牙本质的龋。由于牙本质成分中含有较多的有机质，因而致龋过程不同于牙釉质，既有矿物的溶解，还应有胶原蛋白的溶解。有时候，牙本质的脱矿现象可以很严重，但只要胶原蛋白的基本结构存在，一旦致龋因素和受细菌感染的牙本质去除后，仅为少量脱矿的部分仍可修复或再矿化。再矿化的牙本质有时可能较正常组织矿化程度要高，如在静止龋时的牙本质。

3. 牙骨质龋　发生在牙骨质的龋，多见于中老年患者因牙周病暴露的牙骨质表面。由于牙骨质是一种类骨的组织，对于牙骨质在龋的状态的破坏机制，至今没有明确的答案。但可以肯定的是，矿物溶解总应是先于有机质的破坏的。

4. 根龋　发生在暴露的牙根表面的龋。多见于中老年人，一部分是由于患者患牙周病而导致牙根较早暴露，另一部分是由于牙周组织的生理性退缩。临床上常可见到有一部分患者，牙冠的部分很少有龋，但到了老年牙根暴露则多龋，提示根面龋的发病机制有可能不同于冠部的釉质龋。

5. 窝沟龋　发生在牙的点隙沟裂处的龋。这种情况多与该处的发育和解剖有关，常见于牙齿初萌的头几年。

6. 平滑面龋　发生在颊舌平滑面的龋。常见于唇颊牙颈部，由于菌斑聚集并得不到及时清洁而致。

7. 邻面龋　发生在牙的近远中面的龋。两个相邻的部位是最不易清洁的位置，因而更易患龋。

（四）按发病特点的分类与诊断

1. 继发龋　在已有修复体边缘或底部发生的龋。临床可见修复体边缘牙组织着色变软，拍 X 线片显示修复体周围牙组织密度降低。

2. 再发龋　已对原发龋病灶修复后在同一牙齿其他部位发生的龋损。用以与继发龋区别。

另外，在临床上有根据致病因素命名龋的，如放射治疗龋、喂养龋、奶瓶龋、青少年龋，不一一列举。

二、鉴别诊断

1. 与牙齿发育和矿化不良的鉴别　局部的或全身的疾病可导致牙齿的发育和矿化不良，表现为牙表面有实质性的缺损和色泽变化。如釉质发育不全时牙表面可出现陷窝状的缺陷，应与龋齿鉴别。一般这种缺陷呈不规则型、表面有光泽、质地坚硬。发生在咬合面常累及牙尖，而龋则主要累及窝沟。发育不全的缺陷还常发生在前牙的唇面和切缘，容易与龋鉴别。但是釉质的这种缺陷也可能继发龋，表现为缺陷部位菌斑聚集，牙体组织脱矿变软。导致牙齿发育和矿化不良的非龋疾病还有氟牙症、四环素牙等多种疾病，多有矿化不良和色泽改变。多数情况下，牙表面组织有光泽、质地硬，容易与龋鉴别。有表面发育缺陷的牙，菌斑不易被清除，也可能成为龋的好发部位。

2. 与其他非龋疾患的鉴别　楔状缺损是发生在牙颈部的牙体组织缺损，但病变部位质地同正常组织，表面有光泽、无菌斑积累。酸蚀症和其他非龋性牙体组织缺损致牙本质暴露可出现牙本质敏感症，表现为对过冷和过热的敏感，但用暂封性材料覆盖敏感部位后，敏感症状消失。楔状缺损的部位有时也是菌斑易积聚的部位，有时可同时发生龋。

3. 深龋与可逆性牙髓炎的鉴别　龋深达牙本质深层，去腐干净后也未露髓，但进行常规温度诊检查时，出现较正常对照牙敏感的反应，如刺激时的一过性敏感症状。询问病史中从未出现自发痛症状，应考虑牙髓充血的可能，可诊断为可逆性牙髓炎。治疗应为间接盖髓观察，暂时充填，待充血症状消失后，再行永久充填。部分可逆性牙髓炎也可能进展为不可逆的牙髓炎。

4. 深龋与死髓牙的鉴别　有些情况下，尤其是在急性龋的时候，深龋时的毒素可以在龋还没有到达牙髓的情况下感染牙髓，致牙髓坏死，而患者可以没有临床症状。应通过温度诊、探诊和电活力测试予以鉴别。有时龋的过程缓慢，形成修复牙本质层后，可能降低牙对温度的反应性。遇到这种情况可以将温度测的部位放在窝洞内进行测试。必要时应拍 X 线片，观察根尖周组织的情况。

5. 深龋与慢性牙髓炎的鉴别　龋可以到达牙本质深层但未露髓，但龋坏过程产生的毒素可以穿过部分脱矿的牙本质刺激牙髓引起牙髓的慢性炎症。慢性牙髓炎一般会有相应的自发痛症状，但也因人而异。对于临床症状不明显的病例，可通过仔细询问病史、温度诊和电活力测试仔细鉴别。如临床有自发痛的经历，温度诊时较正常牙敏感或有延迟性疼痛，则应诊断为慢性牙髓炎。拍 X 线片有助于诊断。深龋时根尖周膜应该是正常的，而慢性牙髓炎时，有时可见根周膜的轻度增宽。

对于诊断不清或无法确定的病例，可先行间接盖髓治疗，随访观察，确诊后再行永久充填。

（孙传红）

第七节　龋齿治疗方案

龋病的临床特点决定了确定其治疗方案时的特殊性。首先，由于龋的早期主要表现为矿物盐溶解，临床无症状，因此不易发现。其次，龋又是进行性发展的疾病，不能通过组织再生自行修复，形成龋洞必须由受过专门训练的口腔医师修复。同时，因龋就诊的患者常常存在其他的口腔卫生或口腔保健方面的问题，医师应该在修复局部龋洞的同时，指出患者口腔保健中的问题，指导患者养成好的口腔卫生习惯，使其具备正确的口腔科就诊态度和主动防治早期龋齿的主观愿望。

概括起来，在制订龋的治疗计划时，应该综合考虑。要考虑患者目前的主要问题，及时终止病变发展、防止对牙髓的损害、恢复外观和功能；还必须考虑患者整体的口腔情况，为患者制订个性化的整体预防和治疗计划。同时，要教育指导患者，调动其自身的防治疾病的主观能动性。患者自身对疾病的认知程度对于控制龋齿是十分关键的。治疗一个龋齿，教育一个患者，使其形成良好的口腔保健习惯，是医者的责任。

一、个案综合分析

1. 个案的龋危险性评估　龋病的发病因素很多，但对于每个就诊的患者来说，应该有其特殊或主要的原因。要全面询问者的饮食习惯、口腔卫生保健方法、用氟情况和全身健康状况，同时要仔细检查患者每个牙齿的发育和矿化、牙面菌斑聚集、牙的排列、有无修复体和唾液分泌情况，要对患者当前的龋患情况有完整的了解，结合所收集的资料和已有的知识对其给出综合的龋危险性评估，以便有针对性地给患者以具体的指导和制订治疗方案。龋危险性评估要根据患者年龄、目前患龋程度、以往龋病史、牙齿发育排列状态、唾液分泌情况等综合考虑。多个龋齿同时存在、唾液分泌量少、牙齿矿化程度差，都应该判断为高危患者。一般情况下，根据临床发现，医师可以给出一个大致的个案龋危险性评估意见。更准确的龋危险性评估则是一项长期而复杂的研究工作，需依靠多个数据的综合分析，得出具体的具有指导意义的龋危险指数。

2. 具体而有针对性的饮食分析　尽管糖的消耗尤其是糖的进食频率是与龋齿最为密切的因素，但糖又是人类快速获取能量的最佳来源。因此笼统地对患者讲不吃糖或少吃糖是起不到防止或减少龋齿的作用的。只有让患者真正了解了糖在龋齿发病中的作用，同时具体地与患者共同分析自己在饮食方面存在的问题及应该了解和注意的事项，才可能有助于预防和减少龋。要告诉患者什么时候不宜吃糖，如睡前或患口干症；吃糖后应该做些什么，如漱口和刷牙；应该怎样合理安排吃糖，如减少零食的次数；哪些食物更容易产酸致龋，如蔗糖、果糖等；哪些食物不致龋，如蔬菜、肉类等。

3. 菌斑控制指导　口腔卫生指导最主要的目的是教会患者自我控制菌斑的方法。让患者知道，清洁的牙面是不会得龋齿的。多数患者都有刷牙的习惯，但多数人做不到有效地清洁各个牙面。医师应该让患者了解哪些部位需要清洁，具体指导患者有效的清洁方法，包括如何使用牙线等。

4. 使用氟化物　氟的抗龋作用已为临床实践所证明，要教育每一个患者尤其是龋高危者，有规律地使用含氟牙膏。对儿童患者和高危患者，还应在每次就诊时，为牙面局部涂布氟化物，加强抗龋效果。

5. 定期看医师　要求患者定期到口腔科医师处检查，以便早期发现和处理早期的龋齿。一般患者每年检查一次。对于高危患者要加大频率，最少每年2次，必要时每3个月一次。对于猛性龋的患者除了严密观察，更应该积极预防和治疗。

龋病的治疗并不复杂，但治疗方案确定前的综合考虑则是一件需认真考虑的事情，是对医者综合素质的检验。口腔医师不仅是医者，还应成为口腔医学知识的教育者和传播者。

二、制订治疗计划

1. 告知义务　医务人员要对患者尽到告知义务，使患者充分了解自己口腔患龋的实际情况，了解医师计划采取的措施，知道自己应做的事情和应付的费用。制订治疗计划需要患者或其家属和监护人的参与。

2. 处理主诉牙　患者寻医就诊，一般都有主诉症状。医者首先应该针对患者的主诉症状或主诉牙进行诊断并制订治疗计划、采取措施。即使对于多发的问题，也必须遵循上述原则。对患龋的牙，如果确定没有牙髓病变的临床表现和X线影像表现，可以直接充填修复。如果存在牙髓充血或可疑炎症表现，则最好采取两步法充填，即先将龋坏的组织清理干净，用对牙髓无刺激或有安抚作用的暂时充填材料充填，一周至数周后无反应，则可进行永久性充填修复或嵌体修复。对于龋坏范围尚未波及牙髓的病例应尽可能地保存牙髓活力。

3. 停止龋的发展　在对主诉牙进行了适当的处理后，要针对全口患龋的情况采取措施。对于口腔内同时发现多个牙齿患龋或者患龋呈急性发展的患者，应该采取措施，首先阻止龋的发展和蔓延。对于已有的龋洞，首诊时就应尽可能去净龋坏组织，以暂时封闭材料封闭窝洞，停止龋的发展。然后，再根据情况逐个修复龋损的牙齿。在处理龋坏牙的同时，应对易感牙齿采取措施，如牙面局部涂氟和窝沟封闭。

4. 修复龋损、恢复功能　对于多个牙齿同时患龋的病例要在停止和控制了龋发展之后，逐个的修复缺损的部分。修复龋病缺损可根据情况选择充填修复或嵌体修复。要根据个案与患者讨论选择修复的方法和所用材料。

5. 制订和落实预防措施　治疗期间和治疗后患者的口腔保健情况直接决定牙体修复体的效果和寿命。为此，必须针对患者的具体情况，制订个性化的口腔保健方法。复诊时应该检查患者执行的情况。

6. 定期复查防止复发　龋齿的治疗仅靠门诊的工作或只是修复了龋坏的部分是不够的。补了洞，不等于治了病。要求患者定期复查。复查的频率依据患龋的程度和危险性而定。一般间隔应在6个月到一年的时间。对于个别高危个体，应3个月一次。复查时除了检查口腔卫生和患龋情况之外，还应检查患者执行口腔保健计划的情况。

三、龋损修复治疗的基本原则

对于尚未形成窝洞的早期龋，可以通过去除病原物质、改变局部环境和再矿化的方法予以处理，并应定期复查。对于已形成龋洞的病损，只能人工修复，修复时应该遵循下述原则。

1. 生物学原则　去除龋损感染的组织，保护正常牙髓组织不受损害，尽可能保留健康的牙体组织，修复龋损、恢复功能、恢复美观，是治疗龋齿需要遵循的基本生物学原则。

感染的牙齿组织含有大量细菌和细菌毒素，修复前如果不能将其彻底去除，势必会使感染扩散。不能阻止病变的进一步发展，是造成龋复发的主要原因。另一方面，脱矿后的牙体组织渗透性增加，如果没有去净存在于洞缘的脱矿牙体组织，势必使洞缘的封闭性降低，增加微渗漏，增加外界刺激对窝洞深部组织的刺激，是治疗失败的重要原因。

牙本质－牙髓复合体是富含神经的生物组织。目前治疗龋齿时，主要依赖高速旋转的器械去除病变组织和预备窝洞。机械操作时的压力，器械摩擦产生的热、冷却过程造成的组织脱水及治疗所用药物和材料等因素都可能对牙本质，牙髓复合体尤其是牙髓组织造成不可逆的损伤。因此治疗过程要特别注意对牙本质–牙髓复合体的保护。对所用器械设备要经常检查，及时更换损坏的部件，如变形的齿轮、钝旧的钻、喷水不准确的手机等。临床操作要十分的轻柔和仔细，避免过度用力、牙齿脱水及长时间切削等。同时，要充分了解所使用的材料和药物特性，避免药物或材料对牙髓的刺激。备好的窝洞应该立即封闭，避免牙本质小管的二次感染。

为了获得良好的通路和固位，龋齿治疗的过程中有时不得不牺牲部分正常的牙体组织。但是保留健康的组织始终应该是牙体治疗应该追求的目标。黏合修复技术比较以往的银汞合金充填术和嵌体修复术能够较多地保留健康组织，是一项十分有前途、需要改进和发展的技术。

2. 功能和美学的原则　龋损修复的根本目的是恢复功能和美观。功能的恢复除了外形的考虑之外，咬合的考虑不可忽略。修复完好的牙齿应有良好的咬合关系。对美观的考虑，一是外形，一是色泽。良好的外形和色泽是恢复自然美的两要素。目前的直接黏合修复术和间接嵌体修复术均可达到较理想的美观修复效果。

修复后的牙齿除了自身的外形和色泽之外，还应该与相邻牙齿和组织有良好的生物学关系，不应形成新的食物嵌塞和菌斑滞留区。

3. 固位和抗力的原则　修复龋损需用生物相容的材料，这种材料必须与牙齿紧密结合或牢固地存在于窝洞中才可以行使功能。寻求合适的固位方法一直是龋损修复的重点。概括起来，目前获取固位的方法主要有两种，机械固位和化学黏合固位。

（1）机械固位：是应用银汞合金充填术修复牙体组织缺损的主要固位方法。充填前要求制作一定洞形，利用洞形的壁和形状通过摩擦和机械锁扣使充填材料获得固位。为了获得足够的抗力形，对抗咀嚼过程的各种力，充填体必须有一定厚度和强度。然而所有这些都不利于保留更多的健康牙体组织，不是理想的固位方法。黏合修复技术依赖材料与牙齿的化学黏合获取固位，是牙体修复所追求的目标。

（2）化学黏合固位：理想的黏合修复技术只需要全部或部分去除病变的牙体组织，在不破坏健康牙体组织的情况下，利用材料的化学黏合作用获得固位，利用材料的优越物理性能获得抗力。近代，黏合修复技术有了很大的发展。一方面，黏合剂的发展，已经突破了单纯黏合牙釉质或牙本质的界限。一种黏合剂可以同时对牙釉质和牙本质获得类似釉质和牙本质自然黏合的力量；另一方面，充填材料尤其是高分子的树脂类材料通过增加填料和改变填料特性的方法，已经获得基本能够满足咀嚼功能要求的复合树脂。然而，由于黏合修复材料中的基质材料为高分子的聚合材料，所以存在聚合收缩和材料老化的问题。尽管近年来的研究已经在克服这些问题方面有了巨大的发展，相关的材料也有了很大的改进，但是仍需要更多的长期临床观察和临床效果评估。

（孙传红）

第四章

牙体硬组织非龋性疾病

牙体硬组织非龋性疾病（non - carious tooth disease）是牙体硬组织受到某些全身或者局部、物理或者化学等不利因素引起的疾病，是口腔常见病之一。

牙是人类赖以生存的咀嚼器官的重要组成部分，在个体发育及行使咀嚼、吞咽和表情等功能的过程中不断接受物理和化学因素的作用。适度的作用是维系功能的必要条件，但不利因素或过度作用则会造成牙体硬组织的损伤，并可继发牙髓和根尖周组织的疾病。造成牙体硬组织非龋性疾病的原因很多，如各种物理和化学原因，造成的牙体组织缺损和牙的损伤及与牙磨损、楔状缺损等非龋性疾病并存的受到外界刺激会发生酸痛症状的牙本质敏感症。

牙体硬组织非龋性疾病包括：牙发育异常、着色牙、牙损伤和牙本质过敏症等。

牙在生长发育期间，由于受到某些全身或局部不利因素的影响，使牙在结构、形态、数目和萌出方面出现异常，且常同时伴有牙的颜色改变，影响美观。

牙体硬组织非龋性疾病还包括各种由物理或化学原因所致的牙体缺损和牙的损伤。

牙本质过敏症虽非一种独立疾病，但它常与磨损、楔状缺损等非龋性牙体疾病并存。

第一节　牙发育异常和着色牙

一、釉质发育不全

釉质发育不全（enamel hypoplasia）指在牙发育期间，由于全身疾病、营养障碍或严重的乳牙根尖周感染导致釉质结构异常。根据致病的性质不同，分为釉质发育不全（enamel hypoplasia）和釉质矿化不全（enamel hypocalcification）两种类型。前者系釉质基质形成障碍所致，临床上常有牙体组织实质缺损；后者则因为釉质基质形成正常而矿化不良所致，临床上一般无牙体组织实质缺损。发育不全和矿化不全既可单独发病，也可同时存在。

（一）病因

1. 严重营养障碍　维生素 A、维生素 C、维生素 D 及钙磷的缺乏，均可影响成釉细胞分泌釉质基质和矿化。维生素 A 缺乏，对上皮组织的影响很明显，而釉质为上皮组织的成釉细胞所形成；维生素 C 缺乏时，成釉细胞不能分化成高柱状细胞而蜕变成扁平细胞，使釉质发育不全。对天竺鼠的动物实验证明，维生素 C 缺乏首先导致成牙本质细胞变性，不能形成正常的牙本质，而是不规则的、排列不齐的牙本质小管钙化组织，严重时甚至可使牙本质发育停止。成牙本质细胞变性后可影响釉质正常发育。维生素 D 严重缺乏时，钙盐在骨和牙组织中的沉积迟缓，甚至停止；一旦形成釉质基质，由于得不到及时的矿化，基质不能保持它的形状而塌陷，这些都是釉质表面上形成凹陷和矿化不全的原因。

2. 内分泌失调　甲状旁腺与钙磷代谢有密切关系。甲状旁腺功能降低时，血清中钙含量降低，血磷正常或偏高。临床上出现手足抽搐症，其牙也可能出现发育缺陷，肉眼能见到牙面横沟或在镜下才能见到加重的发育间歇线。

3. 婴儿和母体的疾病　小儿的一些疾病，如水痘、猩红热等均可使成釉细胞发育发生障碍。严重的消化不良，也可成为釉质发育不全的原因。而孕妇患风疹、毒血症等也可能使胎儿在此期间形成的釉质发育不全。发病急、病程短的疾病，仅使釉质形成一条窄的横沟缺陷，如果正值牙发育的间隙期，则不致引起釉质发育不全。

4. 局部因素　常见于乳牙根尖周严重感染，导致继承恒牙釉质发育不全。这种情况往往见于个别牙，以前磨牙居多，又称特纳（Turner）牙。1912年，首先由 Turner 报道：一个小男孩因患严重的麻疹，萌出的恒牙在牙面上呈对称性的白色条纹，与相邻牙釉质截然不同，说明牙釉质形成时曾受到干扰。另一患者为小女孩，表现为局部牙釉质发育不良，牙面上有稍淡的黄斑，釉质完整。追问病史，曾有乳牙因根尖周脓肿而拔除的病史。

特纳牙不同于其他釉质发育不全累及口内多数牙，其往往只涉及单个牙。若患牙为尖牙或前磨牙，通常是因乳牙根尖感染较重，影响了后继恒牙的发育。若为前牙，则多由于创伤因素所致，受创乳牙被推入下方发育中的恒牙胚，从而扰乱了恒牙釉质的发育。

（二）病理变化

在磨片上，釉质部分有凹陷，凹陷处的釉护膜能经数年而不被磨掉。在凹陷底部，有加重的釉质发育间隙线（芮氏线）。釉丛和釉梭明显且数目多。釉质易被染料浸透，故釉质中常有色素沉积。与釉质发生障碍同一时期发生的牙本质部分，也有增多的球间牙本质和牙本质发育间隙线（欧氏线）。

（三）临床表现

根据釉质发育不全的程度可将其分为轻症和重症。

1. 轻症　釉质形态基本完整，仅有色泽和透明度的改变，形成白垩状釉质，这是由于矿化不良、折光率改变而形成的，一般无自觉症状。

2. 重症　牙面有实质性缺损，即在釉质表面出现带状或窝状的棕色凹陷。

（1）带状（横沟状）缺陷：在同一时期釉质形成全面遭受障碍时，可在牙面上形成带状缺陷。带的宽窄可以反映障碍时间的长短，如果障碍反复发生，就会有数条并列的带状凹陷出现。

（2）窝状缺陷：由于成釉细胞成组地破坏，而其邻近的细胞却继续生存并形成釉质所致。严重者牙面呈蜂窝状。

另外，还有前牙切缘变薄，后牙牙尖缺损或消失。由于致病因素出现在牙发育期才会导致釉质发育不全，故受累牙往往呈对称性。所以可根据釉质发育不全的部位，推断致病因素作用的时间。

（四）防治原则

釉质发育不全系牙在颌骨内发育矿化期间所留下的缺陷，而在萌出以后被发现，并非牙萌出后机体健康状况的反映。所以，对这类患牙再补充维生素 D 和矿物质是毫无意义的。由于这类牙发育矿化较差，往往容易磨耗。患龋后发展较快，应进行防龋处理。

牙发生着色、缺陷的可通过光固化复合树脂修复、烤瓷冠修复等方法进行治疗。

二、遗传性牙本质障碍

遗传性牙本质障碍（hereditary dentine disorders）可分为遗传性牙本质发育不全（dentinogenesis imperfect，DGI，DI）及遗传性牙本质发育不良（dentine dysplasia，DD）。

牙本质发育不全共有 3 种类型。

牙本质发育不全 I 型（DGI-I）：患有 DGI-I型者伴有成骨不全症。乳恒牙通常均呈琥珀色、半透明，显著磨损。影像学表现为牙根又细又短，牙本质肥厚，从而导致萌出前或刚萌出的牙髓腔闭锁。但这种现象在同一个体内可能也会有所差异，可能有的牙髓腔完全闭锁，而其他牙的牙本质表现正常。

牙本质发育不全 II 型（DGI-II）：DGI-II 与 DGI-I 牙特征相似，但完全通透且无成骨不全症。

该型一个显著特征为牙颈部明显缩窄以致形成一个球根状的牙冠。DGI-Ⅱ型中无正常牙。神经性听力损失也曾作为伴发的罕见特征被报道。

牙本质发育不全Ⅲ型（DGI-Ⅲ）：该型发现于马里兰州和华盛顿特区因Brandywine河而与世隔绝的3个种族人口中。临床表现各异，除了牙大小及色泽与DGI-Ⅱ型相似外，该型患者乳牙髓腔增大，大量暴露。影像学上表现为牙由于牙本质萎缩而中空，因而称为"壳状牙"。

牙本质发育不良分为2种类型。

牙本质发育不良Ⅰ型（DD-Ⅰ）：DD-Ⅰ型的牙临床表现与正常牙无明显差异，包括色泽、形状、外观均正常。但影像学表现为牙根尖锐，呈圆锥形，根尖缩窄。恒牙萌出前髓腔闭锁，因而剩余的牙髓呈与釉牙骨质界平行的新月形，而乳牙则牙髓完全闭锁。即使未患龋病牙也常出现根尖阴影。

牙本质发育不良Ⅱ型（DD-Ⅱ）：又称遗传性乳光牙本质，该型乳牙表现与DGI-Ⅱ型相似。但恒牙可能不受影响或仅在影像学上轻微异常，如髓腔呈枝叶状畸形（thistle-tube deformity）及髓石。与DD-Ⅰ型不同，DD-Ⅱ型根长正常，无根尖阴影。

本节仅讨论第Ⅱ型：即遗传性乳光牙本质（hereditary opalescent dentin）。因具有遗传性，牙外观有一种特殊的半透明乳光色而得名。其发病率为1/8 000~1/6 000。

（一）病因

本病属于常染色体显性遗传病，可在一家族中连续出现几代，亦可隔代遗传。男、女患病率均等，乳、恒牙均可受累。亲代一人患病，子女有50%发病概率，符合常染色体显性遗传规律。

我国科研人员通过对3个遗传性乳光牙本质家系的分析，发现了位于4q21区域染色体长臂的DSPP（dentin sialophosphoprotein 牙本质涎磷蛋白）几种不同类型的突变都可导致该病的发生。该基因的突变在其中2个家系还引发进行性高频耳聋。科研人员不仅鉴定了部分遗传性乳光牙本质的一个新的表型——进行性高频耳聋，还首次发现在牙中特异表达的基因DSPP在内耳中也有表达，表明DSPP基因产物在牙本质发育及内耳正常功能中发挥了极为重要的作用，为该病的诊断和治疗带来了希望。

在这3个家系中，其中1个不伴有进行性耳聋的家系为DSPP基因内含子3的供点处发生了1个G-A的改变，在转录过程中可能导致DSPP基因外显子3的缺失；第2个家系在外显子2有1个C-A的变换，造成了Pro-Thr的改变；另一个家系在外显子3有1个G-A的转变，从而造成密码子ValPhe的改变，使蛋白跨膜区中2个相邻氨基酸残基发生错义突变，导致了疾病的发生。

近年来随着基因研究的发展，有观点认为遗传性牙本质发育不全与成骨不全症是两种独立的疾病。目前除DD-Ⅰ型外，其余各型牙本质缺损定位基因已明确。

（二）病理变化

釉质结构基本正常，釉牙本质界失去小弧形的排列而呈直线相交，有的虽呈小弧形曲线，但界面凹凸较正常牙为浅。牙本质形成较紊乱，牙本质小管排列不规则，管径较大，数目较少，有的区域甚至完全没有小管，并可见未钙化的基质区域。由于不断较快地形成牙本质，成牙本质细胞蜕变消失，有的细胞被包埋于基质。

遗传性乳光牙磨片内，髓腔也由于被不断形成的牙本质充满而消失。

（三）临床表现

牙冠呈微黄色半透明，光照下呈现乳光。釉质易从牙本质表面分离脱落使牙本质暴露，从而发生严重的咀嚼磨损。在乳牙列，全部牙冠可被磨损至龈缘，造成咀嚼、美观和语言等功能障碍。严重磨损导致低位咬合时，还可继发颞下颌关节功能紊乱等疾病。X线片可见牙根短。牙萌出后不久，髓室和根管完全闭锁。

（四）治疗原则

由于乳牙列常有严重咀嚼磨损，故需用覆盖面和切缘的𬌗垫预防和处理。在恒牙列，为防止过度的磨损，可用烤瓷冠，也可用𬌗垫修复。

三、先天性梅毒牙

先天性梅毒牙（congenital syphilitic teeth）包括半月形切牙和桑椹状磨牙等。主要见于恒牙，乳牙极少受累。10% ~ 30% 的先天性梅毒患者有牙表征。

（一）发病机制

在牙胚形态发生期，由于炎症细胞浸润，特别在成釉器中有炎性渗出，致使成釉细胞受害，部分釉质的沉积停止。又由于牙本质的矿化障碍，前期牙本质明显增多，因而牙本质塌陷，形成半月形损害。

毒牙多见于第 11，16，21，26，31，32，36，41，42，46 号牙，少见于乳牙列，可能与下列因素有关：①梅毒对组织损害最严重的时期，是在胚胎末期及出生后第 1 个月；②如果梅毒在胚胎早期即严重侵犯组织，则可导致胎儿流产，当然不会遗留畸形牙；③梅毒螺旋体不易经过胎盘而直接作用于胎儿。

（二）病理变化

牙胚周围有螺旋体，牙乳头和牙囊有炎症。在发育共同胚胎镜下可发现，梅毒牙的病理改变是：釉质明显缺少或完全缺失，牙本质生长线明显，球间牙本质增多，前期牙本质明显增宽，牙颈部可见含细胞牙本质和骨样牙本质。

（三）临床表现

1. 半月形切牙　亦称哈钦森牙（Hutchinsonteeth）。Hutchinson 发现先天性梅毒患者有 3 项特征：①间质性角膜炎；②中耳炎或耳聋；③半月形切牙。这种切牙的切缘比牙颈部狭窄，切缘中央有半月形缺陷，切牙之间有较大空隙。

2. 桑椹状磨牙（mulberry molars）　Fournier 于 1884 年首次发现先天性梅毒患者第一恒磨牙的牙尖皱缩，表面粗糙，釉质呈多个不规则的小结节和坑窝凹陷，散在于近𬌗面处，故有桑椹状之称；牙尖向中央凑拢，牙横径最大处在牙颈部。

3. 蕾状磨牙（Pfluger teeth, moon teeth）　Henry Moon 于 1877 年第一次进行描述：第一恒磨牙较正常牙小，圆顶状；近中面观，牙尖聚拢，但冠部无沟隙或缺损环绕；除了外形畸形外，牙表面光滑。

同其形态的特异性 Jacobi 等（1992 年）和 Putkonen（1962 年）将其称为蕾状磨牙。

1924 年，Pfluger 对此类牙又进行如下描述：牙尖处横径缩窄，𬌗面收缩，颈部为全牙横径最大处，他认为第一磨牙虽不似桑椹状，但牙尖向中央凑拢，致使𬌗面收缩，有如花蕾，因而得名。Moon 则称此类牙为圆屋顶式牙，这也是先天性梅毒牙特征之一。X 线片示：先天性梅毒牙的第一磨牙，牙根较短。

另外，牙萌出过早或过迟；先天性无牙畸形；由口角向颊部的放射状瘢痕；前额隆突而鼻梁塌陷等都可用作辅助诊断的标志，更有力的证据应是血清学检查。

（四）防治原则

在妊娠早期治疗梅毒，是预防先天性梅毒的有效方法。若在妊娠后 4 个月内用抗生素行抗梅毒治疗，95% 的婴儿可免得先天性梅毒。这样也就可以防止梅毒牙的发生。对梅毒牙可用修复学方法或光固化复合树脂修复。

四、着色牙

（一）概述

着色牙（discoloration of teeth）是口腔中常见的疾病，各个年龄组人群均可发生；既可以发生在乳牙，也可以发生在恒牙。根据病因的不同，又可以分为内源性着色牙（intrinsic discoloration）和外源性着色牙（extrinsic discoloration）两大类。

内源性着色牙指的是由于受到疾病或药物的影响，牙内部结构包括釉质、牙本质等均发生着色，常伴有牙发育的异常，活髓牙和无髓牙均可以受累。外源性着色牙主要指由于药物、食物、饮料（如茶叶、咖啡、巧克力等）中的色素沉积在牙表面引起牙着色，牙内部组织结构完好，只影响牙的美观，不影响牙的功能。

1. 病因 着色牙的病因众多，大致可分为外源性着色和内源性着色。

（1）外源性着色：外源性着色由多种原因造成，包括附着在牙表面的菌斑、产色素细菌、饮料、食物等。

（2）内源性着色：内源性着色的病因根据牙萌出情况而有所不同。在牙未萌出前，影响牙胚胎发育及硬组织形成的原因包括系统性疾病，如婴幼儿高胆红素血症、血液系统疾病、四环素类药物的应用等；而在牙萌出后，由于化学物质、外伤、抗生素使用等也可引起内源性牙着色。

2. 临床表现 如下所述。

（1）外源性着色：主要表现为在牙的表面，如牙颈部、牙近远中邻面、下颌牙舌面和上颌牙腭面有条状、线状或者块状的色素沉着。根据着色原因不同，可有多种色素沉着，严重者覆盖整个牙面，极大影响了美观。

（2）内源性着色：由于许多内源性着色均发生在牙萌出前牙冠形成时期，因此，通常为多个牙同时受累，且常伴有牙结构的发育缺陷，如四环素牙、氟斑牙。而外伤引起的牙着色主要是由于创伤时血管破裂，血细胞游离到髓腔，发生溶血，释放出血红蛋白及铁离子，与硫化氢结合形成硫酸铁进入牙本质小管而导致牙着色。

3. 治疗 如下所述。

（1）外源性着色牙：一般采用常规口腔卫生清洁措施包括超声波洁牙、喷砂洁牙均可去除，严重者可能需经过多次反复清洁才能去除。

（2）内源性着色牙：内源性着色牙的治疗方法主要包括树脂修复、牙漂白、烤瓷冠修复等，可根据牙着色的程度不同而选择不同治疗方法。

（二）氟牙症

氟牙症（dental fluorosis）又称氟斑牙或斑釉（mottled enamel），具有地区性分布特点，为慢性氟中毒早期最常见且突出的症状。氟牙症在世界各国均有报道。我国氟牙症流行区很多，如东北、内蒙古、宁夏、陕西、山西、甘肃、河北、山东、贵州、福建等地都有慢性氟中毒区。氟中毒除了影响牙外，严重者同时患氟骨症，应引起高度重视。

1. 病因 1931年，Churchill首先肯定水中氟含量过高是本症的病因。同年Smith用氟化物做大鼠实验，证明氟含量过高可产生此症。一般认为水中含氟量以1ppm（1mg/L）为宜，该浓度既能有效防龋，又不致发生氟牙症。但个体因素及其他生活条件，包括对氟的感受性也有一定差异。饮用水是摄入氟的一个最大来源，水氟摄入是按年龄、气候条件和饮食习惯综合决定的。水氟的最适浓度主要取决于当地的年平均最高气温，美国为0.7~1.2ppm，广州约为0.7ppm。我国地域辽阔，南北气温相差甚大，因此不能只有一个适宜浓度，故我国现行水质标准氟浓度为0.5~1ppm应是适宜的。

食物中氟化物的吸收，取决于食物中无机氟化物的溶解度以及钙的含量。如果加入钙的化合物，则氟的吸收就显著减少。动物实验证实，充足的维生素A、维生素D和适量的钙、磷，可减轻氟对机体的损害。这说明氟含量过高并不是造成氟牙症的唯一原因，因为水中含氟量较高的地区，也不是人人罹患此症。

另外，能否发生氟牙症还取决于过多氟进入人体的时机。氟主要损害釉质发育期牙胚的成釉细胞，因此，过多的氟只有在牙发育矿化期进入机体，才能发生氟牙症。若在6~7岁之前，长期居住在饮水中含氟量高的流行区，即使日后迁往他处，也不能避免以后萌出的恒牙受累，反之，如7岁后才迁入高氟区者，则不出现氟牙症。

2. 发病机制 碱性磷酸酶可以水解多种磷酸酯，在骨、牙代谢中提供无机磷，作为骨盐形成的原料。当氟浓度过高时，可抑制碱性磷酸酶的活性，从而造成釉质发育不良、矿化不全和骨质变脆等骨骼疾病。

3. **病理表现** 为柱间质矿化不良和釉柱的过度矿化。这种情况在表层的釉质更显著，表层釉质含氟量是深层釉质的 10 倍左右。由于氟牙症表层釉质呈多孔性，易于吸附外来色素（如锰、铁化合物）而产生氟斑。重型氟牙症的微孔量可达 10%～25%，位于釉柱间，并沿横纹分布。如果这种多孔性所占的体积大，釉质表面就会塌陷，形成窝状釉质发育不全。

4. **临床表现** 如下所述。

（1）氟牙症临床表现的特点是在同一时期萌出牙的釉质上有白垩色到褐色的斑块，严重者还并发釉质的实质缺损。临床上常按其程度而分为白垩型（轻度）、着色型（中度）和缺损型（重度）3 种类型。

（2）多见于恒牙，发生在乳牙者甚少，程度亦较轻。这是由于乳牙的发育分别在胚胎期和婴儿期，而胎盘对氟有一定的屏障作用。但如氟摄入量过多，超过胎盘筛除功能的限度时，也能不规则地表现在乳牙上。

（3）对摩擦的耐受性差，但对酸蚀的抵抗力强。

（4）严重的慢性氟中毒患者，可有骨骼的增殖性变化，骨膜、韧带等均可钙化，从而产生腰、腿和全身关节症状。急性中毒症状为恶心、呕吐、腹泻等。由于血钙与氟结合，形成不溶性的氟化钙，可引起肌痉挛、虚脱和呼吸困难，甚至死亡。

5. **鉴别诊断** 本病主要应与釉质发育不全相鉴别。

（1）釉质发育不全白垩色斑的边界比较明确，而且其纹线与釉质的生长发育线相平行吻合；氟牙症为长期性的损伤，故其斑块呈散在的云雾状，边界不明确，并与生长发育线不相吻合。

（2）釉质发育不全可发生在单个牙或一组牙；而氟牙症发生在多数牙，尤以上颌前牙为多见。

（3）氟牙症患者有在高氟区的生活史。

6. **防治原则** 最理想的预防方法是选择新的含氟量适宜的水源，或分别应用活性矾土（Al_2O_3）或药用炭（活性炭）去除水源中过量的氟，但后者费用昂贵，难以推广。对已形成的氟牙症可用磨除、酸蚀涂层法、复合树脂修复和烤瓷冠修复等方法处理。

（三）四环素牙

四环素是由金霉素催化脱卤生物合成的抗生素，早在 1948 年即开始用于临床。1950 年，国外有报道四环素族药物引起牙着色称四环素牙（tetracycline stained teeth）；其后又陆续报道四环素沉积于牙、骨骼及指甲等，而且还能引起釉质发育不全。国内直至 20 世纪 70 年代中期才引起注意。目前，随着四环素类药物使用的减少，这类疾病的发病已逐渐少见。

1. **发病机制** 在牙的发育矿化期，服用的四环素族药物，可被结合到牙组织内，使牙着色。初呈黄色，在阳光照射下则呈明亮的黄色荧光，以后逐渐由黄色变成棕褐色或深灰色。这种转变是缓慢的，并能被阳光促进，所以切牙的唇面最先变色。一般说来，前牙比后牙着色明显；乳牙着色又比恒牙明显，因为乳牙的釉质较薄、较透明，不易遮盖牙本质中四环素结合物的颜色。牙着色程度与四环素的种类、剂量和给药次数有关。一般认为，缩水四环素、地美环素、盐酸四环素引起的着色比土霉素、金霉素明显。在恒牙，着色程度与服用四环素的疗程长短呈正比关系，但是短期内的大剂量服用比长期服相等总剂量的作用更大。

由于釉质和牙本质同时形成在同一基底膜的相对侧，所以同一次的剂量能在两种组织中形成黄色层；但在牙本质中的沉积比在釉质中高 4 倍，而且在釉质中仅为弥散性的非带状色素。这是由于牙本质磷灰石晶体小，总表面积比釉质磷灰石晶体大，因而使牙本质吸收四环素的量较釉质为多。又由于黄色层呈波浪形，似帽状，大致相似于牙的外形，所以一次剂量引起的着色能在一个牙的大部分表面看到。在牙着色的同时，还有骨组织的着色，但是后者可随骨组织的生理代谢活动而使着色逐渐去除，然而牙的着色却是永久的。此外，四环素还可在母体通过胎盘引起乳牙着色。

四环素对牙的影响主要是着色，有时也并发釉质发育不全。四环素分子有螯合性质，可与牙组织形成稳固的四环素正磷酸盐复合物，此物质能抑制矿化的 2 个相，即核化和晶体的生长。

2. **临床表现** 四环素对牙着色和釉质发育不全的影响与下列因素有关：①四环素族药物本身的颜

色，如地美环素呈镉黄色、土霉素呈柠檬黄色。②降解而呈现的色泽，四环素对光敏感，可以在紫外线或日光下变色。③四环素在牙本质内，因结合部位的深浅而使牙本质着色的程度有所不同，当着色带越靠近釉牙本质界时，越易着色。因而在婴儿早期，形成外层牙本质时，用药影响最大。④与釉质本身的结构有关，在严重釉质发育不全、釉质完全丧失时，着色的牙本质明显外露；如果轻度釉质发育不全，釉质丧失透明度而呈白垩色时，可遮盖着色的牙本质，反而使牙色接近正常。

根据四环素牙形成阶段、着色程度和范围，四环素牙可以分为以下 4 个阶段。

（1）第一阶段（轻度四环素着色）：整个牙面呈现黄色或灰色，且分布均匀，没有带状着色。

（2）第二阶段（中度四环素着色）：牙着色的颜由黄色至黑灰色。

（3）第三阶段（重度四环素着色）：牙表面可见到明显的带状着色，颜色呈黄 – 灰色或黑色。

（4）第四阶段（极重度四环素着色）：牙表面着色深，严重者可呈灰褐色，任何漂白治疗均无效。

四环素牙引起牙着色和釉质发育不全，都只在牙发育期才能显现出来。一般说来，在 6 ~ 7 岁或以后再给药，不致引起令人注目的牙着色。

3. 防治原则　为防止四环素牙的发生，妊娠和哺乳的妇女及 8 岁以下的小儿不宜使用四环素类药物。

着色牙可通过光固化复合树脂修复、烤瓷冠修复或漂白等方法进行治疗。

（1）牙的漂白治疗：着色牙的漂白治疗主要用于牙冠比较完整的轻、中度氟斑牙，四环素牙，变色无髓牙。漂白治疗的方法主要分为外漂白和内漂白两种。外漂白方法根据是在口腔诊室内完成还是在家中自行完成又可分为诊室内漂白治疗和家庭漂白治疗。目前最常用的漂白剂为过氧化氢，其他还有过氧化脲、过硼酸钠等。

过氧化氢是一种强氧化剂，着色牙漂白时最常用的剂量为 30% 过氧化氢，其确切的漂白机制至今不很清楚，主要为一种氧化反应，当过氧化氢和牙接触时，形成具有巨大氧化能力的游离根，在这个反应过程中被漂白物质向漂白剂提供电子。由于过氧化氢的分子量与水相似，所以，易被吸收进釉质从而氧化牙中的色素。漂白治疗的成功很大程度上取决于牙变色的程度、着色原因及色素进入牙组织中时间的长短。过氧化氢不仅对釉质产生作用，而且对牙本质、牙骨质也会产生作用，甚至对牙髓组织造成损害。

过氧化脲的漂白作用是利用它逐渐分解生成过氧化氢来实现的。过氧化脲分解后可生成过氧化氢、脲、二氧化碳、氨等。

诊室内漂白术：诊室内漂白术（in – office vital bleaching technique）使用药物大多为强氧化剂，如：30% 过氧化氢、10% ~ 15% 过氧化脲素等药物，置于牙冠表面进行漂白。在放置药物的同时还可辅助加用激光照射、红外线照射等方法增加脱色效果。

1）适应证：由于诊室内漂白使用的药物由釉质表面向牙本质渗入，因此，药物的漂白作用是由外向内逐步深入，越到牙本质深层效果越不明显。对于重度的四环素牙等疗效就相对较差。一般适用于完整的氟斑牙，轻、中度四环素牙，外染色牙和其他原因引起的轻、中度变色牙，而且主要是活髓牙。

2）漂白方法：a. 由于漂白剂对牙龈及口腔软组织有灼伤，因此，在治疗前可先用凡士林涂布牙龈及软组织表面以保护牙龈及软组织；b. 在治疗前应去除牙表面附着的菌斑及色素，然后用小刷子蘸不含氟的漂白粉清洁牙面，冲洗后隔湿，上橡皮障；c. 在牙表面放置含过氧化氢漂白液的纱布或凝胶；d. 使用漂白灯或激光、红外线等加热装置照射，注意温度不要过多，以免引起组织损伤；e. 治疗结束后，冲洗牙面，移去橡皮障及凡士林；f. 询问患者是否有牙敏感症状或其他不适，给予适当处理；g. 治疗时间一般为每周 1 次，每次 30 ~ 45min，根据治疗效果持续 2 ~ 6 次。

（2）家庭漂白术：家庭漂白术（in – home bleaching）又称夜间漂白技术（nightguard vital tech - nique）或托盘漂白术（matrix bleaching），该技术采用托盘和 10% ~ 15% 过氧化脲进行治疗。它不仅大大缩短了患者的就诊时间和次数，而且可以同时对全口牙进行漂白。对于外源性着色、内源性着色和因增龄所致的颜色改变效果较好，对于氟斑牙也有不同程度的漂白效果，但对于四环素牙，尤其是中、重度四环素着色牙效果稍差。

操作步骤：①藻酸盐印模材料取模，灌制石膏模型；②在石膏模型上加工、修整托盘，托盘达龈下0.5mm 处；③经医师指导，在托盘内加入漂白凝胶，戴上后去除多余漂白剂；④治疗期间勿饮水及漱口，睡觉前戴人，第 2 天晨取出，再用清水漱口。若在白天使用，平均每 1.5 ~ 2h 更换 1 次漂白剂，但每天使用不超过 12h；⑤2 ~ 6 周为 1 个疗程；⑥若有问题及不良反应出现，及时向医师汇报。

家庭漂白技术治疗的效果与漂白的时间和剂量有关，取决于每日戴托盘的时间长短、天数、患者本身的条件及内部颜色对漂白剂的敏感性等因素。根据目前的临床治疗效果分析，没有一种漂白术在所有情况都有效，尤其是四环素着色牙的治疗，因此，诊室内漂白术和家庭漂白术联合应用可能比单独使用一种方法效果更好。

（3）无髓牙漂白术：无髓牙漂白术（non - vital bleaching technique）最早出现于 1884 年，又称内漂白术或诊间漂白术（walking bleach technique）。主要是将漂白剂置于打开的牙髓腔内进行漂白治疗的一种方法，常用漂白剂有过氧化氢、过氧化脲等，其适应证主要是完成根管治疗术后的着色牙。

漂白时，首先去除根管充填材料至根管口下 2 ~ 3mm 处，以光固化玻璃离子黏固剂封闭根管。把蘸有漂白药物的棉球封于髓腔内，隔 2 ~ 3d 复诊，4 ~ 7 次为 1 个疗程。漂白结束后，冲洗髓腔，然后用复合树脂充填窝洞。

无髓牙漂白术的主要并发症为牙的再着色和牙颈部外吸收。

经随访发现，内漂白的远期效果与近期效果存在差别，1 ~ 5 年或以后明显再着色的发生率为 3% ~ 7%，45% ~ 60% 的牙有染色，牙颈部外吸收发生率约为 6.9%。牙颈部外吸收发生的确切机制尚不清楚，大多数学者认为与漂白剂渗出有关。过氧化氢可能通过牙本质小管进入牙颈部牙周膜，使之防御功能减弱，细菌在暴露的牙本质小管中繁殖，引起周围组织感染，继发牙颈部硬组织吸收，如果漂白后发生牙外吸收，只能拔除。

五、牙形态异常

（一）过小牙、过大牙、锥形牙

牙的大小若与骨骼和面部的比例失去协调，就有过大或过小之感。个别牙若偏离了解剖上正常值的范围，且与牙列中其他牙明显不相称时，称为过小牙（microdontia）或过大牙（macrodontia）。过小牙多见于上颌侧切牙、第三磨牙和额外牙。如为圆锥形时则称锥形牙（conic shaped teeth），即牙的切端比颈部狭窄。有时上颌中切牙牙冠过大，而牙根并不长，过大牙应和临床上更为常见的融合牙相区别。

全口牙都呈过大或过小的情形极少，这种情形可能与遗传或内分泌有关，全口性过小牙，可发生于外胚层发育不良、Down 综合征、先天性脑垂体功能减退的患者。单侧牙过大，可见于颜面偏侧肥大者。

前牙区的过小牙常影响美观，如有足够长度的牙根，可用复合树脂或冠修复，以改善美观。

过大牙冠而牙根小者，导致菌斑的积聚和牙周病的发生，加上又有碍美观，可考虑拔牙后修复。

（二）融合牙、双生牙、结合牙

融合牙（fused teeth）常由 2 个正常牙胚融合而成。在牙发育期，可以是完全融合，也可以是不完全融合。引起融合的原因，一般认为是压力所致。如果这种压力发生在 2 个牙钙化之前，则牙冠部融合，如果这种压力发生在牙冠发育完成之后，则形成根融合为一，而冠分为二的牙。牙本质总是相通连的。无论是乳牙或恒牙均可发生融合牙，最常见于下颌乳切牙。此外，正常牙与额外牙有时也可发生融合。

双生牙（geminated teeth）系由一个内向的凹陷将一个牙胚不完全分开而形成不完全的双生牙。通常双生牙为完全或不完全分开的牙冠，有一个共同的牙根和根管。双生牙在乳牙列与恒牙列皆可发生。双生乳牙常伴有其继承恒牙的先天性缺失。

结合牙（concrescence of teeth）为 2 个牙的牙根发育完全以后发生粘连的牙。在这种情况下，牙借助增生的牙骨质结合在一起。引起结合的原因据认为是由于创伤或牙拥挤，以致牙间骨吸收，使两邻牙靠拢，以后增生的牙骨质将两牙粘连在一起。结合牙偶见于上颌第二磨牙和第三磨牙区，这种牙形成时间较晚，而且牙本质是各自分开的，所以结合牙容易与融合牙或双生牙相区别。

乳牙列的融合牙或双生牙，有时可延缓牙根的生理性吸收，从而阻碍其继承牙的萌出。因此，若已确定有继承恒牙，应定期观察，及时拔除。发生在上颌前牙区的恒牙双生牙或融合牙，由于牙大且在联合处有深沟，因此，对美观有影响。对这种病例应用复合树脂处理，一则可改善美观，再则可消除菌斑滞留区。此外，还可做适当调磨，使牙略微变小，以改进美观。

（三）畸形中央尖

畸形中央尖（abnormal central cusp）多见于下颌前磨牙，尤以第二前磨牙最多见，偶见于上颌前磨牙。常为对称性发生。一般均位于殆面中央窝处，呈圆锥形突起，故称中央尖。此外，该尖也可出现在颊嵴、舌嵴、近中窝和远中窝。形态可为圆锥形、圆柱形或半球形等，高度 1～3mm。半数的中央尖有髓角伸入。

1. 病因　一般认为发生此种畸形是由于牙发育期，牙乳头组织向成釉器突起，在此基础上形成釉质和牙本质。

2. 临床表现　中央尖折断或被磨损后，临床上表现为圆形或椭圆形黑环，中央有浅黄色或褐色的牙本质轴，在轴中央有时可见到黑色小点，此点就是髓角，但在此处即使用极细的探针也不能探入。圆锥形中央尖，萌出后不久与对颌牙接触，即遭折断，使牙髓感染坏死，影响根尖的继续发育。这种终止发育的根尖呈喇叭形，但也有一些中央尖逐渐被磨损，修复性牙本质逐渐形成，或属无髓角伸入型。这类牙有正常的活力，牙根可继续发育。因此，发现畸形中央尖时，应根据不同情况，给予及时相应的处理。

3. 治疗　内容如下所述。

（1）对圆钝而无妨碍的中央尖可不做处理。

（2）尖而长的中央尖容易折断或被磨损而露髓。牙刚萌出时若发现这种牙尖，可在麻醉和严格的消毒下，将此尖一次磨除，然后制备洞形，按常规进行盖髓治疗。另一种方法是在适当调整对殆牙的同时，多次少量调磨此尖，这样可避免中央尖折断或过度磨损，且可在髓角部形成足够的修复性牙本质而免于露髓。

（3）中央尖折断，已引起牙髓或根尖周病变时，为保存患牙并促使牙根继续发育完成，可采用根尖发育形成术或根尖诱导形成术。

（四）牙内陷

牙内陷（dens invaginatus）为牙发育时期，成釉器过度卷叠或局部过度增殖，深入到牙乳头中所致。牙萌出后，在牙面可出现一囊状深陷的窝洞。常见于上颌侧切牙，偶发于上颌中切牙或尖牙。根据牙内陷的深浅程度及其形态变异，临床上可分为畸形舌侧窝、畸形根面沟、畸形舌侧尖和牙中牙。

1. 畸形舌侧窝　是牙内陷最轻的一种。由于舌侧窝呈囊状深陷，容易滞留食物残渣，利于细菌滋生，再加上囊底存在发育上的缺陷，常引起牙髓的感染、坏死及根尖周病变。

2. 畸形根面沟　可与畸形舌侧窝同时出现。为一条纵形裂沟，向舌侧越过舌隆突，并向根方延伸，严重者可达根尖部，甚至有时将根一分为二，形成一个额外根。畸形根面沟尚未引起病变时，一般很难被诊断。有时在 X 线片上显示线样透射影，易被误认为副根管或双根管。畸形根面沟使龈沟底封闭不良，上皮在该处呈病理性附着，并形成骨下袋，成为细菌、毒素入侵的途径，易导致牙周组织的破坏。

3. 畸形舌侧尖　除舌侧窝内陷外，舌隆突呈圆锥形突起，有时突起成一牙尖。牙髓组织亦随之进入舌侧尖内，形成纤细髓角，易遭磨损而引起牙髓及根尖周组织病变。

4. 牙中牙　是牙内陷最严重的一种。牙呈圆锥状，且较其固有形态稍大，X 线片示其深入凹陷部好似包含在牙中的 1 个小牙，其实陷入部分的中央不是牙髓，而是含有残余成釉器的空腔。

对牙内陷的治疗，应视其牙髓是否遭受感染而定。早期应按深龋处理，将空腔内软化组织去净，形成洞形，行间接盖髓术。若去腐质时露髓，应将内陷处钻开，然后根据牙髓状态和牙根发育情况，选择进一步处理的方法。若牙外形也有异常，在进行上述治疗后酌情进行冠修复，以恢复牙原来的形态和美观。

对畸形根面沟的治疗，应根据沟的深浅、长短及对牙髓牙周波及的情况，采取相应的措施：①如牙髓活力正常，但腭侧有牙周袋者，先做翻瓣术，暴露牙患侧根面，沟浅可磨除，修整外形；沟深制备固位形，常规玻璃离子黏固剂或复合树脂黏结修复，生理盐水清洗创面，缝合，上牙周塞治疗剂，7d 后拆线。②如牙髓无活力伴腭侧牙周袋者，可在根管治疗术后，即刻进行翻瓣术兼裂沟的处理。

若裂沟已达根尖部，由于相互交通造成了牙周组织广泛破坏，则预后不佳，应予拔除。

（五）釉珠

釉珠（enamel pearl）是牢固附着于牙骨质表面的釉质小块，大小似粟粒，呈球形。它多位于磨牙根分叉内或其附近，或见于釉牙骨质界附近的根面上。

釉珠的发生起因于一小团错位的成釉细胞或者由于上皮根鞘的一小团上皮异常分化，再度出现成釉功能而形成釉珠。在显微镜下观察，常见的釉珠完全为釉质所构成，釉珠基底直接附丽在牙本质上。有的釉珠包含有牙本质，但含有牙髓者甚为罕见。釉珠能影响牙龈与牙体之间的良好附着关系，形成滞留区，引起龈炎。它还可能妨碍龈下刮治术。另外，釉珠在 X 线片上可被误为髓石或牙石，故应加以鉴别。釉珠一般不必治疗，必要时可将其磨去。

六、牙数目异常

牙数目异常主要是指额外牙（supernumerary tooth）和先天性缺额牙（congenital anodontia）。正常牙数之外多生的是额外牙，而根本未曾发生的牙是先天性缺额牙。

额外牙的发生可能来自形成过多的牙蕾，也可能是牙胚分裂而成。额外牙可发生在颌骨任何部位，但最多见的是"正中牙"，位于上颌两中切牙之间，常为单个，但也可成对。"正中牙"体积小，牙冠呈圆锥形，根短。上颌第四磨牙也较常见，位于第三磨牙远中侧。此外，额外牙还可在下颌前磨牙或上颌侧切牙区出现。额外牙可萌出或阻生于颌骨内，如有阻生，常影响邻牙位置，甚至阻碍其正常萌出，亦可导致牙列拥挤，成为牙周病和龋病的发病因素。乳牙的额外牙少见。

先天性缺额牙又可分为个别缺牙、多数缺牙和全部缺牙 3 种情况。个别缺牙多见于恒牙列，且多为对称性，最多见者为缺少第三磨牙。其次为上颌侧切牙或下颌第二前磨牙缺失。缺额牙也可为非对称性，在下颌切牙区内缺少个别牙。缺额牙在乳牙列很少见。个别缺额牙的原因尚不清楚，但一般认为有家族遗传倾向。

全口多数牙缺额或全口缺额牙，称无牙畸形，常为全身性发育畸形的局部表现。无牙畸形常伴有外胚叶发育不全，如缺少毛发、指甲、皮脂腺、汗腺等，如追溯家族史，可能找到遗传关系。

部分无牙畸形比全口无牙畸形多见。

七、牙萌出异常

牙发育到一定程度，每组牙都在一定的年龄萌出，牙萌出异常有早萌、迟萌等现象。

早萌即萌出过早，多见于下颌乳切牙。在出生时，或出生后不久即萌出，如系正常乳牙，因牙胚距口腔黏膜过近所致，也可能为多生牙。早萌的牙根常发育不全，甚至无牙根，因而附着松弛，常自行脱落，亦可尽早拔除。

个别恒牙早萌，多系乳牙早脱所致。多数或全部恒牙早萌极为罕见。在脑垂体、甲状腺及生殖腺功能亢进的患者，可出现恒牙过早萌出。

萌出过迟、异位和萌出困难：全口牙迟萌多为系统病或遗传因素的影响，个别乳牙迟萌可能与外伤或感染有关。一般乳牙很少有异位或萌出困难。恒牙迟萌或异位，往往因乳牙滞留，占据恒牙位置或乳牙过早脱落，造成邻牙移位，以致间隙不够。恒牙萌出困难，常见于上颌切牙，因乳切牙过早脱落，长期用牙龈咀嚼，使局部黏膜角化增强，龈质坚韧肥厚所致，必要时需切去部分龈组织，露出切缘以利萌出。

（孙传红）

第二节　牙外伤

牙外伤多由外力所致，也可称为牙的急性损伤，包括牙周膜的损伤、牙体硬组织的损伤、牙脱位和牙折等。这些损伤既可单独发生，亦可同时出现。对牙外伤患者，首先应注意查明有无颌骨或身体其他部位的损伤，在受外力打击或车祸等，尤其要注意排除脑部的损伤情况，现将常见的牙急性损伤分述如下。

一、牙振荡

牙振荡（concussion of the teeth）是牙周膜的轻度损伤，通常不伴牙体组织的缺损。

（一）病因

由于较轻外力，如在进食时骤然咀嚼硬物所致，也可遭受轻微的外力碰撞所致。

（二）临床表现

伤后患牙有伸长不适感，轻微松动和叩痛，龈缘还可有少量出血，说明牙周膜有损伤。若做牙髓活力测试，其反应不一。通常受伤后无反应，而在数周或数月后反应开始恢复。3 个月后仍有反应的牙髓，则大多数能继续保持活力。伤后一开始牙髓活力测试有反应的患牙，若后来转变成无反应，则表示牙髓已发生坏死，同时牙可变色。

（三）治疗

1~2 周应使患牙休息。必要时降低咬合以减轻患牙的殆力负担。松动的患牙应固定。受伤后 1 个月、3 个月、6 个月、12 个月应定期复查。观察 1 年后，若牙冠不变色，牙髓活力测试正常，可不进行处理；若有牙髓坏死迹象时，应进一步做根管治疗术。必须记住，在年轻恒牙，其活力可在受伤 1 年后才丧失。

二、牙脱位

牙受外力作用而脱离牙槽窝者称为牙脱位（dislocation of the teeth）。由于外力的大小和方向不同，牙脱位的表现和程度不一，轻者偏离移位，称为不全脱位；重者可完全离体，称为全脱位。

（一）病因

碰撞是引起牙脱位的最常见原因。在个别情况下，由于器械使用不当，拔牙时亦可发生邻牙脱位。

（二）临床表现

根据外力方向，可有牙脱出、向根尖方向嵌入或唇（舌）向移位等情况。牙部分脱位常有疼痛、松动和移位等表现，同时因患牙伸长而出现咬合障碍。X 线片示牙根尖与牙槽窝的间隙明显增宽。牙向深部嵌入者，则临床牙冠变短，其殆面或切缘低于正常邻牙。牙完全脱位者，则可见牙完全离体或仅有少许软组织相连，牙槽窝内空虚。牙脱位不论是部分还是完全性者，均常伴有牙龈撕裂和牙槽突骨折。牙脱位后，可以发生以下并发症。

1. 牙髓坏死　其发生率占牙脱位的 52%，占嵌入性脱位的 96%。发育成熟的牙与年轻恒牙相比，前者更易发生牙髓坏死。

2. 牙髓腔变窄或消失　发生率占牙脱位的 20%~25%。牙髓腔内钙化组织加速形成，是轻度牙脱位的反应，严重的牙脱位常导致牙髓坏死。牙根未完全形成的牙受伤后，牙髓常能保持活力，但也更易发生牙髓腔变窄或闭塞。嵌入性脱位牙，其牙髓坏死的发生率很高，故很少出现牙髓腔闭塞。

3. 牙根外吸收　有人认为坏死牙髓的存在能促使牙根的吸收。牙根吸收最早在受伤 2 个月后发生。此外，约有 2% 病例并发牙内吸收。

4. 边缘性牙槽突吸收　嵌入性和殆向性脱位牙特别易丧失边缘牙槽突。

（三）治疗

保存患牙是治疗牙脱位应遵循的原则。

1. 部分脱位牙　应在局部麻醉下复位，再结扎固定4周。术后3个月、6个月和12个月进行复查，若发现牙髓已坏死，应及时做根管治疗。

2. 嵌入性的牙脱位　在复位后2周应做根管治疗术，因为这些牙通常伴有牙髓坏死，而且容易发生牙根吸收。对嵌入性脱位牙的年轻恒牙，不可强行拉出复位，以免造成更大的创伤，诱发牙根和边缘牙槽突的吸收。因此，对症处理，继续观察，任其自然萌出是最可取的处理方法，一般在6个月内患牙能萌出到原来的位置。

3. 完全脱位牙　在0.5～2h进行再植，90%患牙可避免牙根吸收。因此，牙脱位后，应立即将牙放入原位，如牙已落地污染，应就地用生理盐水或无菌水冲洗，然后放入原位。如果不能即刻复位，可将患牙置于患者的舌下或口腔前庭处，也可放在盛有牛奶、生理盐水或自来水的杯子内，切忌干藏，并尽快到医院就诊。

对完全脱位牙，还应根据患者年龄、离体时间的久暂，做出如下具体的处理方案。

（1）根尖发育完成的脱位牙：若就诊迅速或复位及时，应在术后3～4周再做根管治疗术。因为这类牙再植后，牙髓不可能重建血循环，势必坏死，进而引起炎症性的牙根吸收或根尖周病变。如果再植前做根管治疗术，延长了体外时间，将导致牙根吸收。一般人牙再植后3～4周，松动度减少，而炎症性吸收又正好于此时开始。所以再植后3～4周做根管治疗是最佳时期。

如果脱位在2h以后再就诊者，牙髓和牙周膜内细胞已坏死，不可能期望牙周膜重建，因而只能在体外完成根管治疗术，并经根面和牙槽窝刮治后，将患牙置入固定。

（2）年轻恒牙完全脱位：若就诊迅速或自行复位及时者，牙髓常能继续生存，不要贸然拔髓，一般疗效是良好的。动物实验证明，再植3个月后，93%的牙髓全部被造影液充盈，仅有7%的牙髓坏死。牙髓血管的再生主要由新形成的血管从宽阔的根端长入髓腔，也有与原来的血管发生吻合，说明这类牙再植后，有相当强的修复力。

当然，若就诊不及时或拖延复位时间，则只能在体外完成根管治疗术，搔刮根面和牙槽窝后再植，预后是欠佳的。

（四）牙再植后的愈合方式

1. 牙周膜愈合　即牙与牙槽之间形成正常牙周膜愈合。这种机会极少，仅限于牙脱位离体时间较短，牙周膜尚存活，而且又无感染者。

2. 骨性粘连　牙根的牙骨质和牙本质被吸收并由骨质所代替，发生置换性吸收，从而使牙根与牙槽骨紧密相连。临床表现为牙松动度减少，X线片示无牙周膜间隙。这种置换性吸收发生在受伤后6～8周，可以是暂时性，能自然停止，也可以呈进行性，直至牙脱落。这个过程可持续数年或数十年。

3. 炎症性吸收　在被吸收的牙根面与牙槽骨之间有炎症性肉芽组织，其中有淋巴细胞、浆细胞和分叶粒细胞。再植前牙干燥或坏死牙髓的存在，都是炎症性吸收的原因。炎症性吸收在受伤后1～4个月即可由X线片显示，表现为广泛的骨透射区和牙根面吸收。如系牙髓坏死引起，及时采取根管治疗术，常能使吸收停止。

三、牙折

（一）病因

外力直接撞击，是牙折的常见原因，也可因咀嚼时咬到砂石、碎骨等硬物而发生。

（二）临床表现

按牙的解剖部位可分为冠折、根折和冠根联合折3型。就其损伤与牙髓的关系而言，牙折又可分为露髓和未露髓两大类。

1. 冠折（crown fracture）　前牙可分为横折和斜折，后牙可分为斜折和纵折。

2. 根折（root fracture） 外伤性根折多见于牙根完全形成的成人牙，因为年轻恒牙的支持组织不如根形成后牢固，在外伤时常被撕脱或脱位，一般不致引起根折。引起根折的外力多为直接打击和面部着地时的撞击。根折按其部位可分为颈1/3、根中1/3和根尖1/3。最常见者为根尖1/3。其折裂线与牙长轴垂直或有一定斜度，外伤性纵折很少见。X线片检查是诊断根折的重要依据，但不能显示全部根折病例。摄片时中心射线必须与折裂线一致或平行时，方能在X线片上显示折裂线，如果中心射线的角度大于正、负15°~20°时，很难观察到折裂线，在此种情况下，CBCT有助于根折的诊断。X线片和CBCT不仅有助于根折的诊断，而且也便于复查时比较。

一些患者就诊时，牙髓活力测试无反应，但6~8周或以后可出现反应。据推测，无活力反应是牙髓在外伤时血管和神经受损伤所引起的"休克"所致，随其"休克"的逐渐恢复而再出现活力反应。

根折恒牙的牙髓坏死率为20%~24%，而无根折外伤恒牙的牙髓坏死率为38%~59%，其差别可能是因为根折断端的间隙，利于牙髓炎症引流的缘故。根折后是否发生牙髓坏死，主要取决于所受创伤的严重程度，断端的错位情况和冠侧段的动度等因素。根折时可有牙松动、叩痛，如冠侧断端移位可有龈沟出血，根部黏膜触痛等。有的根折早期无明显症状，数日或数周后才逐渐出现症状，这是由于水肿和咬合使根折断端分离所致。

3. 冠根联合折 占牙外伤总数的一小部分，以斜行冠根折多见，牙髓常暴露。

（三）治疗

1. 冠折 缺损少，牙本质未暴露的冠折，可将锐缘磨光。牙本质已暴露，并有轻度敏感者，可行脱敏治疗。敏感较重者，用临时塑料冠，内衬氧化锌丁香油糊剂黏固，待有足够修复性牙本质形成后（6~8周），再用复合树脂修复牙冠形态，此时须用氢氧化钙制剂垫底，以免对牙髓产生刺激。牙髓已暴露的前牙，对牙根发育完成者应用牙髓摘除术；对年轻恒牙应根据牙髓暴露多少和污染程度做活髓切断术，以利于牙根的继续发育，目前大多数观点认为，当根端发育完成后，还应行根管治疗术，因为钙化过程将持续进行并堵塞根管，而在以后做桩核冠修复需要做根管治疗时，却难以进行根管预备和桩的置入，导致难以完成桩核冠修复。牙冠的缺损，可用复合树脂或烤瓷冠修复。

应该特别指出，凡仍有活力的牙髓，应在治疗后1个月、3个月、6个月及以后数年中，每6个月复查1次，以判明牙髓的活力状况。牙的永久性修复都应在受伤后6~8周进行。

2. 根折 根折的治疗首先应是促进其自然愈合，即使牙似乎很稳固，也应尽早用夹板固定，以防活动。除非牙外伤后已数周才就诊，而松动度又较小就不必固定。

一般认为根折越靠近根尖其预后越好。当根折限于牙槽内时，对预后是很有利的，但折裂累及龈沟或发生龈下折时，常使治疗复杂而且预后亦差。

对根尖1/3折断，在许多情况下只上夹板固定，无须牙髓治疗，就可能出现修复并维持牙髓活力，那种认为根折牙应进行预防性牙髓治疗的观点是不正确的。因为根折后立即进行根管治疗常有可能把根管糊剂压入断端之间，反而影响其修复。但当牙髓有坏死时，则应迅速进行根管治疗术。

对根中1/3折断可用树脂夹板固定，如牙冠端有错位时，在固定前应复位。复位固定后，每个月应复查1次，检查树脂夹板是否松脱，必要时可更换树脂夹板。复查时，若牙髓有炎症或坏死趋势，则应做根管治疗术。根管可用牙胶尖和MTA等材料进行根管充填，有利于断端的修复和根面的牙骨质沉积。当因治疗需要将根尖部断块用手术方法去除后，因冠侧段过短而支持不足时，常需插入钛合金根管骨内种植以恢复牙原来的长度，同时牙冠部用夹板固定。这样骨组织会在金属"根"周围生长而将病理动度消除这期疗效有待观察，目前这种方法已较少采用，可以采用拔牙后种植的方法，这样疗效更佳。

颈侧1/3折断并与龈沟相交通时，将不会出现自行修复。如折断线在龈下1~4mm，断根不短于同名牙的冠长，牙周情况良好者可选用：①切龈术，使埋藏于软组织内的牙根相对延长；②正畸牵引术；③牙槽内牙根移位术，常规根管预备和充填。

根管口用磷酸锌黏固剂暂封。局部黏膜下浸润麻醉。唇侧弧形切口，翻开黏骨膜瓣，用骨凿去除根尖骨壁，暴露根尖，牙挺挺松牙根，再用牙钳将牙根断端拉出至龈缘，将敲下的唇侧牙槽骨骨板置入根尖部间隙，以维持牙根的理想位置，缝合黏骨膜瓣，置牙周塞治药固定牙根，术后2周去除敷料。术后

3 个月，行桩冠修复。

黏着夹板技术是固定根折最简便的方法，其步骤如下。

（1）将患牙复位，拭净唇面，并用95%乙醇擦拭、吹干，隔湿。以同法处理两侧健康牙（至少每侧1个牙）。

（2）取0.4mm直径不锈钢丝，其长度相当于患牙冠宽度加上两侧至少各1个正常牙的宽度，将其弯成弓形，使它与这些牙的唇面外形相一致。

（3）将牙唇面中1/3处酸蚀30~60s（根据不同产品而定），用蒸馏水洗净拭干，用黏结剂和复合树脂将夹板固定两侧健康牙上，凝固后，再以同法将患牙固定在钢丝上，此时应保证患牙位于固有的位置。最后拍摄X线片检查根折断端对位是否良好。在下颌前牙，应将弓形夹板放在牙舌面，以免妨碍咬合。固定3~4个月后应重新进行临床检查，摄X线片和活力试验，以后应每隔6个月复查1次，共2~3次。根折愈合后，用金刚砂石磨除复合树脂，并松开钢丝，取下，磨光牙面。

（1）两断端由钙化组织联合，与骨损伤的愈合很相似。硬组织是由中胚叶组织分化出的成牙骨质细胞所形成的。在活髓牙的髓腔侧则有不规则牙本质形成。

（2）结缔组织将各段分开，断面上有牙骨质生长，但不出现联合。

（3）未联合的各段由结缔组织和骨桥分开。

（4）断端由慢性炎症组织分开，根端多为活髓，冠侧段牙髓常坏死。这种形式实际上不是修复和愈合的表现。

第1种形式的愈合主要见于没有错位和早期就进行了固定的患牙。根折牙未做固定或未做咬合调整时则可出现第2种和第3种形式的愈合。与这3种组织学修复形式相应，X线片也可观察到3种修复形式，即看不到或几乎看不到折线，断端间有狭窄的透射区，断端边缘变圆钝，断端之间可见到骨桥等。

根折牙常发生髓腔钙化。因外伤而髓腔变小的牙髓以胶原成分增加为特征，同时伴有细胞数目减少。

3. 冠根联合折　凡可做根管治疗，又具备桩核冠修复适应证的后牙冠根折，均应尽可能保留。对前牙的冠根折，可参考与口腔相通的牙颈部根折的治疗原则处理。

（孙传红）

第三节　牙慢性损伤

一、磨损

（一）病因

单纯机械摩擦作用而造成的牙体硬组织慢性磨耗称为磨损（abrasion）。如果磨损是在正常咀嚼过程中造成的，这种生理性磨耗称为咀嚼磨损。其他不是由于正常咀嚼过程所致的牙磨损，为一种病理现象，统称为非咀嚼磨损。

（二）临床表现

1. 咀嚼磨损　亦称磨耗（attrition），一般发生在𬌗面或切缘，但在牙列紊乱时，亦可发生在其他牙面。由于乳牙的存留时间比恒牙短，因此其咀嚼磨损的程度不如恒牙。恒牙萌出数年至数十年后，后牙𬌗面和前牙切缘就有明显的咀嚼磨损。开始在牙尖或嵴上出现光滑的小平面，切缘稍变平，随着年龄的增长，咀嚼磨损也更加明显，牙高度降低，𬌗斜面变平，同时牙近远中径变小。在牙的某些区域，釉质完全被磨耗成锐利的边缘，牙本质暴露。咀嚼时由于每个牙均有轻微的动度，相邻牙的接触点互相摩擦，也会发生磨损，使原来的点状接触成为面状接触，很容易造成食物嵌塞、邻面龋及牙周疾病。

磨损的程度取决于牙的硬度、食物的硬度、咀嚼习惯和咀嚼肌的张力等。磨损程度与患者年龄、食物的摩擦力和咀嚼力成正比，而与牙的硬度成反比。

2. 非咀嚼磨损　由于异常的机械摩擦作用所造成的牙硬组织损耗，是一种病理现象。不良的习惯和某些职业是造成这类磨损的原因。如妇女用牙撑开发夹，木匠、鞋匠、成衣工常用牙夹住钉、针或用牙咬线。磨牙症也会导致严重的磨损。

（三）病理变化

在牙本质暴露部分形成死区或透明层，髓腔内相当于牙本质露出的部分形成修复性牙本质，牙髓发生营养不良性变化。修复性牙本质形成的量取决于暴露牙本质的面积、时间和牙髓的反应。随着修复性牙本质的形成，牙髓腔的体积可逐渐缩小。

（四）生理意义

均匀适宜的磨损对牙周组织的健康有重要意义。例如：由于牙尖被磨损，减少了咀嚼时来自侧方的压力，保持冠根长度的协调，从而不致于由于杠杆作用而使牙周组织负担过重。

（五）并发症

磨损也可引起各种并发症，或成为致病的因素。

1. 牙本质过敏症　这种酸痛的症状有时可以在数月内逐渐减轻而消失，有时可持续更长的时间而不见好转。敏感的程度常因人而异，一般说来磨损的过程愈快，暴露面积愈大，则酸痛越明显。

2. 食物嵌塞　咀嚼食物时，由于有由边缘嵴和发育沟所确立的𬌗面外形，通常有利于食物偏离牙间隙。牙被磨损后，平面代替了正常凸面，从而增加了牙尖向对颌牙间隙楔入食物的作用，因磨损牙冠变短及邻面磨损都可引起食物嵌塞，并促使牙周病和邻面龋的发生。

3. 牙髓和根尖周病　系由于过度磨损使髓腔暴露所致。

4. 颞颌关节功能紊乱综合征　严重的𬌗面磨损可导致颌间垂直距离过短，从而引起颞颌关节病损。

5. 咬合创伤　不均匀的磨损能遗留高陡牙尖，从而造成咬合创伤。

6. 创伤性溃疡　不均匀磨损遗留的过锐牙尖和边缘能刺激颊、舌黏膜，可引起局部溃疡。

（六）治疗

（1）生理性磨损，若无症状无须处理。

（2）去除和改正引起病理性磨损的原因。

（3）有牙本质过敏症时，应做脱敏处理。

（4）对不均匀的磨损需做适当的调𬌗，磨除尖锐牙尖和边缘。

（5）有牙髓和根尖周病时，按常规进行牙髓病、根尖周病治疗。

（6）有食物嵌塞者，应恢复正常的接触关系和重建𬌗面溢出沟。磨损过重且有颞颌关节综合征时，应做𬌗垫或覆盖义齿修复，以恢复颌间垂直距离。

二、磨牙症

睡眠时有习惯性磨牙或白昼也有无意识地磨牙习惯者，称为磨牙症（bruxism）。磨牙症是咀嚼系统的一种功能异常运动。上、下颌牙接触时间长，用力大，对牙体、牙周、颞颌关节、咀嚼肌等组织均可引起损害。

（一）病因

1. 心理因素　情绪紧张是磨牙症最常见的发病因素。惧怕、愤怒、抵触及其他各种情绪使患者难以及时发泄时，这些情绪便被隐藏在下意识中，但能周期性地通过各种方式表现出来，磨牙症就是这种表现方式之一。据观察，在精神病患者中，磨牙症是常见的现象。小儿的磨牙症，可能与长期咬玩具有关。

2. 𬌗不协调　被认为是磨牙症的另一个主要因素。正中关系与正中𬌗之间的早接触是最常见的磨牙症始动因素，平衡侧接触则为另一始动因素。有时调磨这两种𬌗干扰可以治愈磨牙症。

3. 全身因素　磨牙症的全身因素已列举于早期文献，诸如：与寄生虫有关、与血压改变有关、与遗传因素有关、与缺钙有关及与胃肠功能紊乱有关等。

4. 职业　有的职业类型有利于磨牙症的发生。运动员常有磨牙症，要求精确性很高的工作如钟表工，也有发生磨牙症的倾向。

（二）临床表现

磨牙症可分为 3 型：①磨牙型，常在夜间入睡之后磨牙，又称夜磨牙。常为别人所听见而被告之，患者本人多不知晓。②紧咬型，常在白天注意力集中时不自觉地将牙咬紧，但没有上、下磨动的现象。③混合型，兼有夜磨牙和白昼紧咬牙的现象。3 型中以夜磨牙较受重视，因常影响他人，特别是配偶。

睡眠时患者做典型的磨牙或紧咬牙动作，并可伴有嘎嘎响声。当磨损超出生理运动范围时，则磨损面较大，全口牙的磨损均严重，前牙又更明显。磨损导致牙冠变短，有的仅为正常牙冠长度的 1/2。此时可出现牙本质过敏症、牙髓病、根尖周病及牙折等。由于牙周组织蒙受异常殆力，常引起殆创伤而出现牙松动，食物嵌塞。此外，磨牙症还可引起颌骨或咀嚼肌的疼痛或疲劳感，下颌运动受限，颞颌关节弹响等症状。

（三）治疗

1. 去除致病因素　特别是消除心理因素和局部因素，以减少紧张情绪。施行自我暗示，以进行放松肌肉的锻炼。

2. 殆板的应用　其目的有三：隔断殆干扰始动因素；降低颌骨肌张力和肌电活动；保护牙免受磨损。目的不同，殆板的设计也不尽一样。

3. 调磨咬合　戴用殆板显效之后，可以检查咬合，分次调磨。

4. 修复治疗　为磨牙症者做修复时，不仅要使殆关系良好，而且要达到理想殆，使正中殆与正中关系一致，前伸和侧向殆有平衡接触。

5. 肌电反馈治疗　对磨牙症患者应分两期训练，第 1 期通过肌电反馈学会松弛肌肉。第 2 期用听觉反馈，在一级睡眠期间可告诫磨牙症的发生。

6. 其他　治疗因过度磨损所引起的各种并发症。

三、楔状缺损

楔状缺损（wedge – shaped defect）是牙唇、颊侧颈部硬组织发生缓慢消耗所致的缺损，由于这种缺损常呈楔形因而得名。

（一）病因

1. 刷牙　曾经一直认为这是发生楔状缺损的主要原因，因此，有人将楔状缺损称为刷牙磨损。其理由是：①不刷牙的人很少发生典型的楔状缺损，而刷牙的人，特别是用力横刷的人，常有典型和严重的楔状缺损；②不发生在牙的舌面；③唇向错位的牙楔状缺损常比较严重；④楔状缺损的牙常伴有牙龈退缩。

还有实验证明：横刷法刷牙作为单一因素，即可发生牙颈部缺损。

2. 牙颈部的结构　牙颈部釉牙骨质界处的结构比较薄弱，易被磨去，有利于缺损的发生。

3. 酸的作用　龈沟内的酸性渗出物与缺损有关。临床上有时见到龈缘下硬组织的缺损，就是这种关系的提示。

4. 牙体组织的疲劳　近来有研究表明颊侧牙颈部，是殆力应力集中区。长期的咀嚼殆力，使牙体组织疲劳，于应力集中区出现破坏。在上述病因中，目前认为牙殆部的结构特点，咬殆力量的分布及牙体组织的疲劳也是重要的原因。

（二）临床表现

（1）典型楔状缺损，由 2 个平面相交而成，有的由 3 个平面组成。缺损边缘整齐，表面坚硬光滑，一般均为牙组织本色，有时可有程度不等的着色。

（2）根据缺损程度，可分浅形、深形和穿髓形 3 型。浅形和深形可无症状，也可发生牙本质过敏症。深度和症状不一定呈正比关系，关键是个体差异性。穿髓可有牙髓病、根尖周病症状，甚至发生牙横折。

（3）好发于前磨牙，尤其是第一前磨牙，位于牙弓弧度最突出处，刷牙时受力大，次数多，一般有牙龈退缩。

（4）随年龄增长，楔状缺损有增加的趋势，年龄愈大，楔状缺损愈严重。

（三）治疗和预防

（1）首先应改正刷牙方法，避免横刷，并选用较软的牙刷和磨料较细的牙膏。

（2）组织缺损少，且无牙本质过敏症者，不需做特别处理。

（3）有牙本质过敏症者，应用脱敏疗法。

（4）缺损较大者可用充填法，用玻璃离子体黏固剂或复合树脂充填，洞深或有敏感症状者，充填前应先垫底。

（5）有牙髓感染或根尖周病时，可做牙髓病治疗或根管治疗术。

（6）如缺损已导致牙横折，可根据病情和条件，行根管治疗术后，给予桩核冠修复。无保留价值者则拔除。

四、酸蚀症

酸雾或酸酐作用于牙而造成的牙硬组织损害称为酸蚀症（erosion），是制酸工人和常接触酸人员的一种职业病。

（一）病因

酸蚀症主要由无机酸，如盐酸、硝酸等所致，其中以盐酸的危害最大。硫酸由于沸点较高，不易挥发，一般很少引起酸蚀。患严重胃酸上逆的患者，也可发生本症，但为数较少。此外，碳酸饮料的饮用如何导致酸蚀症的发生。

（二）临床表现

最初往往仅有感觉过敏，以后逐渐产生实质缺损。由于其来自直接接触酸雾或酸酐，因此，多发生在前牙唇面。酸蚀的形式因酸而异：由盐酸所致者常表现为自切缘向唇面形成刀削状的光滑斜面，硬而无变色，因切端变薄而易折断。由硝酸所致者，因二氧化氮难溶于水，故主要发生在牙颈部或口唇与牙面接触易于形成滞留的地方，表现为白垩状，染色黄褐或灰色的脱矿斑块，质地松软，易崩碎而逐渐形成实质缺损。由硫酸所致者，不易引起酸蚀，因二氧化硫气体溶于水后所形成的亚硫酸是弱酸，因此，通常只使口腔有酸涩感，对牙影响甚少。胃酸经常反流的患者，可引起牙舌面或后牙𬌗面的损害。

（三）预防和治疗

（1）改善劳动条件，消除和减少空气中的酸雾，是预防酸蚀症的根本方法。戴口罩，定时用2%苏打液漱口，避免用口呼吸等对预防本症的发生亦有一定作用。

（2）积极治疗相关疾病如反流性食管炎，减少碳酸饮料的摄入等。

（3）局部用药物脱敏处理。

（4）缺损严重者可根据情况采用充填法、修复法处理。并发牙髓病变者，应先做牙髓病治疗，然后再做充填或修复处理。

五、牙隐裂

牙隐裂（cracked tooth）又称不全牙裂或牙微裂。指牙冠表面的非生理性细小裂纹，常不易被发现。牙隐裂的裂纹常渗入到牙本质结构，是引起牙痛的原因之一。由于临床上比较多见，而裂纹又容易被忽略，故临床医师应给予足够的注意。

隐裂牙发生于上颌磨牙最多，其次是下颌磨牙和上颌前磨牙。上颌第一磨牙又明显多于上颌第二磨牙，尤其近中腭尖更易发生，此乃上下颌咀嚼运动时主要的工作尖，承担着最大的𬌗力，且与下颌磨牙中央窝有最合适的尖窝对位关系。上颌磨牙虽有斜嵴，由于磨耗不均匀的高陡牙尖和紧密的咬合关系，也易在殆面的近中或远中窝沟处，两颊尖或两舌尖之间的沟裂处发生隐裂。

（一）病因

（1）牙结构的薄弱环节是隐裂牙发生的易感因素。这些薄弱环节不仅本身抗裂强度低，而且是牙承受正常殆力时，应力集中的部位。

（2）牙尖斜度愈大，所产生的水平分力愈大，隐裂发生的机会也愈多。

（3）创伤性殆力，当病理性磨损出现高陡牙尖时，牙尖斜度也明显增大。正常咬合时所产生的水平分力也增加，形成创伤性殆力，使窝沟底部的釉板向牙本质方向加深加宽，这就是隐裂纹的开始。在殆力的继续作用下，裂纹逐渐向牙髓方向加深，所以创伤性殆力是牙隐裂的重要致裂因素。

（二）临床表现

隐裂位置皆与殆面某些窝沟的位置重叠并向一侧或两侧边缘嵴伸延。上颌磨牙隐裂常与殆面近中舌沟重叠，下颌磨牙隐裂线常与殆面近远中发育沟重叠，并越过边缘嵴到达邻面。但亦有与殆面颊舌沟重叠的颊舌隐裂，前磨牙隐裂常呈近远中向。

表浅的隐裂常无明显症状，较深时则遇冷热刺激敏感，或有咬合不适感。深的隐裂因已达牙本质深层，多有慢性牙髓炎症状，有时也可急性发作，并出现定点性咀嚼剧痛。凡出现上述症状而未能发现患牙有深的龋洞或深的牙周袋，牙面上探不到过敏点时，应考虑牙隐裂存在的可能性。一般可用尖锐的探针检查，如隐裂不明显，可涂以碘酊，使渗入隐裂染色而将其显示清楚。有时将探针置于裂隙处加压，可有疼痛感。沿裂隙磨除，可见裂纹已达牙本质深层。将棉花签置于可疑牙的牙尖上，嘱患者咬合，如出现短暂的撕裂样疼痛，则可能该牙已有隐裂。

（三）治疗

1. 调殆　排除殆干扰，减低牙尖斜度以减小劈裂力量。患牙的殆调整需多次复诊分期进行，当调殆与保存生活牙髓发生矛盾时，可以酌情处理牙髓后再调殆。

2. 均衡全口殆力负担、治疗和（或）拔除全口其他患牙、修复缺失牙　这项工作常被医师们忽略，只注重个别主诉牙的治疗而不考虑全口牙的检查和处理，故治疗后常达不到预期效果。

3. 隐裂牙的处理　隐裂仅达釉牙本质界，着色浅而无继发龋损者，可采用复合树脂为黏合技术进行修复，有继发龋或裂纹着色深，已达牙本质浅层、中层者，沿裂纹备洞，氢氧化钙糊剂覆盖，玻璃离子黏固剂暂封，2周后无症状则换光固化复合树脂。较深的裂纹或已有牙髓病变者，在牙髓治疗的同时大量调整牙尖斜面，彻底去除患牙承受的致裂力量和治疗后及时用全冠修复是至关重要的。在牙髓病治疗过程中，殆面备洞后，裂纹对殆力的耐受降低，尽管在治疗时已降低咬合，然而在疗程中由于咀嚼等原因，极易发生牙体自裂纹处劈裂开。因此，牙髓病治疗开始时可做带环粘上以保护牙冠，牙髓病治疗完毕应及时冠修复。

六、牙根纵裂

牙根纵裂（vertical root fracture）是指发生在牙根的纵裂，未波及牙冠者。由于肉眼不能发现，诊断比较困难。患者多为中、老年。

（一）病因

（1）慢性持续性的创伤殆力，对本病发生起着重要作用。在全口牙中，以承受殆力最大的第一磨牙发生率最高，其中下颌第一磨牙又高于上颌第一磨牙。侧方殆创伤，牙尖高耸，磨耗不均，根分叉暴露皆与患牙承受殆力过大有关。

（2）牙根裂可能与牙根发育上的缺陷有关。磨牙近中根发生牙根纵裂的比例明显超过其他牙根，估计与近中根在解剖结构方面的弱点有关。文玲英通过解剖显微镜观察30例牙根纵裂牙，均为扁根，裂缝通过根管腔，贯穿颊舌径，均未波及牙冠，除1例外，全为双根管。

（3）无髓牙是牙根纵裂的又一因素。无髓牙致牙根裂的内因是牙本质脱水，失去弹性，牙变脆，致使牙抗折力降低，其外因则主要是牙胶侧压充填力过大。Meister 分析了牙根纵裂的病例，约 84% 是牙胶根充时侧向压力过大造成的。根管充填完成后，不合适的桩是造成牙根纵裂的又一因素，锥形桩比平行桩更易引起牙根纵裂，其原因是前者在就位，黏固，特别是受力时产生应力集中，后者产生的应力分布比较均匀。Cooney 指出：锥形桩不仅使固位能力降低，而且在近根尖处产生楔力更明显。此外，桩的直径愈大，产生应力愈大，致根纵折的可能性增加。

（二）临床表现

（1）创伤殆力引起的牙根纵裂早期有冷热刺激痛，咀嚼痛，晚期出现自发痛，咀嚼痛，并有牙龈反复肿胀，有叩痛和松动。绝大多数有牙周袋和牙槽骨破坏，牙周袋较深，甚至达根尖，容易探及，也有不少患牙的牙周袋窄而深，位于牙根裂缝相应的部位，须仔细检查才能发现。

（2）根管充填后引起的牙根纵裂无牙髓症状，早期也无牙周袋或牙槽骨的破坏，随着病程延长，感染通过根裂损伤牙周组织可使牙周病变加重，骨质吸收。

X 线检查对诊断牙根纵裂有重要意义。X 线片显示管腔的下段、中下段甚至全长增宽，边缘整齐。这种根管腔影像的变化，不论其长度如何，均通过根尖孔，且在根尖处变宽。根裂方向与根管长轴一致。源于牙周病者，X 线片上可见牙槽骨的吸收，而源于根管治疗后者，早期无牙槽骨的破坏，晚期方有牙槽骨的病变。

（三）治疗

（1）对于松动明显，牙周袋宽而深或单根牙根管治疗后发生的牙根纵裂，非手术治疗无效，均应拔除。

（2）对于牙周病损局限于裂缝处且牙稳固的磨牙，可在根管治疗后行牙半切除术或截根术。

（孙传红）

第四节　牙本质过敏症

牙本质过敏症（dentine hypersensitivity）又称过敏性牙本质（hypersensitive dentine），是牙在受到生理性范围内的外界刺激，如温度（冷、热）、化学物质（酸、甜）及机械作用（摩擦或咬硬物）等所引起的酸痛症状。其特点为发作迅速、疼痛尖锐、时间短暂，一般可累及到数个牙或全口牙及磨牙，以前磨牙为多见。牙本质过敏不是一种独立的疾病，而是各种牙体疾病共有的症状，发病的高峰年龄在40 岁左右。

一、病因

凡能使釉质完整性受到破坏，牙本质暴露的各种牙体疾病，如磨耗、楔状缺损、牙折、龋病及牙周萎缩致牙颈部暴露等均可发生牙本质过敏症。但并不是所有牙本质暴露的牙都出现症状，通常与牙本质暴露的时间、修复性牙本质形成的快慢有关。虽然临床上多数情况是由牙本质暴露所引起，也是重要的原因，但还不能解释所有的临床表现，如敏感症状可随健康和气候的变化而经历着从无到有和从有到无的过程，这就不是修复性牙本质形成的速度所能解释的。个别釉质完整的牙也能产生敏感。苏联学者称本症为"釉质和牙本质感觉性的增高"，故又有"牙感觉过敏"之称。

二、临床表现及诊断

牙本质过敏症的主要表现为刺激痛，当刷牙，吃硬物，酸、甜、冷、热等刺激时均可发生酸痛，尤其对机械刺激最敏感。检测牙本质过敏症的手段有下列 3 种。

1. 探诊　探诊是临床检查牙敏感症最常用的方法之一。最简单的探诊方法是用尖探针轻轻划过牙的敏感部位，将患者的主观反应分成 4 级：0 度，无不适；1 度，轻微不适或疼痛；2 度，中度痛；3度，重度疼痛且持续。为了定量测量的目的，学者们采用了各种更为复杂的探诊手段。Smith 等发明了一种探诊装置，该装置有一可弯曲的15mm长不锈钢丝接触牙面，可沿牙面曲度划动，用螺旋钮调节钢丝尖端接近和远离牙面，从而改变探诊压力，直到患者感到疼痛，此时的力值定为敏感阈值。为了保证每次测定位置的重复性，可用牙科材料将该装置固定在数个邻牙上。另外一种探针是手持式的，它的尖探针与压力应变片相联结，并通过显示器来反应探诊的力量。这种探针很容易用来探诊牙的敏感面，在探诊过程中力量可连续地逐渐增加，直到有疼痛感觉，该值定为患牙的敏感阈值。当力量达到80g时仍无反应，该牙被认为不敏感。

2. 温度试验　简单的温度测定方法是通过牙科椅的三用气枪将室温的空气吹向敏感牙面，该方法在临床上很常用。空气刺激方法目前已被标准化，气温为18～21℃，气压为60kPa，刺激时间为1s。检查时用手指或棉卷隔离邻牙，患者的反应分成4级。接触式金属探头温度测定仪的探头温度可在12～82℃变动，由探头内的热敏电偶测定并显示。检测初始温度为37.5℃，做冷测时，温度每次降低1℃，直到患者感觉不适，热测法与冷测相似，温度从37.5℃按1℃阶梯逐渐增加，用温度的高低来判断牙的敏感程度。

3. 主观评价　在临床上，学者们也常用患者的主观评价方法来判断牙的敏感程度包括疼痛3级评判法（verbal rating scale，VRS）和数字化疼痛评判法（visual analogue scale，VAS）。VRS系患者将其日常生活中对冷空气、冷热酸甜食物、刷牙等刺激的敏感进行综合和评价，每次复诊时均采用问卷方式，好转定为（-1），无改变为（0），加重为（+1）。3级评判所提供的描述词语有时不足以反映患者的真实感受。VAS是用一条10cm长的直线，一端标有"无不适或无疼痛"，另一端标有"严重不适或剧烈疼痛"，要求患者在直线上做一标记来代表当时的牙敏感程度。只要适当地向患者解释，VAS法很容易被掌握和使用。学者们认为用VAS比VRS重复性更好，能连续地评价疼痛的程度，而且又能满足对敏感刺激不同感受的评价，因此，更适于测定牙的敏感性。

牙本质过敏症可能只对一种刺激敏感，也可能对多种刺激敏感，因此，多数学者认为在临床研究过程中要使用多种手段来测定，其中至少有一种可定量的试验。

三、治疗

牙本质过敏症的发病机制中，流体动力学说被广为接受。根据这个理论，对过敏的有效治疗是必须封闭牙本质小管，以减少或避免牙本质内的液体流动，由于本症存在着自发性的脱敏过程，对任何药物疗效的评价都是极其困难的。常用治疗方法如下。

1. 氟化物　有多种形式的氟化物可用来处理牙本质过敏症。氟离子能减少牙本质小管的直径，从而减少液压传导。体外实验也证明，酸性氟化钠液或2%中性氟化钠液能分别减少24.5%、17.9%的液压传导，用氟化钠电离子透入法所减少的液压传导则高达33%。

（1）0.76%单氟磷酸钠凝胶（pH=6）可保持有效氟浓度，为当前氟化物中效果最好者。

（2）用75%氟化钠甘油反复涂搽敏感区1～2min，也可用橘木尖蘸该药摩擦患处1～2min。

（3）2%氟化钠液离子透入法：①用直流电疗器。正极握于患者手中，负极以氟化钠液润湿，接触过敏区，电流强度为0.5～1mA，以患者无不适感觉为限度，通电时间10min。②电解牙刷导入药物离子，在牙刷柄末端安装一节干电池（1.5V），刷柄为阳极（手握刷柄），刷端为阴极，供透入药物用。用这种牙刷每天刷2～3次，每次3～5min即可，应注意经常检查电流的通路是否正常，电池是否耗电将尽。

2. 氯化锶　为中性盐，高度水溶性，毒性很低。放入牙膏内使用，方便安全。10%氯化锶牙膏在国外应用较广泛，国内也有制品。局部涂搽用75%氯化锶甘油或25%氯化锶液。在被广泛研究的各种药物中，锶对所有钙化组织、包括牙本质在内，具有强大的吸附性。锶对牙本质过敏的作用被认为是通过钙化锶磷灰石的形式，阻塞了张开的牙本质小管所致。

3. 氟化氨银　隔湿，38%氟化氨银饱和小棉球涂搽患处2min，同法反复1次，共4min，擦去药液后漱口。该药有阻塞牙本质小管的作用，同时还能与牙中的羟基磷灰石发生反应，促使牙的再矿化，提高牙的耐脱矿性，防止牙本质小管的再次开放，并使药效持久。经临床观察表明，其稳定性为氨硝酸银的 3 倍左右。

4. 碘化银　隔湿，涂 3% 碘酊 0.5min 后，再以 10% ~ 30% 硝酸银液涂搽，可见灰白色沉淀附着于过敏区，0.5min 后，同法再涂搽 1 ~ 2 次即可。这是利用硝酸银能使牙硬组织内蛋白质凝固而形成保护层，碘酊与硝酸银作用产生新生碘化银沉积于牙本质小管内，从而阻断了传导。

5. 树脂类脱敏剂　主要由甲基丙烯酸羟（基）乙基酯（HEMA）和 GA 构成，也有的由二、三甲基丙烯酸甲基和二季戊四醇 – 五异丁烯酸磷酸单酯构成。其主要作用机制是使牙本质小管内蛋白质沉淀，阻塞牙本质小管，从而减少牙本质小管通透性而起到脱敏作用。使用时可先用橡皮轮等去除表面食物残渣等，以清洁水冲洗过敏区后隔湿，有条件最好上橡皮障，轻轻吹干，用蘸有脱敏剂的小毛刷涂搽脱敏区，等候 30s，然后用气枪吹干至表面液体较干为止。最后以大量流水冲洗，如果疗效不够显著，可反复多次进行，也有些使用光固化灯进行照射。

6. 激光　Nd：YAG 激光，功率 15W。照射过敏区每次 0.5s，10 ~ 20 次为 1 个疗程，是治疗牙本质过敏的安全阈值。作用机制可能是该激光的热效应作用于牙本质小管，可在瞬间使暴露的小管热凝封闭，从而达到脱敏治愈的目的。

7. 其他药物　4% 硫酸镁液、5% 硝酸钾液、30% 草酸钾液皆可用于牙本质过敏的治疗。

8. 修复治疗　对反复药物脱敏无效者，可考虑做充填术或人工冠修复。个别磨损严重而接近牙髓者，必要时，可考虑牙髓病治疗。

（吴国荣）

第五章

牙髓病与根尖周病

第一节　牙髓及根尖周组织生理学特点

一、牙髓形态及组织结构

牙髓是牙组织中唯一的软组织，位于由牙本质围成的牙髓腔内，借狭窄的根尖孔与根尖周组织相连。

牙髓作为一种疏松结缔组织，所含的细胞、血管和神经对环境变化的反应与其他疏松结缔组织的反应基本一样。

牙髓特点：①被无让性的牙本质包围；②基质富含纤维且具有黏性；③无有效的血液侧支循环。这些特点使牙髓的损伤一般都难以恢复，且易产生疼痛。

（一）形态学特点

一般情况下，牙髓不能被直视，仅能通过 X 线观察到它的大致外形。

牙髓由明胶状基质构成，其内富含胶原纤维和纤维束。正常有活力的牙髓呈一个坚实的、黏性的和具有弹性的实体。用 1 根拔髓针，可将其从髓腔内完整地拔出。牙髓的分层如下。

1. 成牙本质细胞层（dentinoblastic zone）　位于牙髓的最外层，主要由成牙本质细胞体构成，细胞间含有毛细血管和神经纤维。

2. 无细胞层（cell - free zone）　也称魏氏层或成牙本质细胞下层，位于成牙本质细胞层下方，宽约 $40\mu m$；该层细胞成分很少，主要由无髓鞘的神经纤维、毛细血管和成纤维细胞的胞质突构成。在牙本质快速形成时，该层可以缩小或暂时消失。

3. 多细胞层（cell - rich zone）　位于无细胞层的下方，主要由大量的成纤维细胞和储备细胞构成；该层在冠髓区较根髓区明显。

4. 中央区（central zone）　即固有牙髓，是牙髓疏松结缔组织的核心和主体，含有较粗大的神经纤维、血管及成纤维细胞。

（二）结构特点

牙髓由细胞、细胞间质和细胞间液组成。

1. 细胞　牙髓的细胞成分包括成牙本质细胞（dentinoblast）、成纤维细胞、防御细胞和储备细胞。

（1）成牙本质细胞：成牙本质细胞是一种特殊的牙髓结缔组织细胞，可形成牙本质，是牙髓牙本质复合体的特征性细胞。

成牙本质细胞在牙髓周边呈并肩的栅栏状排列，在髓角区可呈假复层排列。细胞在髓室区为高柱状，在颈部和根中部呈矮柱状或立方状，在根尖区呈扁平状。细胞的大小与它们的功能状态密切相关。

成牙本质细胞不能进行有丝分裂，被认为是分裂后细胞或终末细胞。

成牙本质细胞突是成牙本质细胞伸入牙本质小管中的原浆突，一般仅局限于牙本质内侧 $1/3 \sim 1/2$，也可贯穿整个牙本质层，到达釉质牙本质界或牙本质牙骨质界。在前期牙本质中，该细胞突完全充满牙本质小管，随后与小管分离，末端形成许多分支。成牙本质细胞突在近牙髓端粗大，近末端细小，平均直径为 $2\mu m$，平均长度为 2mm。原浆突内主要含一些微管和微丝，它们有传递胞内物质和支持细胞突的作用。

（2）成纤维细胞：成纤维细胞是牙髓中的主体细胞，又称为牙髓细胞，分布于整个牙髓，特别密布于多细胞层。成纤维细胞可产生明胶状基质和胶原纤维，未成熟的成纤维细胞可分化为成牙本质细胞。

成纤维细胞可呈细长的纺锤状或有多个短突起的星状。它们在功能旺盛时胞体较大。一般来讲，成纤维细胞的健康状态可以反映牙髓的年龄和活力及牙髓抵御外来有害刺激的潜能。

（3）防御细胞：牙髓结缔组织中还有一些具有防御作用的细胞。①巨噬细胞由血管中单核细胞进入组织形成，也可来源于组织中的间质细胞，具有吞噬细菌、异物或坏死细胞及抗原呈递的作用。②其他细胞主要有树枝状细胞、淋巴细胞、肥大细胞，可能与牙髓的免疫监视作用有关。发生牙髓炎症时，上述细胞的数目可明显增多。

（4）储备细胞：指原始的、未分化的间质细胞，主要分布在血管附近和多细胞层，胞体较小，胞质不明显。它们是牙髓细胞的储备库，可根据需要分化成不同类型的细胞。

2. 细胞间成分　牙髓细胞间成分包括胶原纤维、不定型基质和细胞间组织液。

（1）胶原纤维：牙髓中含有丰富的胶原纤维，互相交织成松散、不规则的网状，以支持牙髓组织中的其他结构成分。这些胶原纤维由成牙本质细胞和成纤维细胞合成和分泌，胶原类型主要为Ⅰ型和Ⅲ型。

网状纤维、嗜银纤维和原胶原纤维是正在发育和年轻牙髓中的优势纤维，体积较为细小。随着牙髓的成熟，这些纤维在长度和直径上逐渐增加，成为成熟的胶原纤维。胶原纤维一旦成熟，就很难被破坏或清除。随着年龄的增长，胶原纤维在牙髓中不断聚积，最后导致牙髓纤维化。在牙髓周边还存在一种特殊排列的胶原束，被称为 von Korff 纤维，它呈螺旋状，从成牙本质细胞间进入牙本质基质。

（2）基质：基质是细胞间的不定型胶状物质，其主要化学成分是蛋白多糖。蛋白多糖中的多糖成分种类较多，总称为糖胺多糖。牙髓中主要有两种类型的糖胺多糖，即透明质酸和硫酸软骨素，其中透明质酸是基质中的主要成分，它们使基质具有黏性且呈胶状。

基质在牙髓组织中起到重要的作用：①包绕和支持牙髓中的各种有形成分；②作为血管与细胞之间传递营养物质和废料的重要介质；③胶状基质是抵抗细菌和毒性产物在牙髓组织中扩散的屏障。发生炎症时，基质的黏性使组织压的增加仅局限于受损区局部而不扩散到整个牙髓。在此过程中，胶原纤维的存在使基质的黏性更为增强。但局部组织压的过度增高，可使静脉萎缩，血液瘀滞或局部缺血，最终导致局部细胞的坏死。

（3）组织液：组织液来源于毛细血管，其成分与血浆相似。一般情况下，组织液中的水与基质蛋白多糖相结合，构成液态胶体系统，这有利于可溶性物质来往于基质中。炎症时，基质可以快速释放出游离的水，使组织压增高。

试验表明，正常牙髓内组织压为 0.8~1.3kPa，在可复性牙髓炎时，组织压可上升到 1.7kPa 左右，而在急性牙髓炎时，其组织压可上升到 4.6kPa，故过高的组织压提示牙髓处于不可复状态。

二、牙髓的功能

牙髓具有 4 种基本功能：①成牙本质细胞形成牙本质；②血管系统向牙髓牙本质复合体提供营养成分；③感觉神经纤维传导痛觉；④成牙本质细胞及结缔组织成分对外界刺激的保护性反应。

（一）成牙本质功能

牙髓在整个生命过程中，能不断形成牙本质，但形成牙本质的速率和形式有所不同。

原发性牙本质（primary dentin）：在牙萌出之前形成。由于此时成牙本质细胞的排列不拥挤，牙也还未开始行使功能，故原发性牙本质呈管状且排列有规律。

继发性牙本质（secondary dentin）：在牙萌出之后形成，也呈规则的管状，且牙本质小管与原发性牙本质中的小管相延续。随着成牙本质细胞分泌基质和逐渐后退，它们变得拥挤且排列紊乱，此时形成继发性牙本质呈波纹状，且形成的速度相对缓慢。

第三期牙本质（tertiary dentin）：又被称为修复性牙本质（reparative dentin）、刺激性牙本质（irritation dentin）或不规则牙本质（irregular dentin）等。当牙髓受到外界异常刺激如龋病、磨损、酸蚀症和备洞等，牙髓组织受诱发形成第三期牙本质，以保护牙髓免遭不良刺激。目前认为，第三期牙本质的分类为：①反应性牙本质（reactionary dentin），由原来的成牙本质细胞形成，其形成的速率较快，牙本质小管与继发性牙本质中的小管相延续；②修复性牙本质，由新分化的成牙本质细胞样细胞形成，其牙本质小管形态不规则，数目较少甚至缺乏，也不与继发性牙本质中的小管相延续。若修复性牙本质的形成速度过快，基质中含有细胞或组织，形成类似骨组织样外观，称为骨样牙本质（osteodentin）。

（二）营养功能

牙髓通过向成牙本质细胞和细胞突提供氧、营养物质及牙本质液来保持牙本质的活力。牙髓丰富的周边毛细血管网是牙髓行使营养功能的基础。在毛细血管动脉端，血浆中的营养成分经毛细血管进入基质；在毛细血管静脉端，组织液携带废物可再进入毛细血管和淋巴管。

牙髓的血液来源于上、下牙槽动脉。动脉经根尖孔进入牙髓后，在牙髓中央区向冠部行走，沿途向周边发出分支，从小动脉到微动脉，最后形成毛细血管。毛细血管在成牙本质细胞下层形成了密集的毛细血管网，以满足邻近成牙本质细胞层和多细胞层内细胞的功能需要。流经毛细血管的血液回流到毛细血管后静脉和小静脉，出根尖孔后汇入牙槽静脉。多根牙在髓室内有丰富的血管吻合，但由于来源于副根管的交通血管不足或缺乏，牙髓无有效的侧支循环。

牙髓中的毛细淋巴管以盲端状起源于牙髓周边，所收集的淋巴液逐步汇入较大的淋巴管，最后牙髓淋巴管与血管和神经一起出根尖孔，汇入相应的淋巴结。毛细淋巴管内皮细胞的间隙较大，且基底膜不连续，使得大分子物质甚至细菌能够进入管中。炎症时，淋巴管可移走过多的组织液、蛋白成分、细胞碎片和细菌等，因此，它具有降低组织压，缓解早期炎症反应的功能。

牙本质液来源于组织液，其组成与血浆成分相似。组织液经成牙本质细胞间不断进入牙本质小管内，成为牙本质液，后者对维持牙本质的生理功能具有重要意义。

（三）感觉功能

牙髓丰富的神经分布是其行使感觉功能的基础。由于牙髓内仅有伤害感受器或称疼痛感受器，当它们受到各种外界刺激如机械、温度或化学刺激时，其冲动传递到中枢都表现为痛觉，因此，牙髓的感觉功能是产生痛觉。

1. 牙髓神经　如下所述。

（1）神经分布：牙髓的神经主要来源于三叉神经的上颌支和下颌支，其感觉神经纤维束伴随着血管自根尖孔进入髓腔，随着向冠方和周边的走行，逐渐分出越来越细小的分支。在邻近多细胞层处，广泛的神经分支形成了神经壁层（parietal layer of nerves），也称为 Raschkow 丛（plexus of Raschkow），该神经丛包括有髓鞘的 A_δ 纤维和无髓鞘的 C 纤维。进入多细胞层的有髓鞘纤维开始失去髓鞘，并在无细胞层形成一个密集的纤维网络或游离的神经纤维丛。最后，神经纤维进入成牙本质细胞层，部分纤维还可伸入前期牙本质层及牙本质的内层，形成牙髓感觉神经末梢。牙髓感觉神经末梢为游离的神经末梢，它们是牙髓的疼痛感受器。

（2）牙髓感觉神经纤维：牙髓感觉神经纤维包括 A_δ 纤维和 C 纤维，虽然它们都是传递痛觉的纤维，但特点不同。

1）A_δ 纤维：有髓鞘神经纤维，其末梢主要分布在牙髓牙本质交界区，刺激阈值较低，疼痛特征为尖锐刺痛，一般认为它与牙本质敏感有关。

2）C 纤维：无髓鞘神经纤维，末梢遍布整个牙髓，刺激阈值较高，疼痛特征为烧灼样剧痛，一般认为它与牙髓炎疼痛相关。另外，C 纤维对缺氧环境有较强的抵抗力，当牙髓组织因缺氧发生坏死时，

C 纤维还有活性，这可以解释在预备死髓牙根管时，有时还会发生疼痛的原因。

2. 牙髓神经分布与牙髓炎疼痛　牙髓神经分布上的一些特点还与牙髓炎时疼痛的特点密切相关。如急性牙髓炎所导致的疼痛常不能定位，且常引起牵涉痛，其原因除了与牙髓内仅有疼痛感受器而无本体感受器有关外，还与神经分布的复杂性相关。有学者对牙髓神经分布的复杂性做了归纳，主要包括：①前牙左、右牙髓神经都可以跨越中线到达对侧三叉神经节内的神经元；②上、下颌第一磨牙牙髓神经在三叉神经节内有明显交叉现象；③三叉神经节内的 1 个神经元可以控制 2 个牙的感觉；④后牙牙髓神经可达到同侧三叉神经节、颈上神经节及耳后神经节内的神经元；⑤三叉神经节内神经元同时支配上、下颌骨及牙周、头面部较为广泛组织的感觉。

3. 炎症性疼痛的机制　牙髓炎的主要症状是疼痛，特别是自发痛。牙髓炎疼痛的原因被认为与组织压升高的压迫作用和某些炎症介质直接作用于神经末梢有关，特别是 C 纤维的兴奋与炎症性疼痛关系密切。

（1）组织压升高：牙髓在损伤因子的作用下发生炎症反应，可导致局部组织水肿和组织压的升高。牙髓中的感觉神经纤维主要是 C 纤维对压力非常敏感，组织压升高的压迫作用可使 C 纤维的末梢兴奋，冲动传至中枢，最后导致疼痛。

随着炎症的发展，大量白细胞所释放的各种酶可导致组织坏死，甚至导致脓肿形成，这使局部组织张力更高，从而引发剧烈的疼痛。

（2）炎症介质：炎症中的组织细胞、血浆成分和白细胞可释放各种炎症介质，它们除了可通过升高牙髓内组织压引发疼痛外，部分炎症介质还可直接作用于神经末梢。一般认为，炎症介质可使疼痛感受器的痛阈下降，使它们对环境变化的刺激更为敏感。

实验表明，5－羟色胺能兴奋牙髓 A_δ 纤维，组胺和缓激肽可兴奋 C 纤维而引发牙髓疼痛，白三烯 B_4 对牙髓内神经纤维有持久的致敏作用。临床研究表明，5－羟色胺和前列腺素在有症状牙髓炎中的含量明显高于无症状牙髓炎和正常牙髓，提示它们与牙髓炎疼痛关系密切。

神经多肽亦参与了牙髓炎疼痛的发生。牙髓 C 纤维含有多种神经多肽，如 P 物质、降钙素基因相关肽和神经激肽 A 等，当牙髓受到刺激时，C 纤维可释放这些神经多肽，导致血管扩张和神经末梢的敏感性上升。

4. 闸门控制学说　关于周围神经冲动能否传入高级神经中枢引起疼痛的问题有多种学说，其中被引用较多的是闸门控制学说（gate control theory）。该学说认为，在脊髓灰质区的胶质中有闸门装置，它控制着传入冲动向中枢传递。在闸门开放时，冲动可以通过；而闸门关闭时，则冲动不能通过。同时，较高级的大脑中枢也可向下传出冲动，调节该闸门装置。闸门控制学说的主要内容如下。

（1）外周粗纤维（A_α、A_β 和 A_γ 纤维，主要传递触觉和压觉等）进入脊髓后，其主支直接到达背角区的中枢传递细胞（T 细胞），其侧支中 1 支进入胶质，终止于胶质细胞（SG 细胞），另一支上行至高级中枢。

（2）外周细纤维（A_δ 和 C 纤维，主要传递痛觉）进入脊髓后，其主支也抵达 T 细胞，亦有侧支终止于 SG 细胞。

（3）SG 细胞发出的轴突进入 T 细胞区，在外周传入纤维到达 T 细胞之前，与传入纤维形成抑制性突触，发挥闸门作用。T 细胞接受外周传入纤维的冲动，将信号传向中枢活动系统，引起痛觉和痛反应。

（4）来自粗纤维的冲动只能兴奋 SG 细胞，使后者向 T 细胞发生抑制性冲动，从而阻断外周纤维向 T 细胞传递冲动，故闸门关闭。粗纤维还可通过高级中枢的下行传出冲动，调节闸门系统，这是精神因素（包括情绪、痛觉认识、过去痛觉经历等）影响痛觉的原因。

（5）来自细纤维的冲动只能抑制 SG 细胞，使后者不能向 T 细胞发生抑制性冲动，因而闸门开放。

（6）当外周纤维受到刺激时，粗纤维的冲动可快速到达 SG 细胞，使 SG 细胞兴奋；细纤维的冲动随后到达 SG 细胞，抑制 SG 细胞。两种相反作用相互影响，当细纤维的冲动超过粗纤维时，则 SG 细胞受抑制，闸门打开，然后 T 细胞被激活，将伤害性刺激冲动传向大脑；当 T 细胞的冲动达到临界值时，中枢活动系统被触发，导致痛觉和痛反应。当 T 细胞尚未接受来自 SG 细胞的抑制性冲动，并为细纤维冲动激发时，它可自由向大脑传递冲动。

闸门控制学说可用于解释一些临床现象和镇痛机制。例如，应用镇痛催眠药，由于作用于高级中枢，使闸门预先处于关闭状态，不允许伤害性刺激冲动向上传递，因而不会引起疼痛。又如，按摩或加压患处可减轻疼痛，这是由于压觉兴奋了粗纤维，从而使闸门关闭之故。针刺镇痛的原理也与按摩减痛的原理相似。

闸门控制学说也可被用来解释牙髓炎时的自发性痛和阵发性痛，有学者推测：A_β 纤维可能是牙髓内的粗纤维，若炎症兴奋了 A_β 纤维，后者的冲动可使闸门关闭，从而使 C 纤维的冲动不能传向中枢；相反，若 A_β 纤维未被兴奋，C 纤维的冲动到达一定阈值，就可引发痛觉。两种纤维兴奋的程度决定了闸门的状态，如果细纤维的刺激总和大于 A_β 纤维时，产生痛觉；如果 A_β 纤维的兴奋过强时，痛觉就会终止。但由于缺乏足够的解剖学依据，故对闸门控制学说仍有争议。

（四）防御功能

牙髓在受到一定的外界刺激或损伤时，其内的神经、血管及牙髓牙本质复合体会出现相应的反应，发挥防御功能。牙髓的防御功能包括疼痛、第三期牙本质形成和炎症反应等。

三、牙髓增龄性变化

牙髓增龄性变化是指随着年龄的增长，牙髓发生的一些生理性变化。各种不良刺激可加速牙髓的这些变化。

牙髓的增龄性变化主要表现为体积变化、结构变化和功能变化。

（一）体积变化

成牙本质细胞具有不断形成继发性牙本质的功能，所以随着年龄的增长，髓腔周围的牙本质会不断增多，牙髓体积不断缩小，髓室由大变小，髓角变低或消失，根管由粗变细，根管走向复杂化，根尖孔变窄。因此，在进行牙髓治疗时，需要拍摄 X 线片以了解髓腔的大小和位置，以及根管的粗细和走向，以利操作，避免髓底或髓腔侧壁的穿孔。

严重的磨损或龋病可诱导牙髓形成修复性牙本质，加速牙髓增龄性变化，使髓腔变小，甚至闭塞。

（二）结构变化

牙髓增龄性变化在结构上的体现如下。

（1）牙髓内成纤维细胞逐渐变小，数目逐渐减少。

（2）成牙本质细胞从高柱状变为立方状或扁平状，在磨牙髓室底处甚至消失。

（3）牙髓基质因逐渐失去水分而变得更黏稠。虽然胶原纤维的形成随细胞成分的减少而逐渐减少，但由于成熟的胶原纤维不能从牙髓中清除，因此，胶原纤维在牙髓内的堆积可使牙髓出现纤维变性。

（4）在衰老的牙髓中，神经、血管数目的明显减少，可导致牙髓营养不良性钙化的发生。钙盐可沉积在变性或坏死的细胞、血管壁、神经纤维及胶原纤维上，在根管内常形成弥散性钙化，而较大的钙化物仅见于髓室内。牙创伤和盖髓术常可诱发和加速牙髓组织的钙化，使年轻恒牙的髓腔也会出现钙化性闭塞，增加其根管治疗的难度。

（三）功能变化

随着牙髓中细胞成分的减少，牙髓的各种功能会逐渐降低。

（1）根尖孔的变窄和血管数目的减少可造成牙髓血流的减少，使牙髓中的细胞缺乏足够的营养物质和氧，从而使牙髓的防御和修复方面功能降低甚至丧失。

（2）神经纤维数目的减少，导致了牙髓对外界刺激的敏感性降低。

此外，大量继发性和修复性牙本质的形成，也使牙本质通透性下降，从而使牙髓暴露机会减少。但一旦牙髓受损，因其修复能力降低，所以痊愈是不可能实现的。

四、根尖周组织生理学特点

根尖周组织是指根尖部的牙周组织，包括牙骨质、牙周膜和牙槽骨，其组织生理学特点与牙髓有着明显的不同。

（一）牙骨质

牙根冠方 2/3 的牙骨质为薄的板层状结构，根尖 1/3 的牙骨质为较厚的不规则的板层状，多为细胞性牙骨质。

1. 牙骨质的功能　如下所述。

（1）牙骨质的主要功能是为牙周膜附着于牙和牙槽骨提供中介，牙周韧带借助牙骨质附着于牙根，并使牙齿固定在牙槽窝内。因牙周膜内的胶原纤维不能渗入牙本质，所以，如果没有牙骨质，结缔组织与牙的附着是不可能的。

（2）牙骨质具有不断新生的特点，具有修复和补偿功能。与骨组织不同的是，牙骨质在正常情况下是不发生吸收的，但有新的牙骨质持续性沉积。根尖部牙骨质不断生长，以补偿牙冠的磨损；牙髓病和尖周病治疗后，牙骨质能新生并覆盖根尖孔，重新建立牙体与牙周的连接关系。

（3）牙骨质持续新生以适应牙周韧带的不断改建和附着。

2. 临床意义　如下所述。

（1）根尖部牙骨质的不断沉积使牙根不断增长，根尖孔逐渐缩小。根尖孔过度的缩小将影响血流进入牙髓，诱发牙髓的退行性或增龄性变化。虽然牙根的长度在不断增加，但如果以牙本质牙骨质界为测量标准，根管工作长度却在不断减少。

（2）根管预备的深度应止于牙本质牙骨质界，通常距根尖孔为 0.5～1mm，在老年患牙该值 > 1mm。在根管治疗中，组织学根尖孔可协助根管预备器械在根尖的定位，同时可预防根充材料超出根尖孔。

（3）牙骨质可修复因炎症导致的牙根病理性吸收，也可修复因牙移位导致的牙根生理性吸收，在对后者的修复过程中，可使根尖孔开口更偏向侧方。另外，在根尖诱导形成术后，牙骨质在根端硬组织屏障形成中亦具有重要作用。

（二）牙周膜

1. 牙周膜的生理特点　如下所述。

（1）牙周膜的神经支配：根尖周的神经主要来源于三叉神经的第 2 支和第 3 支，有粗纤维和细纤准，神经终末呈结节状、袢状或游离神经末梢。牙周膜内分布有触觉（压觉）感受器和疼痛感受器，前者可传导压力和轻微接触牙体的外部刺激，发挥本体感受功能，调节咀嚼压力；而后者可传导痛觉，参与防御反应。当根尖周组织发生炎症时，由于炎症介质的释放、血管的扩张和局部组织压力的增加，患者既可感受到痛觉，又能指出患牙所在。

（2）牙周膜的血液循环和淋巴循环：与牙髓相比，牙周膜的侧支循环较为丰富，其血供有 3 个来源：①牙槽动脉在进入根尖孔前的分支；②牙槽的血管通过筛状孔进入牙周膜；③牙龈血管也可分支至牙周膜。这些血管在牙周膜内形成血管网，能较好地清除炎性产物，使病变在接受合理治疗后易恢复和痊愈。另外，牙周膜丰富的血液供应还有营养牙骨质的功能。经过治疗的无髓牙或死髓牙仍能保留于颌骨内并行使其咀嚼功能，就是借助于牙周膜的联系和营养。

根尖周淋巴管也较丰富，因此在根尖周炎时，所属淋巴结可增大和扪压时产生疼痛。

（3）牙周膜细胞：根尖周牙周膜内含有成纤维细胞、组织细胞和未分化的间质细胞，后者在炎症过程中可分化成各种细胞，如成牙骨质细胞、成骨细胞或破骨细胞等。根尖周牙周膜内还含有来源于上皮根鞘的外胚叶细胞索即牙周上皮剩余，它受到炎症刺激时可增殖，从而在根尖周囊肿的形成中起重要作用。

2. 牙周膜的功能　根尖周牙周膜主要有以下 4 种功能。

（1）形成根尖部的牙骨质和牙槽骨，并能吸收和重建牙骨质和牙槽骨。

（2）承受咀嚼力和缓冲外来的力量，以免牙槽骨直接受力。

（3）维持牙槽骨的代谢活力。

（4）对外来刺激产生相应的组织学反应。

（三）牙槽骨

牙槽骨由固有牙槽骨和支持骨组成，固有牙槽骨为薄层致密骨，构成牙槽窝的内壁，它在 X 线片上呈围绕牙根的连续阻射白线，又称为硬骨板。

固有牙槽骨上有许多小孔，它们是血管、神经进出的通道，这些小孔使固有牙槽骨呈筛状外观，因此又被称为筛状板。因为固有牙槽骨的筛状特点，由根尖周炎压力引发的疼痛远没有牙髓炎疼痛那么剧烈。

持续性根尖周炎症可导致根尖周硬骨板的吸收，在 X 线片上可表现为阻射白线的模糊、中断甚至消失。研究表明，硬骨板矿物质被吸收 30% ~ 50% 时，在 X 线片上才能显示出来，因此，早期根尖周病损不一定能被 X 线片检出。

（吴国荣）

第二节　病因及发病机制

一、微生物因素

牙髓病和根尖周病的常见类型均由细菌感染所致。

1890 年，Miller 首次证实了在人坏死牙髓组织中有细菌的存在。此后，许多研究亦相继证实了细菌与牙髓病和根尖周病的密切关系。

目前认为，根管和根尖周的感染是以厌氧菌为主的混合感染，厌氧菌在牙髓病和根尖周病的发生和发展中具有重要作用。

（一）优势菌及其代谢产物

1. 炎症牙髓　炎症牙髓中的细菌无明显特异性，细菌的种类与牙髓的感染途径和髓腔开放与否有关。

（1）继发于龋病的牙髓炎：牙本质深层是一个相对缺氧的环境，有利于兼性和专性厌氧菌的生长和繁殖，因此，该类炎症牙髓中所分离到的细菌主要是兼性厌氧球菌和厌氧杆菌，如链球菌、放线菌、乳杆菌和革兰阴性杆菌等。其中龋源性牙髓炎所致的牙髓组织炎症和坏死与牙龈卟啉单胞菌和微小消化链球菌有重要关系。

（2）开放髓腔的牙髓炎：包括真菌在内的多种口腔细菌都能在此类炎症牙髓中检出，但厌氧菌极少能被检出。

2. 感染根管　厌氧菌尤其是专性厌氧菌是感染根管内的主要细菌。较常见的优势菌有卟啉单胞菌、普氏菌、梭形杆菌、消化链球菌、放线菌、真杆菌、韦荣菌等。

（1）原发或继发感染根管：原发感染根管内的微生物种类和继发感染根管内的有所不同，但两种感染根管内均能检出粪肠球菌。

（2）牙髓治疗失败的根管：此类感染根管内占主导地位的是兼性厌氧菌和革兰阳性菌。粪肠球菌容易在牙髓治疗失败的根管内检出，是根管持续感染和再感染的重要微生物之一。

（3）伴有临床症状及体征的感染根管：卟啉单胞菌和普氏菌、消化链球菌、真杆菌等与根尖部出现疼痛、肿胀、叩痛和窦道形成有关；产黑色素普氏菌、牙髓卟啉单胞菌和牙龈卟啉单胞菌与急性根尖周炎症、根管内恶臭关系密切；顽固性根尖周病变和窦道经久不愈可能与放线菌感染有关。

3. 根尖周组织　目前已证实根尖周脓肿内有许多种类的细菌，其中检出率较高的细菌包括消化球

— 75 —

菌、消化链球菌、米勒链球菌、口腔类杆菌、卟啉单胞菌、普氏菌和梭形杆菌等。它们或单独致病，或与其他微生物协同参与疾病的发生。参与疾病发生或发展的非细菌微生物主要包括真菌（白念珠菌）、古生菌、螺旋体（口腔密螺旋体）及病毒（疱疹病毒）等。

（二）感染途径

1. 牙本质小管　牙本质含有大量的牙本质小管，当釉质或牙骨质的完整性被破坏后，细菌可通过暴露的牙本质小管侵入牙髓，引发牙髓感染。

（1）龋病：龋病是引起牙髓感染的最常见原因。细菌在感染牙髓之前，其毒性产物可通过牙本质小管引发牙髓炎症反应。当细菌侵入牙本质的深度距牙髓 <1.1mm 时，牙髓即可出现轻度的炎症反应；当细菌距牙髓 <0.5mm 时，牙髓可发生明显的炎症反应；当细菌距牙髓 ≤0.2mm 时，牙髓内即可找到细菌。

（2）非龋性疾病：楔状缺损、磨损、牙体发育畸形等也可造成釉质或牙骨质的缺损。龋病治疗时，窝洞充填前未去净的细菌亦可通过牙本质小管引发牙髓感染。

2. 牙髓暴露　龋病、牙折、楔状缺损、磨损、牙隐裂及治疗不当等均可引起牙髓直接暴露于口腔环境，使细菌直接侵入牙髓。由于细菌毒力、宿主抵抗力、病变范围和引流情况的不同，暴露于口腔菌群的牙髓可以长期处于一种炎症状态，也可以迅速坏死。

3. 牙周袋途径　根尖孔及侧支根管是牙髓和牙周组织联系的通道。一方面，感染或坏死的牙髓组织、根管内的细菌及毒性产物，通过根尖孔或侧支根管波及根尖周组织导致根尖周或根侧方的病变；另一方面，在牙周病时，深牙周袋内的细菌可以通过根尖孔或侧支根管侵入牙髓，引起牙髓感染。

4. 血源感染　受过损伤或病变的组织能将血流中的细菌吸收到自身所在的部位，这种现象被称为引菌作用。当机体发生菌血症或败血症时，细菌、毒素可随血行进入牙髓，引起牙髓炎症。牙髓的血源感染途径归于引菌作用，大致过程如下：①牙髓有代谢障碍或受过损伤，如牙外伤使牙髓血液循环受损，备洞造成牙髓的热刺激或充填物刺激牙髓导致其营养障碍等情况；②当拔牙、洁治、根管治疗甚至刷牙造成一过性菌血症时，血液中的细菌可进入上述牙髓组织；③当牙髓的防御机制不能清除滞留的细菌，后者即可在牙髓中定居、繁殖，最终导致牙髓感染。

（三）致病机制

细菌是否引起组织病变及组织损伤的程度，与细菌的毒力和数量、宿主的防御能力有关。细菌及其毒性产物可直接毒害组织细胞，或者引发非特异性炎症反应和特异性免疫反应间接导致组织损伤。

1. 致病物质　主要包括荚膜、纤毛、胞外小泡、内毒素、酶和代谢产物。

（1）荚膜：革兰阳性菌和革兰阴性菌均可产生荚膜，后者的主要功能是保护菌体细胞免遭宿主吞噬细胞的吞噬。此外，荚膜也有利于细菌对组织的附着。

（2）纤毛：纤毛可参与细菌的聚集和对组织的附着，它还可在细菌结合时传递遗传信息，如耐药性的传递增强了细菌的抵抗力。

（3）胞外小泡：革兰阴性菌可产生胞外小泡，后者具有与母体细胞类似的荚膜结构，胞外小泡上的抗原可中和抗体而起到保护母体菌细胞的作用。胞外小泡还含有酶和其他毒性物质，被认为与细菌的凝集、附着、溶血和组织溶解有关。

（4）内毒素：内毒素是革兰阴性细菌的胞壁脂多糖，可在细菌死亡崩解时释放出来，也可由活菌以胞壁发泡的形式释放。内毒素是很强的致炎因子，可诱发炎症反应，导致局部组织肿胀、疼痛及骨吸收。它对细胞有直接毒害作用，还可激活 T 细胞、B 细胞，调动免疫反应，加重组织损伤。

（5）酶：细菌可产生和释放多种酶，导致组织的破坏和感染的扩散。一些厌氧菌可产生胶原酶、硫酸软骨素酶和透明质酸酶，这些酶可使组织基质崩解，有利于细菌的扩散。细菌产生的蛋白酶和核酸酶，还可降解蛋白质和 DNA，直接损伤牙髓和根尖周组织内的细胞。一些细菌产生的酶还可中和抗体和补体成分，使细菌免遭杀灭。

（6）代谢产物：细菌生长过程中释放的代谢产物，如氨、硫化氢、吲哚和有机酸等，能直接毒害细胞，导致组织损伤。短链脂肪酸是感染根管中的细菌最常产生的有机酸，它们可影响中性粒细胞的趋化、脱颗粒和吞噬功能。丁酸还可抑制成纤维细胞和 T 细胞的分裂，并刺激白细胞介素 1 的释放，后者与骨吸收密切相关。

2. 宿主对细菌的反应　如下所述。

(1) 炎症反应：牙髓在与细菌直接接触之前就可发生炎症反应。当龋病发生时，细菌还在牙本质内，其代谢产物就可损害成牙本质细胞，引发受损局部的炎症反应。最初渗出的炎症细胞是一些慢性炎症细胞，当龋病终止或有害刺激被清除后，牙髓的损伤可以得到修复；但当龋病进一步发展时，牙髓的慢性炎症状态就会转为急性炎症，大量的中性粒细胞就会进入组织，导致牙髓不可复性的破坏。

牙髓在受到细菌感染时，受损的细胞可释放大量的炎症介质，引起血管扩张、通透性增加，趋化中性粒细胞进入受损部位，中心粒细胞在杀灭细菌时所释放的溶酶体也导致了牙髓组织的变性或坏死。

牙髓炎中增多的多种炎症介质在牙髓炎的病理生理过程中具有重要意义。

1) 神经肽：P 物质、降钙素基因相关肽和神经激肽 A 存在于 C 纤维中；多巴胺、β 水解酶和神经肽 Y 产生于交感神经纤维。当牙髓受到刺激时，它们可迅速被释放出来，参与疼痛的传递、血管收缩和扩张的调节，以及促进其他炎症介质的释放。

2) 组胺、5 - 羟色胺和缓激肽：此 3 种炎症介质在牙髓炎症的早期出现，它们可导致血管通透性的增加、血浆成分的渗出，并参与疼痛反应。

3) 前列腺素和白三烯：在细胞受损后，细胞膜上的磷脂在各种酶的作用下，可生成前列腺素和白三烯，它们除了可增加血管通透性外，还具有趋化白细胞、促进骨吸收和致痛作用。前列腺素和白三烯是极重要的炎症介质，在炎症后期含量较高，因此，它们可能在炎症后期起重要作用。

4) 补体成分：在细菌内毒素等的作用下，补体系统可经替代途径激活，其中 C3a、C5a 是重要的炎症介质。它们可增加血管壁的通透性，趋化白细胞和促使其他炎症介质的释放；同时，还可发挥调节作用，促进白细胞对病原体的吞噬和杀灭。C3a 在炎症牙髓中的出现，表明补体系统参与了牙髓炎的病理过程。

5) 细胞因子：在牙髓病和根尖周病中还有许多细胞因子的介入。IL - 1、IL - 6 和 IL - 8 对炎症细胞有趋化作用，IL - 1 还可刺激破骨细胞的形成。TNF - α 主要由巨噬细胞产生，TNF - β 主要由活化的淋巴细胞产生，它们可活化破骨细胞和抑制胶原的合成，在牙槽骨的吸收中发挥重要作用。

(2) 免疫反应：与身体其他器官或组织一样，根管也可以成为抗原侵入的门户，引发免疫反应。侵入组织的细菌及其产物可作为抗原物质诱发机体的特异性免疫反应。免疫反应在杀灭细菌的同时，也可引起或加重炎症反应，导致组织损伤。除了牙髓和感染根管内的细菌外，许多根管治疗药物也具有抗原特性，同样引起变态反应。

1) 抗体介导的免疫反应或变态反应：在牙髓和根尖周病变中，存在各种免疫球蛋白、肥大细胞、K 细胞和补体成分。进入组织中的抗原与附着在肥大细胞上的 IgE 结合，可使肥大细胞脱颗粒，释放组胺、化学趋化因子、前列腺素和白三烯等炎症介质，引发 I 型变态反应。抗体如 IgG 和 IgM 与相应的抗原结合后，可中和毒素和协助对抗原的吞噬，但也可能引起 II 型和 III 型变态反应，造成组织损伤。

2) 细胞介导的免疫反应或变态反应：NK 细胞、T 细胞和多种细胞因子也存在于牙髓和根尖周组织中。在根尖周病变活动期，辅助性 T 细胞是优势细胞，占主导地位；慢性期则主要是抑制性 T 细胞。由 T 细胞产生的细胞因子与根尖周病的临床症状和骨吸收密切相关。

3) 巨噬细胞：巨噬细胞在慢性根尖周炎的病变发展、防御反应及炎症的持续等方面起重要作用。巨噬细胞除了吞噬外源物质外，还产生一些生物活性物质，如酶、前列腺素和细胞因子、IL - 1β、TNF - α 等，表明巨噬细胞主要参与骨吸收反应。另外，巨噬细胞通过抗原的表达，作为抗原递呈细胞直接激活辅助细胞，从而始动免疫反应，刺激淋巴细胞分化，产生抗体。巨噬细胞在与细胞因子发生反应的同时，细胞膜释放出花生四烯酸的代谢产物如前列腺素 E_2、白三烯等。

二、物理因素

（一）创伤

1. 急性创伤　如下所述。

（1）急性牙外伤

1）原因：a. 交通事故、运动竞技、暴力斗殴或咀嚼时突然咬到硬物等；b. 医疗工作中的意外事故，如牙列矫正治疗时加力过猛使牙移动过快，拔牙时误伤邻牙，刮治深牙周袋时累及根尖部血管等。

2）病理变化：急性牙外伤可造成根尖部血管的挫伤或断裂，使牙髓血供受阻，引起牙髓退变、炎症或坏死。若创伤导致根折，受损冠髓通常坏死，而根髓仍可保留活力，若发生牙脱位特别是嵌入性脱位，牙髓几乎都会坏死。

（2）急性根尖周创伤：牙的急性创伤不仅可引起牙髓病变，还可损伤根尖周组织，导致炎症反应。此外，根管治疗过程中，器械超出根尖孔或根充物超出根尖孔，均可以引起根尖周的炎症反应；若根管器械将细菌带出根尖孔，也可导致根尖周的感染。

2. 慢性创伤　创伤性咬合、磨牙症、窝洞充填物或冠等修复体过高都可引起慢性的咬合创伤，从而影响牙髓的血供，导致牙髓变性或坏死。

（二）温度

一定范围内温度的逐渐上升不会引起牙髓的病变，但过高的温度刺激或温度骤然改变，会引起牙髓充血，甚至转化为牙髓炎。临床上异常的温度刺激主要与牙体预备产热、充填材料和抛光产热有关。

1. 牙体预备产热　牙体预备特别是未用冷却剂时不可避免地会导致可复性牙髓炎，有时还会导致不可复性牙髓炎，所产生的热被认为是备洞时造成牙髓损伤的主要原因。

钻磨牙体组织所产生的热量与施力的大小、是否用冷却剂、钻针的种类、转速及钻磨持续的时间相关。过度用力、相对低转速、无冷却剂和持续的钻磨将会造成牙髓明显的热损伤。

在牙体预备过程中，对牙髓最安全的方式是使用超高速（100 000~250 000rpm）、水冷却系统、低压力和间隙性钻磨。

2. 充填材料和抛光产热　用银汞合金材料充填窝洞时，若未采取垫底及隔离措施，外界温度刺激会反复、长期地经充填物传至牙髓，可导致牙髓的变性，甚至坏死。

对金属材质的修复体进行高压、高速、长时间、无冷却的抛光时所产生的热也可能刺激牙髓，导致牙髓的损伤。

（三）电流

相邻或对颌牙上用了两种不同的金属修复体。其咬合时可产生电流，通过唾液传导刺激牙髓，长时间后也可引起牙髓病变。

使用牙髓电活力测验器或进行离子导入治疗牙本质敏感症时，若操作不当，使用过大的电流刺激了牙髓，可导致牙髓组织损伤。

行电外科手术时，若不慎接触了银汞合金充填体，有可能导致牙髓的坏死。

（四）激光

不同种类的激光，对牙髓组织可造成不同程度的损伤。

红宝石激光对牙髓最具破坏性，可以造成牙髓充血、成牙本质细胞局限性坏死，甚至牙髓的凝固性坏死。Nd 激光对牙髓的危害程度低于红宝石激光。CO_2 激光功能较低，对牙髓的危害最小。选择适当的能量和照射时间及配合使用水气喷雾有助于减少激光对牙髓的破坏。

三、化学因素

（一）充填材料

虽然窝洞充填后引起牙髓损伤的主要原因是，充填材料与洞壁之间产生的微渗漏及牙本质涂层中残留的细菌。但由于充填材料具有一定的毒性作用，即使在没有微渗漏细菌的存在，充填后也会发生轻度的牙髓炎症反应。

1. 磷酸锌　直接用磷酸锌黏固剂做窝洞充填，可引起下方牙髓中度甚至重度的炎症反应。磷酸锌黏固剂在凝固之前所释放的游离酸，被认为是引起牙髓炎症或充填后即刻痛的直接原因。

2. 氧化锌丁香油酚黏固剂　氧化锌丁香油酚黏固剂对牙髓的刺激作用很小，仅产生较少的炎症细胞，但促进产生较多的修复性牙本质。且丁香油酚可抑制炎症介质因子的释放，对急性牙髓炎和根尖周炎具有良好的抗炎作用，可直接用作深洞垫底材料。

3. 可塑性材料　如复合树脂和自凝塑料，用这些材料充填窝洞时，若未采取垫底等保护措施，这些材料中的单体及树脂颗粒可穿过牙本质小管进入牙髓，降低牙髓的修复反应，甚至引起牙髓的变性或坏死。

（二）酸蚀剂和黏结剂

1. 酸蚀剂　酸处理牙本质是否会导致牙髓反应与酸的强度、酸蚀的时间和剩余牙本质的厚度等因素相关，如对深洞做了酸蚀处理，会导致暂时的酸痛症状，甚至导致牙髓的损伤，而用酸短时间处理牙本质，一般不会引起牙髓的炎症反应，也不影响牙髓的修复功能。对深洞应先行氢氧化钙制剂垫底，以避免酸对牙髓的刺激。

2. 黏结剂　绝大多数黏合剂中含有树脂成分，其中的化学物质可以刺激牙髓，特别是用在深洞中。随着黏结剂成分的不断改进，其细胞毒性作用不断减少，一般对牙髓仅有温和、短暂的刺激作用和极低的术后过敏，基本不引起牙髓的炎症反应。

（三）药物

1. 窝洞消毒药物　窝洞在充填前是否要消毒仍是一个有争议的问题。消毒力强的药物其渗透作用也较强，可导致牙髓严重的病变。做窝洞消毒要使用刺激性较小的药物如乙醇、氟化钠等。

2. 根管治疗药物　在牙髓病或根尖周病治疗过程中，若使用药物不当，药物会成为一种化学刺激，引发药物性或化学性根尖周炎。如在露髓处封亚砷酸时间过长或亚砷酸用于年轻恒牙，可引起药物性根尖周炎。又如在根管内放置腐蚀性药物如酚类和醛类制剂过多，也可引起药物性根尖周炎。

（吴国荣）

第三节　病史采集与临床检查方法

一、病史采集

病史采集（history‐taking）在医患沟通交流的过程中完成，它是牙髓病和根尖周病诊断的重要步骤，提供了做出疾病诊断和制订治疗计划的基本资料。病史采集时，医师通过耐心、仔细、富有视听艺术的问诊方式了解疾病的发生、发展、治疗经历及患者的全身状况，不仅有助于对患者的疾病做出正确的诊断，还能缓解患者的紧张情绪，建立良好的医患关系，有助于治疗计划的实行。

病史采集和记录主要针对患者的主诉、现病史和全身病史3部分。

（一）主诉

主诉（chief complaint）通常是用患者自己的语言来描述患者迫切要求解决的口腔问题，也常是患者最痛苦的问题。主诉应简明扼要，尽可能用患者自己描述的症状，而不是医师对患者的诊断用语，应包括患者就诊时患病的部位、主要症状和持续时间，通常称之为主诉的三要素。

1. 部位　若是明确的疼痛，患者一般会用手指出疼痛部位，对于疼痛范围不明确或者多个疼痛部位的患者，医师可以深入仔细了解病情，甚至反复询问，以便正确诊断和尽早解决患者疾病。

2. 主要症状　疾病处在进展中时，患者可能有多个症状，比如龋病发展为牙髓炎的过程中，可能会由早期的食物嵌塞逐渐发展为冷热刺激痛，甚至自发痛。主要症状应该是患者最主要的痛苦或最明显的症状和体征。对于病程较长、病情较复杂的病例，由于症状、体征较多，或由于患者诉说太多，不易简单地将患者所述的主要不适作为主诉，应结合整个病史，综合分析以归纳出更能反映其患病特征的主诉。分析患者病史中的多个症状，确定主要症状，已经渗入了医师的诊疗思路。

3. 持续时间　持续时间是指从起病到就诊或入院的时间，有的疾病起病急骤，有的疾病则起病缓慢，持续时间一定程度上反映病情的轻重与缓急，并可以提供诊断线索。如果先后经历多个症状的患者，应该追溯到首发症状的时间，并按时间顺序询问整个病史。

（二）现病史

现病史（present dental illness）的询问应围绕主诉的内容展开，它是主诉的拓展，它反映了病情的严重程度和发展变化过程，包括主要症状、体征，发病时间，严重程度，诱发、加重或缓解病情的因素，以及是否做过治疗及其效果如何。

1. 疼痛史　牙髓病和根尖周病患者多以疼痛为主诉就诊，因此，医师可根据患牙疼痛史来协助诊断，其问诊内容主要从以下几个方面着手。

（1）疼痛的部位：部位是问诊疼痛首先要确定的问题。急性根尖周炎患者能清晰的定位疼痛的部位或患牙；急性牙髓炎的患者，其疼痛会放射到相邻的牙，上颌患牙可能以下颌牙痛而前来就诊，剧烈的疼痛甚至可以放射到整个面部，患者往往不能准确定位患牙所在，他们给医师往往是一个模糊的区域，此时医师应仔细询问疼痛史，结合临床检查判断患牙的真正所在。

（2）疼痛的发作方式和频率：主要询问疼痛发作时是否存在诱因及疼痛发作的频率。疼痛发作方式主要有自发痛和激发痛。自发痛是指未受到外界刺激而发生的疼痛，而受到某种外界刺激而发生的疼痛则为激发痛。疼痛频率主要用来区分持续性疼痛和间歇性疼痛。急性牙髓炎有显著的自发痛和间歇性疼痛的特点，同时，骤然的温度变化可激发较长时间的疼痛，患者常可说出疼痛的明显诱因。急性根尖周炎除了有自发痛和持续性疼痛外，也可因咬合、咀嚼而诱发明显的疼痛。若进食硬物时定点性咀嚼剧痛提示牙隐裂的存在，在临床检查时可配合咬诊再现这种疼痛特点。此外，进食前有无疼痛加重可作为牙髓炎和涎石症的一个鉴别要点。

（3）疼痛的程度和性质：疼痛的强弱程度可因患者精神状态、耐受程度、疼痛经历和文化修养的差异而有不同的描述。一般急性牙髓炎可引起跳痛、锐痛、灼痛或难以忍受的剧痛；急性根尖周炎常被描述为持续性剧痛、肿痛或跳痛；而慢性炎症时，常为钝痛、胀痛、隐痛或仅为不适感等。

（4）疼痛发作时间：询问患者在什么状态下疼痛和发生疼痛的时间。例如，是白天痛还是夜间痛，每次疼痛间隔的时间等。急性牙髓炎常有夜间疼痛发作或加重的特点，在炎症早期疼痛持续时间较短，而缓解时间较长，每天发作 2~3 次，每次持续数分钟；到炎症晚期则疼痛持续时间延长，缓解时间明显缩短。

（5）加重或减轻疼痛的因素：询问各种可能导致疼痛加重或减轻的因素。温度刺激加重疼痛是牙髓炎的疼痛特点之一，但冷刺激有时可缓解牙髓化脓或部分坏死时的疼痛。急性根尖周炎初期紧咬牙可以缓解疼痛。食物的性质有时会引发牙髓疼痛，比如咬硬物时定点性咀嚼痛提示牙隐裂的存在。

2. 伴随症状　疼痛史虽是牙髓病和根尖周病患者主诉的主要内容，但对伴随症状的采集也是现病史的重要方面。在鉴别诊断中，伴随症状可以为医师提供一定的参考。急性根尖周炎发作可表现为局部红肿，脓肿形成可表现为波动感，并发间隙感染时还会伴随相应的感染症状，有时候还会出现头痛、发热等全身症状。有无牙齿长期松动史，口臭等病史也可作为根尖周脓肿和牙周炎脓肿的鉴别点。慢性根尖周炎可有窦道流脓病史。牙源性疼痛和上颌窦炎症鉴别时还可询问有无鼻塞、体位变动对疼痛的影响。

3. 治疗史及效果　如下所述。

（1）治疗史：在为患者做出疾病诊断和治疗计划前，一定要确保详细了解过患者的治疗史。有的患者可能对于自己曾接受过的口腔科治疗并不十分清楚，询问时注意了解患牙被治疗的次数和最近治疗的时间，以了解患者接受的是何种治疗。若患牙曾行塑化治疗，则再治疗时会变得更困难；若患牙曾行直接或间接盖髓术，则有牙髓钙化或牙内吸收的可能性。

（2）效果：若患牙接受过牙髓治疗而效果不佳，则要考虑牙髓治疗方法不当和误治的可能性；询问患者是否服用镇痛药及其效果，在镇痛药无效时，避免再开同样的药物。此外，还应询问患者对于上次牙髓治疗的心理感受，如果患者对于牙髓治疗怀有紧张焦虑的情绪，应注意对其情绪适当安抚，并且做好局部麻醉镇痛准备。

（三）全身病史

全身健康状况不仅影响牙髓病和根尖周病的发生、发展及预后，在医师拟定治疗计划时，还有助于判断是否需要在临床检查或治疗前进行会诊。全身病史包括系统病史、传染病史、药物过敏史和精神心理病史等方面。

1. 系统病史　主要了解患者的身体健康状况，确定有无重大系统性疾病，以便在口腔检查和治疗过程中采取必要的措施。询问时主要了解以下方面：是否存在心脏病、高血压、血液病、糖尿病、癌症、肝疾病、免疫系统疾病或呼吸系统疾病。如果患者患有风湿热、进行性艾滋病、糖尿病或做过心脏瓣膜手术，应在口腔操作前预防性使用抗生素预防感染。装有心脏起搏器患者严禁做牙髓电活力测验。针对女性患者，应特别询问是否怀孕或是否在月经期。口腔的有创操作可能引起出血，询问病史时不可遗漏出血性疾病，患者若曾有出血不止或瘀斑经久不退的病史，应注意其凝血功能状况。

2. 传染病史　肝炎、结核、艾滋病等与口腔关系密切的传播性疾病均可通过血液、唾液或呼吸道传播。口腔是一个开放的环境，牙髓治疗可能成为这些疾病的传播途径，因此，治疗过程中的感染控制非常重要，应做到及早了解患者的患病情况，采取常规性预防控制和必要的防护措施。

3. 用药过敏史　病史采集时要详细询问患者正在服用的药物（包括处方药和非处方药物）和对哪些药物过敏，有无麻醉药注射史，针对老年患者应询问有无阿司匹林服用史。了解患者的用药史可以避免重复用药或发生药物间的拮抗作用，还有助于避免变态反应。

4. 精神和心理病史　在医患沟通的过程中，医师可以了解患者的精神状态，若患者已有的精神心理问题会增加医患沟通的难度，导致治疗上的困难，医师应有充分的思想准备，必要时应提请相关学科会诊。

二、临床检查方法

牙髓病和根尖周病的临床检查包括口腔检查和针对牙髓病、根尖周病的选择性检查。选择性检查主要帮助诊断患牙的牙髓状态，在疾病的诊断治疗中起了不可或缺的作用。其重要性可以体现如下。①预防运用选择性检查，辅助牙髓状态的判定，不仅仅可以指导牙髓病和根尖周病的诊断，还能预防根尖周病等疾病。死髓牙在没有临床症状及根尖周病发生的时候，通过牙髓活力测验，可以及早行根管治疗，旨在预防根尖周疾病的发生发展。②协诊选择性检查对牙髓病、根尖周病的诊断提供了重要的临床资料，尤其在各类牙髓病、根尖周病之间的鉴别诊断，以及与其他疾病的鉴别中体现了不可忽视的价值；患者主诉部位有时候与患牙所在并不一致，为了避免误诊，必须行选择性检查，谨慎地结合病史及其他检查结果才可以做出诊断；选择性检查并不是唯一的诊断依据，如果与其他临床资料相矛盾，应警惕其他特殊情况的可能，不可单凭选择性检查贸然诊断。③指导治疗计划选择性检查可以帮助医师在治疗中了解患牙的牙髓状态等情况，在此基础上，更好地制定或根据实际情况调整治疗计划，完善整个治疗过程。比如治疗深龋时，牙髓可能被累及，选择性检查可以在不同治疗方案的选择中作为参照；外科手术刮除颌骨囊肿前对邻近牙行牙髓活力测验，以便确定是否需要术前根管治疗；治疗牙周－牙髓联合病变时，如果患牙就诊时已经有深牙周袋，而牙髓尚有较好的活力，则可先行牙周治疗，消除牙周袋内感染，观察情况，若牙周治疗效果不佳，应采用多种手段，以确定是否须进行牙髓治疗。④观察预后选择性检查在判断患牙预后和观察疗效也有一定作用，比如行盖髓术后1～2周复查，可以进行牙髓活力测验而了解治疗效果。

（一）牙髓活力测验

牙髓状态对牙髓病和根尖周病的诊断非常重要。临床上经常需要通过牙髓活力测验（pulptest）来判断牙髓的状态。评估牙髓状态的方法多样，但不能只依靠一种检测方法来做出诊断，需要综合多种方法的检测结果。

临床上常用的牙髓活力测验有温度测验法、牙髓电活力测验法和试验性备洞等。

由于牙髓只有痛觉，故无论哪种方法，都只会引起牙髓的疼痛反应。不同类型的牙髓病变其痛阈也会发生改变，从而对外界刺激表现反应敏感或迟钝。牙髓活力测验所提供的信息都存在一定的局限性，必须结合临床其他检查才能做出正确的诊断。

1. 温度测验 牙髓温度测验（thermal test）是根据患牙对冷或热刺激的反应来判断牙髓状态的一种诊断方法。其原理是突然、明显的温度变化可以诱发牙髓一定程度的反应或疼痛。正常牙髓对温度刺激具有一定的耐受阈，对 $20 \sim 50℃$ 的水无明显不适反应，低于 $10℃$ 为冷刺激，高于 $60℃$ 为热刺激。

温度测验可分为冷诊法和热诊法。其操作前的准备工作主要包括：①首先要向患者说明测验的目的和可能出现的感觉，并请患者在有感觉时举手示意。一旦患者举手，医师应迅速移开刺激源。②在测验可疑患牙前，应先测验对照牙，一方面是为了对照，另外一方面让患者能体验被测验的感觉，从而减轻患者的紧张和不安。选择对照牙的顺序为首选对侧正常同名牙，其次为对颌同名牙，最后为与可疑牙处在同一象限内的健康邻牙。③测验开始前应将待测牙所在的区域隔湿，放置吸唾器，并用棉球擦干牙面。

（1）冷诊法（cold test）：是根据患者对牙齿遇冷刺激的反应来判断牙髓状态的牙髓活力测验法。

1）材料：可选用的刺激物有冰棒、冷水、干冰或者其他化学制冷剂如四氟乙烷等。

2）方法：临床最常用的是冰棒法，方法为剪取直径 $4 \sim 5mm$，长 $5 \sim 6cm$ 的一端封闭的塑料软管，小管内注满水后冷冻成冰棒，测验时将小冰棒置于被测牙齿的唇（颊）或舌（腭）侧釉质完整的中 $1/3$ 处，放置时间一般不超过 $5s$，观察患者的反应。冰棒法测验时，要避免融化的冰水接触牙龈而导致假阳性反应。另外，同侧多个可疑患牙测验时，应注意从最后面的牙开始，依次向前检查，以免冰水干扰对患牙的判断。

简易的冷水法为直接向牙冠表面喷射冷水，该方法应注意先下牙后上牙，先后牙再前牙的顺序测验，尽可能避免因水的流动而出现的假阳性反应。由于冷水法可靠性较差，一般不推荐使用。

干冰或者氟甲烷喷射的棉签比冰棒和冷水更可靠，因为这种方法不会影响邻牙，并且可以较好地再现症状。Richkoff 等发现干冰作用于牙长达 $5min$ 之久都不会危害牙髓。

（2）热诊法（heat test）：是通过患者对牙遇热刺激的反应来判断牙髓状态的牙髓活力测验法。

1）材料：热诊法可选用的刺激物有加热的牙胶棒、热水、电子加热器等。对已做金属全冠的患牙，也可采用橡皮轮打磨生热做牙髓测验。

2）方法：临床上最常用的热诊法是牙胶棒加热法。其操作步骤如下。为避免牙胶粘于牙面应使牙面保持湿润，将牙胶棒的一端于酒精灯上烤软，但不使其冒烟燃烧（温度为 $65 \sim 70℃$），立即将牙胶棒加热的一端置于被测牙的唇（颊）或舌（腭）面的中 $1/3$ 处，观察患者的反应。电子加热器因可以准确控制其工作尖的温度，与传统的牙胶加热法相比使用更加方便，结果更加可靠。

热诊使用热水能模拟临床表现，也能更有效地透过烤瓷熔附金属冠，检测时用橡皮障隔离牙齿，以便热水仅仅流到可疑患牙上。

无论哪种热诊方法，在牙面上停留的时间都不应超过 $5s$，以免造成牙髓损伤。若热诊时引起患牙剧烈疼痛，医师应立即给予冷刺激以缓解患者的症状。

（3）牙髓温度测验结果的表示方法和临床意义 温度测试结果是被测牙与患者正常对照牙比较的结果，因而不能采用（＋）、（－）表示，具体表示方法如下。

1）正常：被测牙与正常对照牙的反应程度相同，表示牙髓正常。

2）敏感：被测牙与正常对照牙相比，出现一过性疼痛反应，但刺激去除后疼痛立即消失，如患牙无自发痛病史，则表明牙髓可能处于充血状态，这种症状也称为一过性敏感。温度刺激引发明显疼痛，刺激去除后仍持续一段时间，表明被测牙髓处于不可复性的炎症状态。温度测验时引起剧烈疼痛，甚至出现放射性痛，表示被测牙的牙髓炎症处于急性期。如果被测牙对热刺激极敏感，而冷刺激反而缓解疼痛，则牙髓炎症可能处于急性化脓期。

3）迟钝：被测牙以同样程度的温度刺激，但反应比正常对照牙要慢，且轻微得多。这种现象称之为牙髓反应迟钝。牙髓有慢性炎症、牙髓变性或牙髓部分坏死时均可表现为牙髓反应迟钝。被测牙在温度刺激去除数分钟后出现较重的疼痛反应，并持续一段时间，这种症状称之为迟缓性疼痛，表示被测牙牙髓可能为慢性炎症或牙髓大部分已坏死。

4）无反应：被测牙对温度刺激不产生反应，表示牙髓可能坏死或牙髓变性。但下列情况应结合其他检查排除假阴性反应，例如，牙髓过度钙化、根尖孔未完全形成、近期受过外伤的患牙、患者在检查前使用了镇痛药或麻醉药等，有可能导致温度测验时患牙牙髓无反应。

2. 牙髓电活力测验　牙髓电活力测验（electric pulp test）是通过牙髓电活力测验仪来检测牙髓神经成分对电刺激的反应，主要用于判断牙髓"生"或"死"的状态。

（1）操作方法：牙髓电活力测验仪的种类较多，使用前应仔细阅读产品说明书，熟悉仪器的性能及其具体操作方法。

1）测验前应先向患者说明测验的目的，以消除患者不必要的紧张，并取得患者的合作，同时嘱咐患者当出现"麻刺感"时，即抬手示意。

2）在测验患牙之前，需先测验正常对照牙，以求得相对正常反应值作为对照。

3）隔湿待测验牙，放置吸唾器，吹干牙面。若牙颈部有结石存在，须洁治干净。

4）将牙髓电活力测验仪的测验探头上涂一层导电剂（例如牙膏）或在牙面上放置蘸有生理盐水的小滤纸片作为电流导体。

5）将探头放在牙面的适当位置，一般认为探头应放在牙唇（颊）面中 1/3 处，也有学者主张探头放在颈 1/3 处，因该处釉质较薄，更接近牙本质，但探头不能接触牙龈，以免出现假阳性结果。

6）调节测验仪上的电流强度，从"0"开始，缓慢增大，直到患者有反应时移开探头，并记录引起反应的刻度值。一般可重复 2 次，取平均值。若 2 次所得值相差较大，则需测第 3 次，然后取其中 2 次相近值的均数。

（2）注意事项

1）为了刺激牙髓神经，必须形成一个完整的电流回路，经过电极到牙，再通过患者回到电极，测试时医师不戴手套，通过手指接触电极和患者面部，可以帮助形成回路。为了在使用橡皮障时也能形成回路，可以让患者把手指放在金属电极柄上，患者可以自己控制回路，当感觉到疼痛时，拿开手指即可切断电流，终止刺激。

2）牙髓电活力测验仪因生产厂家不同，其测量数值有较大差异。牙髓电活力测验的反应值必须与正常对照牙进行对比后才有诊断价值。釉质厚度、探头在牙面的位置及探头尖的横断面积等因素都可以影响反应程度。

（3）临床意义：若被测牙牙髓存在反应，表示牙髓还有活力；若被测牙无反应，说明牙髓已坏死。因此，牙髓电活力测验主要用于判断牙髓是死髓还是活髓，但不能作为诊断的唯一依据，牙髓电活力测验存在假阳性或假阴性反应的可能。多根牙可能需要把电极放在牙冠的多个位点来测试。可能会出现在磨牙的 2 个部位为阴性反应，而在另一个部位则是正常范围内的阳性结果，这可能表明 2 个根管内的牙髓已坏死，而仍有 1 个根管牙髓存在活力。

（4）引起假阳性反应的原因

1）探头或电极接触了大面积的金属修复体或牙龈，使电流流向了牙周组织。

2）未充分隔湿或干燥被测牙，以致电流泄露至牙周组织。

3）液化性坏死的牙髓有可能传导电流至根尖周组织，当电流调节到最大刻度时，患者可能会有轻微反应。

4）患者过度紧张和焦虑，以致在探头刚接触牙面或被问及感受时即示意有反应。

（5）引起假阴性反应的原因

1）患者事先用过镇痛药、麻醉药或乙醇饮料等，使之不能正常地感知电刺激。

2）探头或电极未能有效地接触牙面，妨碍了电流传导至牙髓。

3）根尖尚未发育完全的新萌出牙，其牙髓通常对电刺激无反应。

4）根管内过度钙化的牙，其牙髓对电刺激通常无反应，常见于一些老年人的患牙。

5）刚受过外伤的患牙可对电刺激无反应。

（6）禁忌证：牙髓电活力测验仪可干扰心脏起搏器的工作，故该项测验禁用于心脏安装有起搏器的患者。

3. 试验性备洞（test cavity）　是指用牙钻磨除牙本质来判断牙髓活力的方法。具体操作是在未麻醉条件下，用牙钻缓慢向牙髓方向磨除釉质和牙本质，若患者感到尖锐的酸痛，则表明牙髓有活力。钻磨时最好不用冷却水，以增加对牙髓的热刺激。

试验性备洞是判断牙髓活力最可靠的检查方法。但由于会造成完好牙体组织或修复体的破坏，该测验只有在其他方法不能判定牙髓活力或不能实施时才考虑使用，例如患牙有金属烤瓷全冠或 X 线检查发现可能受到邻近根尖周病变累及的可疑患牙。

4. 选择性麻醉（anesthetic test 或 selective anesthesia）　是通过局部麻醉的方法来判定引起疼痛的患牙。当其他诊断方法对 2 颗可疑患牙不能做出最后鉴别，且 2 颗牙分别位于上、下颌或该 2 颗牙均在上颌但不相邻时，采用选择性麻醉可确诊患牙。

（1）操作方法

1）如果 2 颗可疑痛源牙分别位于上、下颌，正确的方法是对上颌牙进行有效的局部麻醉（包括腭侧麻醉），若疼痛消失，则该上颌牙为痛源牙；若疼痛仍存在，则表明下颌可疑牙为痛源牙。

2）如果 2 颗可疑牙均在上颌，应对位置相对靠前的牙行局部麻醉，其原因是支配后牙腭根的神经由后向前走。

（2）注意事项：当 2 颗可疑痛源牙分别位于上、下颌时，选择麻醉上颌牙的原因是在上颌通常能获得较深的麻醉，而下牙槽神经阻滞麻醉失败的可能性经常存在，一旦后者失败，就会导致上颌牙的误诊和误治。

（二）影像学检查

影像学检查包括拍摄 X 线片和锥形束 CT 检查。影像学检查在牙髓病和根尖周病的诊断和治疗中具有十分重要的意义，它可提供一般检查方法所不能提供的信息，如髓腔形态、根尖周病变范围以及根管治疗情况等。

1. X 线检查　X 线检查是指通过拍摄 X 线片，对牙髓病和根尖周病进行诊断和治疗的检查手段。主要由根尖片、咬合片和咬合翼片。常用的是根尖片，咬合翼片可用于检查邻面龋、继发龋和充填体邻面悬突。X 线检查作为牙髓病和根尖周病基本的检查手段，已经被广泛使用。

（1）诊断方面

1）牙冠情况：X 线检查可以辅助了解牙冠的情况，发现视诊不易检查到的龋坏的部位和范围，比如了解有无继发龋和邻面龋，迟牙（智齿）冠周炎有时候需与邻牙的牙髓炎鉴别，通过 X 线检查可以了解邻牙的邻面龋的有无及程度；牙体发育异常，如畸形中央尖和畸形舌侧窝也可在 X 线片上了解。

2）牙根及髓腔情况：牙根及根管数目、弯曲度及特殊变异；牙根的异常还有牙根内吸收、牙骨质增生、根折及牙根发育不全等；髓腔的特殊情况有髓石、根管钙化及牙内吸收等。

3）根周情况：比如了解根周骨质破坏，鉴别根尖周肉芽肿、脓肿或囊肿等慢性根尖周病变。

4）特殊检查：窦道不一定来自相距最近的牙，它可以来自于距其一定位置的牙，定位窦道的病源牙时，用 1 根牙胶尖即诊断丝自窦道口顺其自然弯曲插入窦道后拍摄 X 线片，根据 X 线片上牙胶尖的走行可显示与窦道相通的根尖病变部位，以协助鉴定病源牙。

（2）治疗方面

1）初始 X 线片必须仔细研究，有助于拟定治疗计划，了解髓室的形态，根管离开髓室的方向和角度，牙根和根管的数目、大小和形态，以及根尖周病变的类型和范围、牙周组织破坏程度等。

2）治疗中 X 线片可用于测定根管的长度，确认适合的牙胶尖，帮助医师确认临床上的"回拉感"

是否正确，还可以了解根管预备是否合适，保证治疗的顺利进行。根管治疗的并发症如器械分离和穿孔等处理时同样需要 X 线片辅助。

3）术后确认　X 线片在根管充填后可判定根管充填结果，术后定期复查还可观察根管治疗的近、远期疗效。

（3）局限性

1）X 线片不能准确反映根尖骨质破坏的量。在根尖周病变的早期即骨松质有轻度破坏时，X 线片上可能显示不出来，只有当骨密质破坏时才显示出透射影像。所以，临床实际的病变程度比 X 线片上显示的更严重。对于龋坏的牙，实际上的程度往往比 X 线片表现更严重。

2）硬骨板完整与否在诊断上具有重要意义，但它的影像在很大程度上取决于牙根的形状、位置、X 线投射的方向和 X 线片的质量。因此，正常牙在 X 线片上可能无明显的硬骨板。

3）X 线片所显示的是三维物体的二维图像，影像的重叠往往会导致误诊。例如将多根误认为单根；将下颌颏孔误认为下颌前磨牙根尖周病变；把上颌切牙孔、鼻腭管误认为上颌中切牙根尖周病变等。有时候为了排除这种误诊的可能性，需要拍摄多张的 X 线片来协助诊断。

4）由于投射技术或胶片处理的不当，也可造成 X 线片图像的失真，从而削弱了 X 线片检查在诊疗上的价值。因此，提高 X 线片的质量和医师的阅片能力在 X 线片检查中具有重要意义。

2. 锥形束 CT 检查（cone beam computer tomography，CBCT）　自 1996 年首次应用以来，经过 20 多年的发展，已成为一种较为成熟的口腔颌面部检查手段。它是指放射线束呈锥形发出，通过围绕患者头部旋转 360°获得扫描视野内原始图像，进行轴位、矢状位及冠状位的观察及三维重建的数字容积体层摄影（digital computer tomography）。根据 CBCT 扫描视野的大小，可分为大视野和小视野两种模式。大视野 CBCT 可以观察全部颌面部骨骼结构，小视野 CBCT 扫描与根尖片的高度及宽度相似。由于患者所受到的有效放射剂量与扫描视野的大小成正比，牙髓病和根尖周病大多数涉及范围较小，因此一般较多采用小视野 CBCT 检查。

（1）锥形束 CT 在牙髓病与根尖周病诊断与治疗中的优势

1）三维影像：与传统的 X 线片检查相比，对牙髓病和根尖周病的病变位置、范围、性质、程度及与周围组织的关系有更加立体的反映，可以有效避免二维影像重叠带来的误诊、漏诊。三维影像的显示更利于了解病变与重要解剖结构如上颌窦、神经管、颏孔等的毗邻关系。

2）早期发现病变　CBCT 与根尖片相比，能够更早发现病变：早期骨质破坏在 X 线片不能准确反映，而 CBCT 能够更早发现可能的骨质及牙体的破坏；早期牙髓病变可能会体现在牙周膜韧带增宽，而 CBCT 对于牙周膜韧带的改变更敏感，传统对根尖片上牙周膜韧带改变的解读可能不适用于 CBCT。

3）后期图像处理：CBCT 相应的软件可以对扫描的原始图像进行三维重建及不同角度的切割，显示三维影像及任意方向的二维影像，根据临床需要，十分便捷的分析轴位、冠状位及矢状位的解剖图像，有助于早期发现根尖周病并明确病变在三维空间的范围。

（2）锥形束 CT 在牙髓病与根尖周病诊断与治疗中的应用

1）根管形态及数目：根管治疗时对于患牙根管形态及数目的把握，保证了治疗的顺利进行，CBCT 优越的三维图像和全面的断层分析可以在变异根管的定位给医师提供更准确的根管信息，尽量避免根管并发症及根管遗漏的发生，可运用于上颌第二磨牙的近中颊根的第 2 根管的发现和定位、C 形根管的治疗等方面。

2）牙折：牙根折裂按照折裂方式可分为纵折、横折及斜折 3 种类型。一般情况下，牙根折裂不易通过根尖片显现，尤其是纵折，因为根尖片影像的重叠，更难发现，而 CBCT 可以在各个方向清晰的显示根折位置及类型，还可以对根尖片上可疑的根折病例进行直观的展示。

3）牙根情况：牙根吸收早期无临床症状，需通过影像学检查发现，而根尖片显示的是重叠的二维影像，很难显示清晰的吸收范围，更难以发现早期的牙外或牙内吸收，CBCT 的使用弥补了根尖片的缺点，展现病变的真实形态和部位，给牙根吸收的评估和诊断提供更好的保障，提高了患牙的保存率，此外，还可用于指导一些牙根发育异常的治疗，例如牙根融合。

4）根管侧壁穿孔：CBCT 可以用于诊断普通根尖片不能诊断的根管侧壁穿孔，穿孔作为根管治疗并发症之一，早期诊断，早期处理很重要，诊断穿孔的方法有电子根尖定位仪、手术显微镜等，由于它们建立在对未充填根管的直视或探查上，因此无法如 CBCT 一般对充填后的根管进行穿孔的诊断。

5）评估根管治疗质量：CBCT 可以在各种复杂根管治疗的过程中，随时分析近远中向、冠根向、颊舌向的解剖图像，帮助完善根管治疗，减少遗漏根管、欠填等的发生，对充填质量有更全面的评估。

6）根管治疗失败的原因分析：根管治疗失败的原因有遗漏根管、根管欠填或超填、根管壁穿孔、根管偏移、器械分离等，对治疗失败的根管行 CBCT 检查，有利于找出根管治疗失败的原因，提高再治疗的成功率。

（3）CBCT 的局限性

1）口腔内金属桩及修复体、种植体、高密度牙胶常引起伪影，影响 CBCT 图像质量及准确度，干扰临床医师做出正确诊断。

2）CBCT 检查费用及辐射剂量与根尖片相比较高，且临床医师需接受 CBCT 相关培训后才可正确读片。因此，仅当 X 线片不能提供所需要的诊疗信息时，才建议进行 CBCT 检查。

3. 手术显微镜检查　口腔科手术显微镜（dental operating microscope）自 20 世纪 90 年代开始应用于牙髓病诊断和治疗。手术显微镜具有良好的放大和照明功能，在光源能够到达的部位，医师能清晰的观察微小的结构变化。

手术显微镜在诊断方面主要用于：①早期龋损的检查；②充填体、修复体边缘密合情况的检查；③穿髓孔的检查；④髓腔形态的检查；⑤根管穿孔的检查；⑥隐裂或牙折的检查；⑦根管内折断器械的检查；⑧根尖孔破坏的确认。

（吴国荣）

第四节　牙髓病的临床表现及诊断

一、分类

（一）组织病理学分类

在组织病理学上，一般将牙髓状态分为正常牙髓和病变牙髓两种。对于病变牙髓一直沿用如下分类。

（1）牙髓充血

1）生理性牙髓充血。

2）病理性牙髓充血。

（2）急性牙髓炎

1）急性浆液性牙髓炎：①急性局部性浆液性牙髓炎；②急性全部性浆液性牙髓炎。

2）急性化脓性牙髓炎：①急性局部性化脓性牙髓炎；②急性全部性化脓性牙髓炎。

（3）慢性牙髓炎

1）慢性闭锁性牙髓炎。

2）慢性溃疡性牙髓炎。

3）慢性增生性牙髓炎。

（4）牙髓坏死与坏疽。

（5）牙髓变性

1）成牙本质细胞空泡性变。

2）牙髓纤维性变。

3）牙髓网状萎缩。

（1）牙髓钙化：Seltzer 曾结合人牙标本和临床状态做了详细的组织学观察，研究发现所观察到的牙髓病理改变难以按照上述分类法划分。生活牙髓在组织学上变异很大，所谓"正常牙髓"和各种不同类型的"病变牙髓"常存在各种移行或重叠现象。因此，Seltzer 提出了如下经典的分类。①完整无炎症牙髓。②萎缩性牙髓，包括各种退行性变。③炎症牙髓，包括：急性牙髓炎（血管高度扩张，通透性增加，血浆成分渗出，大量中性粒细胞浸润，甚至形成化脓灶）；慢性局限性牙髓炎（特征性的慢性炎症病损局限于冠髓，外被致密胶原纤维束，内可有液化性坏死或凝固性坏死）；慢性全部性牙髓炎（炎症遍及冠髓与根髓，冠髓中可有液化性坏死或凝固性坏死区，其余部分含有炎症肉芽组织）。④坏死牙髓（全部牙髓组织坏死）。⑤移行阶段牙髓（完整牙髓伴有散在的慢性炎症细胞，无血管扩张和组织水肿，尚未构成典型的炎症渗出表现）。

（二）临床分类

牙髓的病理变化与患牙的临床表现并无确定的关联，临床医师根据患者提供的症状及各种临床检查结果对患牙牙髓的病理状态所做的推测并不准确。在临床上医师需做到的是对牙髓病损程度及恢复能力做出正确估计，从而选择适当的治疗方法。从临床治疗的角度出发，对牙髓病损状态的推断只是为选择治疗方法提供一个参考依据。因此，以下根据牙髓病的临床表现和治疗预后所进行的分类更为实用。

（1）可复性牙髓炎。

（2）不可复性牙髓炎。

1）急性牙髓炎（包括慢性牙髓炎急性发作）。

2）慢性牙髓炎（包括残髓炎）。

3）逆行性牙髓炎。

（3）牙髓坏死。

（4）牙髓钙化。

1）髓石。

2）弥漫性钙化。

（5）牙内吸收。

（三）转归

牙髓一旦发生炎症，炎性介质及牙髓的组织解剖特点使局部组织压增高。这些可导致局部静脉塌陷血流减少，炎性介质的浓度更高并快速扩散到全部牙髓，压迫神经产生剧烈疼痛。牙髓组织借助根尖孔及根尖周围组织与机体建立联系，当发生炎症时，组织几乎不能建立侧支循环。这就限制了牙髓从炎症状态恢复正常的能力，最终可能发展为牙髓坏死。牙髓的炎症病变过程随着外界刺激物及机体抵抗力的变化，有 3 种趋向。

（1）当外界刺激因素被消除后，牙髓的炎症受到控制，机体修复能力得以充分发挥，牙髓组织逐渐恢复正常（多见于患者身体健康，患牙根尖孔粗大，牙髓炎症轻微）。

（2）当外界刺激长期存在，但刺激强度较弱，或牙髓炎症渗出物得到某种程度的引流时，牙髓呈现慢性炎症病变，或表现为局限性化脓灶。

（3）外界刺激较强或持续存在，牙髓病变局部严重缺氧、化脓、坏死，炎症进一步发展导致全部牙髓组织失去生活能力。

二、牙髓病的临床诊断程序

在牙髓病的临床诊断中，正确诊断牙髓炎并确定患牙是诊断的重点。临床诊断过程包括：收集所有信息如症状、体征和病史；结合临床检查和测试的结果判断病因及确定患牙。在临床上要准确诊断牙髓病并确定患牙，遵循"诊断三部曲"的步骤，可减少误诊率，制订正确的治疗方案。

（一）牙髓炎"诊断三部曲"

1. 了解患者的主诉症状、获取初步印象　通过询问病史，了解疼痛的部位（定位或放散）、性质（锐痛、钝痛、隐痛、跳痛、灼烧痛、肿痛）、严重程度，疼痛的时间，诱发、加重或缓解疼痛的因素等。根据患者诉说的疼痛特点，初步判断是否为牙髓炎引起的疼痛。

2. 排查病因、寻找可疑患牙　一是检查是否有龋齿，包括近髓或已达牙髓的深龋洞（注意龋病好发且较隐蔽的牙面）；二是查看是否有近髓的非龋牙体硬组织疾病；三是检查有无深牙周袋存在；四是询问和检查有无治疗过的牙，从患者所诉治疗的时间和治疗术中、后的感受，分析既往的检查、治疗操作是否构成对牙髓的损害。

3. 确定患牙并验证牙髓炎的诊断　包括牙髓温度测试和牙髓电活力测试。

（二）牙髓活力温度测试

必须以患者自身的正常牙做对照。所选对照牙应当是没有病损或充填物的活髓牙的唇、颊面或后牙的舌面。牙髓温度测验结果分为如下 4 个级别。

1. 无反应　提示牙髓已坏死，以下情况可出现假阴性反应。

（1）牙髓过度钙化。

（2）根尖未完全形成。

（3）近期受外伤的患牙。

（4）患者在检查前使用了镇痛药或麻醉药。

2. 出现短暂的轻度或中度的不适或疼痛　牙髓正常。

3. 产生疼痛但刺激去除后疼痛即刻消失　可复性牙髓炎。

4. 产生疼痛但刺激去除后仍然持续一段时间　不可复性炎症。

（1）急性牙髓炎：快速而剧烈的疼痛。

（2）慢性牙髓炎：迟缓不严重的疼痛。

（3）急性化脓性牙髓炎：冷刺激缓解。

（三）牙髓活力电测试

通过牙髓活力电测试器来检测牙髓神经成分对电刺激的反应，有助于判断牙髓的活力状态。必须与患者自身的对照牙进行比较。在相同的电流输出档位下，测试牙与对照牙的电测值之差 >10 时，表示测试牙的牙髓活力与正常牙有差异。如电测值到达最大时测试牙无反应，表示牙髓已无活力。

三、各型牙髓病的临床表现及诊断要点

（一）可复性牙髓炎

可复性牙髓炎（reversible pulpitis）是牙髓组织以血管扩张充血为主要病理表现的初期炎症表现。若能彻底去除病原刺激因素，同时给予适当的治疗，患牙牙髓可以恢复正常。

1. 临床症状　如下所述。

（1）受冷、热、酸、甜刺激时，立即出现瞬间的疼痛反应，对冷刺激更敏感；刺激一去除，疼痛消失。

（2）没有自发性疼痛。

2. 检查　如下所述。

（1）患牙常见有接近髓腔的牙体硬组织病损，如深龋、深锲状缺损，深牙周袋，咬合创伤。

（2）患牙对温度测验，尤其是冷测表现为一过性敏感，且反应迅速。去除刺激后，数秒缓解。

（3）叩诊反应同正常对照牙，即叩痛（－）。

3. 诊断　如下所述。

（1）主诉对温度刺激一过性敏感，但无自发痛的病史。

（2）可找到能引起牙髓病变的牙体病损或牙周组织损害的原因。

（3）患牙对冷测的反应阈值降低，表现为一过性敏感。

4. 鉴别诊断　如下所述。

（1）深龋当冷、热刺激进入深龋洞内才出现疼痛反应，刺激去除后症状不持续。当深龋与可复性牙髓炎难以区别时，可先按可复性牙髓炎的治疗进行安抚处理。

（2）不可复性牙髓炎一般有自发痛病史；有温度刺激引起的疼痛反应程度重，持续时间长，有时可出现轻度叩痛。在临床上，若可复性牙髓炎与无典型自发痛症状的慢性牙髓炎难以区分时，可采用诊断性治疗的方法，用氧化锌丁香油酚黏固剂进行安抚治疗，在观察期内视其是否出现自发痛症状明确诊断。

（3）牙本质过敏症对探、触等机械刺激和酸、甜等化学刺激更敏感。

（二）不可复性牙髓炎

不可复性牙髓炎（irreversible pulpitis）是病变较为严重的牙髓炎症，可发生于牙髓的某一局部，也可涉及整个牙髓，甚至在炎症的中心部位已发生了程度不同的化脓或坏死。此类牙髓炎症自然发展的最终结局均为全部牙髓的坏死。几乎没有恢复正常的可能，临床治疗上只能选择摘除牙髓以去除病变的方法。包括急性牙髓炎、慢性牙髓炎、残髓炎、逆行性牙髓炎。

【急性牙髓炎】

急性牙髓炎（acute pulpitis）的临床特点是发病急，疼痛剧烈。病因包括慢性牙髓炎急性发作，牙髓受到急性的物理损伤、化学刺激及感染。

1. 临床症状　如下所述。

（1）自发性阵发性的剧烈疼痛：初期持续时间短，晚期持续时间长。炎症牙髓出现化脓时，患者可主诉有搏动性跳痛。

（2）夜间痛，或夜间疼痛较白天剧烈。

（3）温度刺激加剧疼痛：若患牙正处于疼痛发作期内，温度刺激可使疼痛更为加剧。如果牙髓已有化脓或部分坏死，患牙可表现为所谓的"热痛冷缓解"。

（4）疼痛不能自行定位：疼痛呈放射性或牵涉性，常是沿三叉神经第2支或第3支分布区域放射至患牙同侧的上、下颌牙或头、颞、面部，但这种放射痛不会发生到患牙的对侧区域。

2. 检查　如下所述。

（1）患牙可查及接近髓腔的深龋或其他牙体硬组织疾病，或有深的牙周袋。

（2）探诊可引起剧烈疼痛，可探及微小穿髓孔，并可见有少量脓血自穿髓孔流出。

（3）温度测验时，患牙敏感，刺激去除后，疼痛症状持续一段时间。当患牙对热测更为敏感时，表明牙髓已出现化脓或部分坏死。

（4）早期叩诊无明显不适，当炎症的外围区已波及根尖部的牙周膜，可出现垂直方向的叩诊不适。

3. 诊断　如下所述。

（1）典型的疼痛症状。

（2）患牙肯定可找到有引起牙髓病变的牙体损害或其他病因。

（3）牙髓温度测验结果可帮助定位患牙，对患牙的确定是诊断急性牙髓炎的关键。

4. 鉴别诊断　如下所述。

（1）三叉神经痛（trigeminal neuralgia）：表现为突然发作的电击样或针刺样剧痛，有疼痛"扳机点"，发作时间短，较少在夜间发作，冷热温度刺激也不引发疼痛。

（2）龈乳头炎：剧烈的自发性疼痛，持续性胀痛，对疼痛可定位，龈乳头有充血、水肿现象，触痛明显。患处两邻牙间可见食物嵌塞的痕迹或有食物嵌塞史。对冷热刺激有敏感反应，但一般不会出现激发痛。

（3）急性上颌窦炎（maxillary sinusitis）：持续性胀痛，上颌的前磨牙和磨牙同时受累而导致两或三颗牙均有叩痛，但未查及可引起牙髓炎的牙体组织与疾病。同时可伴有头痛、鼻塞、流浓涕等上呼吸道感染的症状，以及在跑、跳、蹲等体位变化时，牙痛症状加重。检查上颌窦前壁可有压痛现象。

【慢性牙髓炎】

慢性牙髓炎（chronic pulpitis）是临床上最为常见的一型牙髓炎，有时临床症状很不典型，容易误诊而延误治疗。

1. 临床症状　如下所述。

（1）无剧烈的自发性疼痛，但有时可出现不甚明显的阵发性隐痛或每日出现定时钝痛。

（2）患者可诉有长期的冷、热刺激痛病史等，对温度刺激引起的疼痛反应会持续较长时间。

2. 检查　如下所述。

（1）炎症常波及全部牙髓及根尖部的牙周膜，致使患牙常表现为咬合不适或轻度的叩痛

（2）一般可定位患牙。

3. 分型　如下所述。

（1）慢性闭锁性牙髓炎（chronic closed pulpitis）

1）无明显的自发痛，有长期的冷热刺激痛病史。

2）可查及深龋洞、冠部充填体或其他近髓的牙体硬组织缺损。洞内探诊感觉迟钝。

3）去净腐质后无肉眼可见的露髓孔。

4）患牙对温度测验的反应可为敏感，也可为热测引起迟缓性痛，多有轻度叩痛或叩诊不适感。

（2）慢性溃疡型牙髓炎（chronic ulcerative pulpitis）

1）食物嵌入洞内即出现剧烈的疼痛。当冷热刺激激惹患牙时，会产生剧痛。

2）查及深龋洞或近髓的牙体损害：患牙大量软垢、牙石堆积、洞内食物残渣大量嵌入。

3）去净腐质、可见有穿髓孔，深探剧痛并有少量暗色液体流出。

4）温度测试敏感。仅有极轻微的叩诊不适。

（3）慢性增生型牙髓炎（chronic hyperplastic pulpitis）

1）无明显的自发痛，患者可诉每进食时患牙疼痛或有进食出血现象，长期不敢用患侧咀嚼食物。

2）患牙大而深的龋洞中有红色、"蘑菇"形状的肉芽组织，又称做"牙髓息肉"（pulp polyp），可充满整个洞内并达咬合面，探之无痛但极易出血。常可见患牙及其邻牙有牙石堆积。

3）牙髓息肉与牙龈息肉、牙周膜息肉的鉴别如下：①牙龈息肉：多是患牙邻𬌗面出现龋洞时，由于食物长期嵌塞加之患牙龋损处粗糙边缘的刺激，牙龈乳头向龋洞所形成的空间增生，形成息肉状肉芽组织。②牙周膜息肉：是在多根牙的龋损穿通髓腔后进而破坏髓室底，根分叉处的牙周膜因外界刺激而反应性增生，肉芽组织由髓底穿孔处长入连通髓腔的龋损内，洞口外观像牙髓息肉。③可通过 X 线片观察患牙根分叉区髓室底影像的连续性，再用探针探查息肉的蒂部及其髓室底的完整性。

4. 诊断　如下所述。

（1）可以定位患牙，长期冷、热刺激痛病史和（或）自发痛史。

（2）肯定可查到引起牙髓炎的牙体硬组织疾病或其他原因。

（3）患牙对温度测验有异常表现。

（4）叩诊反应可作为很重要的参考指标。

5. 鉴别诊断　如下所述。

（1）深龋：刺激去除后症状立即消失；对叩诊的反应与正常对照牙相同。

（2）可复性牙髓炎：患牙对温度测验，尤其是冷测表现为一过性敏感，且反应迅速，去除刺激后，数秒缓解；叩诊反应同正常对照牙，即叩痛（－）。

（3）干槽症：近期有拔牙史，牙槽窝空虚，骨面暴露，出现臭味。可有温度刺激敏感及叩痛，但无明确的牙髓疾病指征。

【残髓炎】

残髓炎（residual pulpitis）属于慢性不可复性牙髓炎，发生在经牙髓治疗后的患牙，由于残留了少量炎症根髓或多根牙遗漏了未做处理的根管，因而命名为残髓炎。

1. 临床症状　如下所述。

（1）自发性钝痛、放散性痛、温度刺激痛。

（2）咬合不适或轻微咬合痛。

（3）均有牙髓治疗病史。

2. 检查　如下所述。

（1）牙冠可见牙髓治疗后的充填体或暂封材料。

（2）对患牙施以强冷、强热刺激进行温度刺激，反应可为迟缓性痛或仅诉有感觉。

（3）叩诊轻度疼痛（－）或不适感（±）。

（4）去除患牙充填物，用根管器械探查病患根管至深部时有感觉或疼痛。

3. 诊断　如下所述。

（1）有牙髓治疗史。

（2）有牙髓炎症表现。

（3）强温度刺激患牙有迟缓性疼痛以及叩诊疼痛。

（4）探查根管有疼痛即可确诊。

【逆行性牙髓炎】

逆行性牙髓炎（retrograde pulpitis）的感染来源是深牙周袋中的细菌可通过根尖孔或侧支根管进入牙髓，引发牙髓感染。这种由牙周途径导致的牙髓感染成为逆行性感染，所引起的牙髓炎称为逆行性牙髓炎。

1. 临床症状　如下所述。

（1）急性牙髓炎症状（自发痛、阵发痛、冷热刺激痛、放散痛、夜间痛）。

（2）慢性牙髓炎症状（冷热刺激敏感或激发痛，不典型的自发钝痛或胀痛）。

（3）均有长时间的牙周炎病史，可诉有口臭、牙松动、咬合无力或咬合疼痛等不适症状。

2. 检查　如下所述。

（1）患者有深达根尖区的牙周袋或较为严重的根分叉病变。牙龈水肿、充血，牙周袋溢脓，牙有不同程度的松动。

（2）无引发牙髓炎的深龋或其他牙体硬组织疾病。

（3）对多根患牙的牙冠不同部位进行温度测试，其反应可不同。

（4）对叩诊的反应为轻度疼痛（＋）至中度疼痛（＋＋），叩诊呈浊音。

（5）X线片患牙有广泛的牙周组织破坏或根分叉病变。

3. 诊断　如下所述。

（1）患牙有长期牙周炎病史。

（2）近期出现牙髓炎症状。

（3）患牙未查出引发牙髓病变的牙体硬组织疾病。

（4）患牙有严重的牙周炎表现。

（三）牙髓坏死

牙髓坏死（pulp necrosis）常由各种类型的牙髓炎发展而来，也可因外伤打击、正畸治疗所施加的过度创伤力、修复治疗对牙体组织进行预备时的过度手术切割产热，以及使用某些修复材料（硅酸盐黏固剂、复合树脂）所致的化学刺激和微渗漏引起牙髓组织发生严重营养不良及退行性变性时，血液供应不足，最终发展为牙髓坏死。如不及时治疗，病变可向根尖周组织发展，导致根尖周炎。坏死的牙髓组织更有利于细菌的定植，因此，其比健康的牙髓组织更容易感染。

1. 临床症状　如下所述。

（1）患牙一般没有自觉症状，也可见有以牙冠变色为主诉前来就诊。

（2）可有自发痛史、外伤史、正畸治疗史或充填、修复史。

2. 检查　如下所述。

（1）牙冠可存在深龋洞或其他牙体硬组织疾病，或是有充填体、深牙周袋等。也可见完整牙冠者。

（2）牙冠变色，呈暗红色或灰黄色，失去光泽。

（3）牙髓活力测验无反应。

（4）叩诊同正常对照牙或不适感。

（5）牙龈无根尖来源的瘘管。

（6）X线片显示患牙根尖周影像无明显异常。

3. 诊断　如下所述。

（1）无自觉症状。

（2）牙冠变色、牙髓活力测验结果和X线片的表现。

（3）牙冠完整情况和病史可作为参考。

4. 鉴别诊断　慢性根尖周炎：通过拍摄X线片，若发现有根尖周骨质影像密度减低或根周膜影像模糊、增宽，即可做出鉴别诊断。

（四）牙髓钙化

牙髓钙化（pulp calcification）：当牙髓的血液循环发生障碍，会造成牙髓组织营养不良，出现细胞变性，钙盐沉积，形成微小或大块的钙化物质。有两种形式，髓石（pulp stone）游离于牙髓组织或附着髓腔壁；弥漫性钙化，整个髓腔闭锁，见于外伤或氢氧化钙盖髓治疗或活髓切断术后。

1. 临床症状　如下所述。

（1）一般不引起临床症状。

（2）个别情况出现与体位有关的自发痛，也可沿三叉神经分布区放散，一般与温度刺激无关。

2. 检查　如下所述。

（1）患牙对牙髓温度测验的反应可异常，表现为迟钝或敏感。

（2）X线片显示髓腔内有阻射的钙化物（髓石）或呈弥漫性阻射影像而致使原髓腔处的透射区消失。

3. 诊断　如下所述。

（1）X线片检查结果作为重要的诊断依据。

（2）需排除由其他原因引起的自发性放散痛的疾病，并经过牙髓治疗后疼痛症状得以消除，方能确诊。

（3）询问病史有外伤或氢氧化钙治疗史者可作为参考。

4. 鉴别诊断　三叉神经痛：有扳机点；X线片检查结果可作为鉴别参考；经诊断性治疗（牙髓治疗）后，视疼痛是否消失得以鉴别。

（五）牙内吸收

牙内吸收（internal resorption）是指正常的牙髓组织肉芽性变，分化出的破牙本质细胞从髓腔内部吸收牙体硬组织，致髓腔壁变薄，严重者可造成病理性牙折。多发生于乳牙。见于受过外伤的牙，再植牙及做过活髓切断术或盖髓术的牙。

1. 临床症状　如下所述。

（1）一般无自觉症状，多于X线片检查时发现。

（2）少数病例可出现自发性阵发痛、放散痛和温度刺激痛和牙髓炎症状。

2. 检查　如下所述。

（1）发生在髓室时，肉芽组织的颜色可透过已被吸收成很薄的牙体硬组织层而使牙冠呈现为粉红色。发生在根管内时，牙冠颜色没有改变。

（2）患牙对牙髓测验的反应可正常，也可表现为迟钝。

（3）叩诊检查同正常对照牙或出现不适感。

（4）X线片显示髓腔内有局限性不规则的膨大透射影区域，严重者可见内吸收处的髓腔壁被穿通，甚至出现牙根折断线。

3. 诊断　如下所述。

（1）X线片的表现为主要依据。

（2）病史和临床表现作为参考。

四、非牙源性牙痛的鉴别诊断思路

国际疼痛研究学会（international association for the study of pain，IASP）在疼痛病症分类学中的定义为：有潜在或实际的组织损伤或类似的损伤引起的一种不愉快的感觉或情感体验。诊断疼痛的关键首先是要排除器质性病变。

牙髓病的特征性临床表现就是牙痛，尤其是剧烈的自发性放散痛、不能定位的牵涉痛症状，可能与系统其他疾病引起的疼痛混淆，导致误诊误治。临床工作中面对牙痛的患者，首先要做的是判断疼痛的来源。除了考虑牙髓炎，在与疼痛牙邻近组织的疾病相鉴别外，还需了解下列系统源性疼痛疾病的特征性临床表现，以提供鉴别诊断的思路。

（一）口腔颌面部疾病

1. 颞下颌关节疾病（temporomandibular joint articular disorders） 颞下颌关节持续疼痛，疼痛部位深在，定位不清，疼痛时常发作，出现牵涉痛，可伴有耳疼痛和张口受限。颌面部肌肉痉挛导致肌筋膜疼痛，扪压肌肉或关节可引起或加重疼痛。疼痛持续时间一般超过 6 个月。影像学检查有助于诊断。

2. 涎腺疾病（salivary gland disorders） 发生于涎腺的多种疾病，包括导管堵塞、炎症和感染都会引起疼痛和压痛的症状。咀嚼食物时，尤其是刚进食时，诱发或加重疼痛，还可出现肿胀、发热和张口痛。通过扪诊、唾液流量检查和影像学检查可明确诊断。

（二）远隔器官疾病来源的牵涉痛

远隔器官疾病来源的牵涉痛（referred pain from remote pathologic sites） 是指能引起颌面部牵涉痛的远隔脏器疾病报道较多的有心绞痛、甲状腺炎、颈动脉痛及颈椎疾病。其中，因主诉牙痛而被确诊为心绞痛（angina pectoris）或被误诊的病例最令人关注。下面重点介绍心绞痛。

1. 症状 左胸部沉重感、紧迫感、左前胸闷痛，常放散到左肩胛或左臂，另有 18% 的患者牵涉至左侧下颌或牙，出现后牙区牙髓炎样疼痛。

2. 诊断 接诊时，应详细了解患者的身体状况和既往病史，以及与心脏病有关的危险因素，如血压、吸烟、肥胖、缺乏锻炼等。在排除牙本身疾病后，应及时将患者转诊至内科进行检查和诊断，以免延误病情。

（三）神经性疼痛

神经性疼痛（neuropathic pains） 是由周围神经组织结构病变或异常导致的疾病。

遗传代谢紊乱（如卟啉病、糖尿病）、机械创伤（如压迫、外伤、手术）、中毒反应、感染或炎症（如疱疹、肝炎、麻风）等因素。

特征性表现：单侧剧烈的烧灼痛、撕裂痛或电击痛。

分类：根据疼痛的发作模式，分为发作性神经痛和持续性神经痛两类。发作性神经痛最为常见的是三叉神经痛，Eagle 综合征；持续性神经痛主要为疱疹后神经痛和创伤后神经痛。下面将重点介绍 Eagle 综合征和疱疹后神经痛。

【Eagle 综合征（Eagle syndrome）】

1. 症状 当吞咽、转头、大张口，甚至说话时，咽喉部、舌后部出现中、重度的疼痛，也有后牙区疼痛的表现，常伴有吞咽困难、耳痛、眩晕性头痛。

2. 病因 茎突舌骨韧带钙化，过长的骨突在下颌运动过程中压迫舌咽神经。

3. 检查 用手指扪压患侧的扁桃体隐窝可产生典型的疼痛。

【疱疹后神经痛（postherpetic neuralgia，PHN）】

1. 症状 如下所述。

（1）受累神经支配区域出现疱疹之前有不适感或痒感，也有难以忍受的持续性跳痛表现。

（2）当疱疹病毒感染三叉神经第 2 支或第 3 支时，可出现一个象限内的多颗牙疼痛，症状与牙髓炎相似。在感染潜伏期中，难以鉴别；当皮肤或口腔黏膜出现疱疹后，诊断容易。

（3）当疱疹急性发作消退后疼痛不缓解或1~2个月或以后再度出现，又称为疱疹后神经痛。表现为深部钝痛或锐利痛，也可出现感觉异常或皮肤过敏。

2. 病因　疱疹病毒感染。

3. 诊断　结合带状疱疹急性发作病史和患区遗留的瘢痕不难做出。

（四）血管神经性痛

血管神经性痛（neurovascular pains）通常以非器质性病变为主的一组疼痛性疾病，可能与颅内、外血流变化或缺氧有关。疼痛较深在，呈搏动样、重击样或烧灼样，偶有尖锐痛，多为单侧发作，有缓解期。其中常见的可引起牙痛症状的血管神经性痛为丛集性头痛和偏头痛。

【丛集性头痛（cluster headache）】

1. 症状　如下所述。

（1）疼痛反复密集性发作，呈"爆炸样"，疼痛剧烈、持续，有搏动感或烧灼感。

（2）疼痛部位常见于一侧眶下区、眼旁或眼后，可放散至前额、颞部和上颌骨，也会涉及上颌牙，易与上颌尖牙或前磨牙的牙源性疼痛相混淆。

（3）可伴有患侧鼻塞、流涕、流泪、脸红、颊肿、结膜充血，以及前额和面部出汗、上眼睑下垂和瞳孔缩小等交感神经和副交感神经症状。

（4）发作期间，常因疼痛剧烈难忍而坐立不安，反复踱步。

（5）疼痛可被烟、光、味等刺激激发，也可因紧张、饮酒、服用硝酸甘油而诱发。

（6）每次发作30min至两三个小时。

（7）男性发病率高，多见于35~50岁吸烟者。

2. 治疗　吸氧15min以上可消除疼痛，神经阻滞治疗也有明显效果。

【偏头痛（migraine）】

1. 症状　如下所述。

（1）20~40岁女性多见，常有家族史。

（2）疼痛由单纯的痛感发展为跳痛、重击痛，部位局限在单侧颞部、前额或眼后部，也可发生于面部或单一牙。

（3）伴发症状有头晕、呕吐、畏声、畏光或出汗。

（4）压力、疲劳、过多摄取含酪胺的食物、乙醇、组胺和血管扩张药可诱发或加重头痛。

（5）疼痛发作持续时间在数小时至两三天，间歇期为数天，长则数年。

2. 诊断　临床尚无特异性检查，诊断主要靠症状和病史。

（五）非典型性面痛

当患者颌面部出现超过6个月的持续性疼痛，且定位差，症状表述不清，解剖分布不明确，又查不出器质性病变，各种治疗无效，临床上不能确诊时，可能被冠以"非典型性面痛（atypical facial pains）"的诊断。此类疼痛性质不明，发生于口腔的主要有非典型性压痛和灼口综合征两种。

【非典型性牙痛（atypical odontalgia，AO）】

1. 症状　如下所述。

（1）持续性钝痛、搏动痛、放射痛和烧灼痛，疼痛持续时间长，但不受温度刺激影响。

（2）能定位牙痛的位置，但临床和X线片均检查不出任何病变体征，对"痛源牙"摘除牙髓后，疼痛仍不缓解。

（3）成年男女均易发病，超过40岁的女性多见。

2. 分类　心因性痛、血管性痛、神经病理性痛和特发性疼痛。

3. 诊断　一定要在排除了牙及其邻近结构的病变之后才能给出。

4. 治疗　目前尚无有效的治疗方法，医师要耐心的告知和解释。

【灼口综合征（burning mouth syndrome）】

1. 症状　如下所述。

（1）口腔发生持续性的烧灼样疼痛，最常见部位为舌尖和舌缘，也可累及上腭、牙龈和牙。

（2）疼痛程度与牙痛相似，烧灼感更为明显，不出现酸痛或跳痛。

（3）疼痛在傍晚时最重，随时间推移加剧。

（4）伴随症状有口干、味觉异常、头痛、睡眠障碍。

2. 其他　检查黏膜正常，无器质性病变。

（六）孟乔森综合征

孟乔森综合征（Munchausen syndrome）是一种心理疾病，患者期待接受不必要的医药措施，部分患者有药物依赖倾向。

面对牙痛患者，临床医师应建立正确的诊断思路。收集完整的疼痛史，如疼痛位置、性质、时间特点、相关症状、间歇性疼痛诱发因素、加重因素、缓解因素、疼痛强度，治疗史和牙科病史、家族史、社会因素、系统回顾，并结合检查对可能涉及的疾病进行排除，从最常见的疾病和局部可疑患牙入手，逐步扩大范围，直至罕见的、远隔器官的病症。

首先从牙源性痛的角度，尤其从牙髓源性角度考虑。对于非牙源性痛，若在临床上盲目开始不可逆的侵入性牙髓治疗，会给患者造成新的损害和更大的痛苦。因此，一定要正确运用检查手段，综合分析所有的临床信息，最终做出正确的诊断。

（吴国荣）

第五节　根尖周病的临床表现及诊断

一、急性根尖周炎

急性根尖周炎（acute apical periodontitis，AAP）是从根尖部牙周膜出现浆液性炎症到根尖周组织形成化脓性炎症的一系列反应过程，是一个病变程度由轻到重、病变范围由小到大的连续过程。

急性根尖周炎的进展为一连续过程，由浆液期逐步发展为化脓期中的根尖周脓肿、骨膜下脓肿及黏膜下脓肿。由于炎症侵犯组织的范围不同，上述4个阶段的临床表现各有特点，因此应急处理方法也不尽相同。

成人急性根尖周炎的发生主要是因牙髓感染、坏死后，根管内的感染物质通过根尖孔使根尖周围组织产生局限性的炎症反应；也可由来自根管的机械、化学刺激引起；少数还可由外伤或咬合创伤所致。

乳牙和年轻恒牙罹患牙髓炎时，由于患牙根尖孔较粗大，牙髓组织血供丰富，感染较易扩散，往往在牙髓炎症的早期便可并发根尖周组织的急性炎症。

二、急性浆液性根尖周炎

（一）病理表现

主要病理表现为根尖部牙周膜内血管扩张、充血，渗出物以血浆为主，局部组织呈现水肿，随即有多形核白细胞浸润。渗出的血浆不仅可以稀释毒素，其所含的抗体还可参与消除抗原物质。此刻的根尖部牙骨质及其周围的牙槽骨尚无明显变化。

（二）临床表现

1. 症状　如下所述。

（1）主要为患牙咬合痛。

（2）临床上患牙可由初期只有不适、发木、浮出、发胀，到咬合时患牙与对颌牙早接触。有时患者可诉有咬紧患牙反而稍感舒服的症状。

（3）当病变继续发展，患牙浮出和伸长的感觉逐渐加重，出现自发性、持续性的钝痛，咬合时不仅不能缓解症状，反而导致更为剧烈的疼痛。

（4）患者能够明确指出患牙，疼痛范围局限于患牙根部，不引起放散。

2. 检查　如下所述。

（1）患牙可见龋坏、充填体或其他牙体硬组织疾病，或可查到深牙周袋。

（2）牙冠变色：牙髓活力测验无反应，但乳牙或年轻恒牙对活力测验可有反应，甚至出现疼痛。

（3）叩痛（＋）～（＋＋），扣压患牙根尖部位出现不适或疼痛。牙龈尚无明显异常。

（4）患牙可有Ⅰ度松动。

（5）X线检查根尖周组织影像无明显异常表现。

（三）诊断

（1）患牙典型的咬合疼痛症状。

（2）对叩诊和扣诊的反应。

（3）对牙髓活力测验的反应并结合患者的年龄，患牙所具有的牙髓病史、外伤史及不完善的牙髓治疗史均可作为参考。

三、急性化脓性根尖周炎

（一）临床病理

根尖周组织的浆液性炎症继续发展，则发生化脓性变化。此阶段白细胞，尤其是多形核白细胞浸润增多，根尖周膜中的炎症细胞被细菌及其产生的毒素破坏致死，细胞溶解、液化并积聚形成脓液，分解、坏死的白细胞释放出组织水解酶，致使牙周韧带破坏。脓液最初只局限在根尖孔附近的牙周膜内，炎症细胞浸润主要在根尖孔附近的牙槽骨骨髓腔中。

急性化脓性根尖周炎的发展分为3个阶段：①根尖周脓肿阶段；②骨膜下脓肿阶段；③黏膜下脓肿阶段。急性化脓性根尖周炎的排脓方式如下。

1. 通过骨髓腔突破骨膜、黏膜或皮肤向外排脓　炎症细胞自根尖附近的牙槽骨骨髓腔迅速在牙槽骨内蔓延，脓肿穿过骨松质到达骨外板，再通过骨皮质上的营养孔到达骨膜下。由于骨膜坚韧、致密，不易穿破，脓液在此处积聚，造成局部压力增高。当骨膜下的脓液积聚达到相当的压力时，骨膜破裂，脓液流注于黏膜下或皮肤下，构成黏膜下脓肿或皮下脓肿。最后，脓肿破溃，脓液排出，急性炎症缓解，转为慢性炎症。

此种排脓方式常见有4种排脓途径：①穿通骨壁突破黏膜；②穿通骨壁突破皮肤；③突破上颌窦壁；④突破鼻底黏膜。

2. 通过根尖孔经根管从冠部缺损处排脓　当患牙的根尖孔粗大、根管通畅、冠部缺损呈开放状态时可进行此方式进行排脓。这种排脓方式对根尖周组织的破坏最小。

3. 通过牙周膜从龈沟或牙周袋排脓　若患牙同时患有牙周炎的情况，因根尖部的脓灶与牙周袋底接近，脓液易从该薄弱的牙周膜结缔组织处突破而向牙周袋内排放，形成牙周窦道，此种情况通常预后较差。乳牙发生根尖周脓肿时，由于儿童的牙周膜组织疏松，根尖部的脓液可顺牙周间隙扩散，从龈沟排出。

（二）临床表现

1. 根尖周脓肿　如下所述。

（1）症状：患牙出现自发痛、剧烈持续的跳痛，以至咬合时首先接触患牙并引起剧痛，患者因而不敢对合。

（2）检查：①患牙叩痛（＋＋）～（＋＋＋），松动Ⅱ～Ⅲ度。②根尖部牙龈潮红，但尚无明显肿胀，扣诊感轻微疼痛。③相应的下颌下淋巴结或颏下淋巴结可有增大及压痛。

2. 骨膜下脓肿　如下所述。

（1）症状：患牙的持续性、搏动性跳痛更加剧烈，因骨膜坚韧、致密，脓液集聚于骨膜下所产牛的压力很大，病程至此，疼痛达到最高峰，病期多已三五日，患者感到极端痛苦。患牙更觉浮起、松动，即使是不经意地轻触患牙，亦感觉疼痛难忍。患者常诉有因疼痛逐日加剧而影响睡眠和进食，还可伴有体温升高，身体乏力等全身症状。

（2）检查：①患者有痛苦面容，精神疲惫。体温可有升高，约38℃。末梢血常规白细胞增多，计数多在1.0万~1.2万/mm³。患牙所属区域的淋巴结可出现增大和扪痛。②患牙叩痛（＋＋＋），松动Ⅲ度，牙龈红肿，移行沟变平，有明显的压痛，扪诊深部有波动感。③严重的病例可在相应的颌面部出现蜂窝织炎，表现为软组织肿胀、压痛，致使面容改变。

3. 黏膜下脓肿　如下所述。

（1）症状：由于黏膜下组织较疏松，脓液到达黏膜下时，压力已大为减低，自发性肿痛及咬合痛也随之减轻。全身症状缓解。

（2）检查：①患牙叩痛（＋）~（＋＋），松动度Ⅰ度；②根尖区黏膜的肿胀已局限，呈半球形隆起，扪诊时，波动感明显，脓肿较表浅而易破溃。

（三）诊断

主要依据患牙所表现出来的典型的临床症状及体征，由疼痛及红肿的程度来分辨患牙所处的炎症阶段。

（四）鉴别诊断

1. 急性根尖周炎各阶段的鉴别　见表5-1。

表5-1　急性根尖周炎各发展阶段的临床表现

症状和体征	浆液期	根尖周肿胀期	骨膜下脓肿期	黏膜下脓肿期
疼痛	咬合痛	持续跳痛	极剧烈胀跳痛	咬合痛缓解
叩痛	（＋）~（＋＋）	（＋＋）~（＋＋＋）	最剧烈（＋＋＋）	（＋＋）~（＋）
扪诊	不适	疼痛	剧烈疼痛＋深波动感	轻痛＋浅波动感
根尖区牙龈	无变化/潮红	小范围红肿	红肿明显，广泛	肿胀明显，局限
全身症状	无	无/轻	可有发热、乏力，血象升高	消退

2. 急性根尖周炎与慢性根尖周炎急性发作的鉴别　急性根尖周炎可以直接继发于牙髓病，即原发性急性根尖周炎；也可由慢性根尖周炎转化而来，又称为慢性根尖周炎急性发作或继发性急性根尖周炎。两者之间的区别在于X线片上所显示的影像不同：急性根尖周炎时，X线片上看不出根尖部有明显改变；而慢性根尖周炎急性发作时，则从X线片上可见根尖部有不同程度的牙槽骨破坏所形成的透影区。

3. 急性根尖周炎脓肿与急性牙周脓肿的鉴别　见表5-2。

表5-2　急性根尖周脓肿与急性牙周脓肿的鉴别要点

鉴别点	急性根尖周脓肿	急性牙周脓肿
感染来源	感染根管	牙周袋
病史	较长期牙体缺损史 牙痛史 牙髓治疗史	长期牙周炎病史
牙体情况	深龋洞 近髓的非龋疾病 修复体	一般无深及牙髓的牙体疾病
牙髓活力	多无	多有
牙周袋	无	深，迂回曲折

鉴别点	急性根尖周脓肿	急性牙周脓肿
脓肿部位	靠近根尖部 中心位于龈颊沟附近	较近牙龈缘
脓肿范围	较弥散	局限于牙周袋壁
疼痛程度	重	相对较轻
牙松动度	相对轻，病愈后牙恢复稳固	明显，消肿后仍很松动
叩痛	很重	相对较轻
X线片表现	无明显异常表现，若患牙为慢性根尖周炎急性发作，根尖周牙槽骨显现透射影像	牙槽骨嵴破坏，可有骨下袋
病程	相对较长，脓液自根尖周向外排出的时间需五六天	相对较短，一般三四天可自溃

四、慢性根尖周炎

慢性根尖周炎（chronic apical periodontitis）是指因根管内长期存在感染及病源刺激物而导致的根尖周围组织慢性炎症反应，表现为炎症性肉芽组织的形成和牙槽骨的破坏。

（一）病因病理

1. 根尖周肉芽肿的形成机制　根尖部的牙周膜因受根管内病源刺激物的作用而发生慢性炎症性变化，其正常的组织结构被破坏，代之以炎症肉芽组织。在炎症肉芽组织的周围有破骨细胞分化出来，造成邻近的牙槽骨和牙骨质吸收破坏，骨质破坏的区域仍由炎症肉芽组织所取代。

2. 脓肿的形成机制　随着病变的进展，炎症肉芽组织的体积不断增大，血供难以抵达肉芽肿的中心部，病变中央的组织细胞发生坏死、液化，形成脓液并潴留于根尖部的脓腔内，成为慢性根尖周脓肿。

3. 囊肿的形成机制　关于囊壁形成的确切机制尚不清楚，目前主要有两个理论："分解理论"与"脓腔理论"。前者认为正常牙的牙周膜内遗留有牙根发育期间的 Hertwing 上皮根鞘细胞，在牙根表面平行排列，呈静止状态，又称 Malassez 上皮剩余。当根尖周围组织形成炎症肉芽组织时，遗留下来的这些上皮细胞在慢性炎症的长期刺激下，可增殖为上皮团块或上皮条索。较大的上皮团中心由于缺乏营养，上皮细胞发生退行性变，甚至坏死、液化，形成小囊腔，腔壁表面由复层鳞状上皮细胞衬里，完整或不连续，形成囊壁。随着囊腔中渗透压的增高，周围的组织液逐渐渗入，成为囊液，小囊腔逐渐扩大或相互融合形成根尖周囊肿。"脓腔理论"认为根尖周肉芽肿先形成脓肿，脓腔的表面就像身体其他部位的软组织创口一样，修复过程均有周缘的上皮细胞增生、爬入，逐渐将伤口表面覆盖而成。当牙周膜内的上皮剩余细胞增殖、铺满根尖周脓肿的脓腔表面时，就形成了囊腔。

4. 根尖周致密性骨炎的形成机制　当根尖周组织在受到长期轻微、缓和的刺激，而患者的机体抵抗力又很强时，根尖部的牙槽骨并不发生吸收性破坏，反而表现为骨质的增殖，形成围绕根尖周围的一团致密骨，其骨小梁结构比周围骨组织更为致密。这种情况实际上是一种防御性反应，因在增生的骨小梁间有少量慢性炎症细胞分布，故称为根尖周致密性骨炎。

（二）临床表现

1. 症状　一般无明显的自觉症状，有的患牙可在咀嚼时有不适感。也有因主诉牙龈起脓包而就诊者。在临床上多可追问出患牙有牙髓病史、反复肿痛史或牙髓治疗史。

2. 检查　如下所述。

（1）患牙可查及深龋洞或充填体，以及其他牙体硬组织疾病。

（2）牙冠变色，失去光泽。深洞内探诊无反应，牙髓活力测验无反应。

（3）患牙对叩诊的反应无明显异常或仅有不适感，一般不松动。

（4）有窦型慢性根尖周炎者可查及窦道开口。

（5）根尖周囊肿的大小不定，可由豌豆大到鸡蛋大。

（6）X 线检查显示出患牙根尖区骨质变化的影像。

（三）诊断

（1）患牙 X 线片上根尖区骨质破坏的影像是确诊的关键依据。

（2）患牙牙髓活力测验结果并结合患牙年龄应作为重要的参考。

（3）病史及患牙牙冠情况也可作为辅助诊断指标。

（吴国荣）

第六节　牙髓病与根尖周病治疗概述

一、治疗原则和治疗计划

（一）治疗原则

牙髓病和根尖周病的治疗原则是保存具有正常生理功能的牙髓及保存患牙。

1. 保存活髓　牙髓组织具有形成牙本质、营养牙体硬组织及防御修复功能。对牙髓病变还处于早期阶段的恒牙和根尖孔尚未形成的年轻恒牙，应注意保存活髓，维持牙髓功能。

2. 保存患牙　由于增龄性变化和血液循环的特殊性，牙髓修复再生能力有限，炎症不易治愈。对患有牙髓病而不能保存活髓的牙，应去除病变牙髓，保存患牙，以维持牙列完整，维护咀嚼功能。失去活髓后，牙体硬组织的营养代谢仅由牙周组织供给，牙体硬组织变脆并容易折裂，应选用不同类型的冠部修复体保护牙体硬组织。

（二）治疗计划

治疗计划是为了控制或消除致病因素、治愈疾病、修复缺损牙体组织、恢复患牙功能而设计的治疗方案和程序。治疗计划的制订应根据患牙病变的程度、位置、与邻近解剖结构的关系，患者的全身健康状况、依从性和就诊时机，以及医护人员的经验、医疗设备和器械等。

1. 治疗程序　牙髓病和根尖周病的治疗首先应缓解疼痛并去除感染物，控制患牙的急性症状后，再进行全面检查和治疗，分为急症期、控制期、治疗期和维护期治疗。

（1）急症期：在充分掌握患者全身状况和病史的前提下，尽快解决患牙急性牙髓疼痛或根尖周疼痛，待急症控制后方可转入下一阶段治疗。

（2）控制期：通过牙髓治疗、牙周治疗、拔牙及牙体牙列修复治疗等手段消除病因，终止疾病进展。治疗内容包括：①控制牙髓根尖周病疾病进展；②控制或去除潜在的致病因素；③去除影响疾病预后的不良因素；④实施口腔疾病预防策略。

（3）治疗期：通过牙体修复治疗、牙髓治疗、牙周治疗及口外治疗等，治疗牙髓根尖周病变，恢复咀嚼功能。

（4）维护期：通过定期复查，观察病变愈合情况，及时调整治疗计划。同时，加强患者口腔健康指导。

2. 术前谈话　治疗前，医生和患者需进行良好有效的交流，向患者介绍病情，说明治疗方法，提供牙髓治疗有关的读物及画册帮助解释治疗过程，使患者了解治疗的程序、预后和其他相关情况，避免患者在治疗中出现紧张、恐惧或不合作等不良情绪，减轻担忧和误解。

患者对治疗的认可必须建立在知情的基础上，避免因未告知治疗的难度和风险而发生医患纠纷。

术前谈话要告知患者的情况如下。

（1）牙髓治疗通常成功率较高，但也存在失败的可能性，预后与患者的个体差异等多因素有关。

（2）术后可能出现短暂不适或轻度疼痛，偶有剧痛。必要时可服用消炎、镇痛药物缓解症状。

（3）保存活髓治疗后，如出现自发痛、夜间痛等急性牙髓炎症状应立即复诊，及时调整治疗计划及治疗方法。

二、病例选择

治疗牙髓病和根尖周病前，应全面分析病例，了解患者及患牙的状态，明确治疗的必要性和可行性，选择有效的治疗方法。

（一）患者状态

患者的状态包括生理状态和心理状态。当患者的生理健康或心理健康严重受损时，牙髓病和根尖周病的治疗可能变得复杂化，甚至难以顺利完成。因此，必须重视对患者状态的了解和正确判断。

1. 生理状态　如下所述。

（1）年龄：牙髓治疗适用于任何年龄的患者，但治疗中不同年龄段存在不同的治疗难点。对于幼儿患者应注意控制他们的拒绝行为，以配合治疗。老年患者的主要难点在于根管口隐蔽、根管钙化和组织修复功能较差等。

（2）健康状况：牙髓治疗没有绝对的全身禁忌证，但残疾和体质虚弱的患者往往难以承受复杂和长时间的治疗过程，因此要详细询问系统病史，根据具体情况制订治疗计划。

1）心血管疾病：严重心血管疾病患者的牙髓治疗，应与心血管疾病专家会诊后处理。治疗时注意控制疼痛，缓解精神压力，缩短就诊时间。对于风湿性心脏病、先天性心脏病或做过心脏瓣膜置换手术的患者，应防止因根管治疗引起的感染性心内膜炎。近6个月内患有心肌梗死的患者不适于做牙髓治疗。

2）出血性疾病：出血性疾病患者牙髓治疗前应进行血液检验，并请内科医师会诊。在安置橡皮障夹、活髓摘除治疗等过程中要做好控制出血的准备。根管外科手术前必须进行抗纤溶治疗。

3）糖尿病：牙髓治疗前应预防性用药，防止急性牙髓感染影响糖尿病患者的病情控制，避免牙髓治疗时间过久影响耽误患者的胰岛素治疗和用餐时间。对于重症糖尿病患者，应注意预防胰岛素性休克或糖尿病性昏迷的发生。

4）癌症：通过询问病史，了解癌症患者病情以选择治疗方法。可采取简单易行的方法缓解患者症状，提高咀嚼能力，改善精神状态。头颈部肿瘤患者放疗后易发生猖獗龋，迅速发展为牙髓病或根尖周病，应选择牙髓治疗保存患牙，提高患者生活质量。

5）艾滋病：艾滋病不是牙髓治疗的禁忌证，对艾滋病患者进行牙髓治疗时，应采取严格的控制措施，防止交叉感染。

6）妊娠：妊娠期间的牙髓治疗，应注意控制疼痛与感染，暂缓行根管外科手术。

7）变态反应：对高度过敏体质的患者，牙髓治疗前可预防性使用抗组胺类药物，防止发生过敏反应。

2. 心理状态　如下所述。

（1）恐惧：患者在牙髓治疗过程中由于惧怕疼痛、射线或治疗器械等有可能表现出异常行为。对于这类患者要尽量安慰以取得合作，因恐惧而不愿按时复诊的患者，应告知贻误治疗可能产生的不良后果。

（2）焦虑：患者因害怕治疗时疼痛常产生焦虑情绪，在进行牙髓治疗前应判断患者是否焦虑。成人患者在治疗前往往掩饰其情绪，不愿告知医师，在治疗过程中却表现出不合作或其他异常，某些患心血管疾病、呼吸系统或神经系统疾病的患者甚至可能由于过度紧张而危及生命。

恐惧和焦虑的控制主要包括非药物控制和药物控制两种方法。具体如下：①给予患者同情心，医护人员应通过语言和表情对恐惧和焦虑的患者表示理解、同情和关怀，切忌训斥患者；②建立医患间良好有效的交流，医者可通过简单的交谈和观察，与患者建立有效的交流并获得患者信任，以保证治疗的顺利进行；③改善就诊环境，就诊环境影响患者情绪，为减少环境噪声，减少患者间影响和干扰，应尽可能设立独立诊室；④减短候诊时间，过度的候诊等待加重患者的焦虑情绪，应尽可能减短候诊时间；

⑤合理安排首诊复诊时间，对过度恐惧和焦虑的患者，如果治疗周期较长，应缩短首次就诊治疗时间，首次就诊时解决主诉问题，缓解主要症状，循序渐进地进行；⑥药物控制，当非药物控制不能取得良好的镇静效果时，可采取药物控制，如口服地西泮类镇静药控制焦虑等。

（3）心理性疼痛：心理性疼痛患者常主诉牙及颌面部疼痛，临床检查无口腔器质性病变。医师既要注意避免受患者或其家属的影响，将心理性疼痛诊断为器质性病变进行治疗，又要注意勿擅用精神治疗药物。

（二）患牙状态

牙髓治疗无牙位和年龄的限制，随着治疗技术和器械的发展，只要患牙有保留的价值，患者有适当的开口度并同意治疗，全口牙均可进行较为完善的牙髓治疗。牙髓治疗前，通过了解患牙的状态，可以判断牙髓治疗的难度和可行性。

1. 可操作性　如下所述。

（1）患牙类型：前牙一般为较粗而直的单根单管牙，牙髓治疗难度较小，成功率相对较高；磨牙根管相对细小且弯曲，解剖变异多见，根管数目不定，根管治疗的难度大。

（2）患牙位置：前牙暴露充分，器械容易到达，患者易配合，根管治疗难度低；反之后牙治疗难度增大。此外，牙异位或错位，导致根管方向倾斜，也增加牙髓治疗难度。

（3）工作长度：工作长度影响根管预备器械的选择。牙体过长，ISO 器械不能完全到达，操作难度加大；牙体过短，器械的工作刃因侧方压力不够而使工作效率大大降低，治疗难度加大。

（4）工作宽度：根尖孔粗大，易发生器械超出根尖孔和（或）超充，损伤根尖周组织，增加治疗难度。

（5）根管形态：根管重度弯曲或呈 S 形的患牙，根管治疗时应选用适宜的预备器械和技术，以减少或避免根管预备并发症的发生。根尖孔未完全形成的患牙，需要行根尖诱导成形术。

（6）根管数目：根管数目越多，管径越小，根管走向的变化就越多，治疗难度越大。临床上根管失败的常见原因为遗漏根管。因此，在根管预备过程中，应始终持有怀疑态度，仔细检查，准确判断是否存在"额外"根管。

（7）髓腔和根管钙化：髓石或弥散型髓腔钙化会阻碍根管治疗器械进入根管，增加治疗的难度。根管显微镜、钙螯合剂及超声预备器械等的应用有助于诊断和发现钙化根管。

（8）牙根吸收：牙根吸收包括内吸收和外吸收，内吸收 X 线片表现为在髓腔内出现不均匀的膨大透射区，外吸收则表现为叠加于根管外的阴影。牙根吸收会增加牙髓治疗的难度，影响患牙预后。

（9）邻近解剖结构：治疗中应注意牙根尖区邻近的组织结构，如上颌窦、鼻腔、颏孔及下颌神经管等。上颌牙根尖周炎症可能引起上颌窦或鼻腔感染，下颌牙根管预备过度或超充均可导致下牙槽神经感觉异常。颧突、隆凸以及牙拥挤、牙根重叠可造成 X 线片上根管及根尖区影像模糊，影响临床诊断和治疗。

（10）其他因素：根管治疗难度还与治疗环境，术者诊疗水平，患者张口度、咽反射及牙科恐惧症等有关。

2. 可修复性　现代牙髓治疗更注重患牙剩余牙体的保存治疗，随着修复材料和技术的不断完善，临床治疗中应最大限度保存患牙。但患牙因严重龋坏或牙折等导致余留牙体结构难以保留及修复时，则无须行牙髓治疗。

3. 牙周状况　牙髓病治疗的预后与患牙的牙周状况直接相关，牙槽骨严重破坏和Ⅲ度松动患牙的预后较差。对伴有牙周疾病的牙髓病患牙，应进行牙周牙髓联合治疗。

4. 既往治疗　术者治疗前应了解患牙的既往治疗情况。患牙可能在既往治疗中由于根管预备或充填不完善，仍处于炎症状态而需再处理，再次治疗的操作难度往往会增大。

5. 保留价值　所有牙髓病患牙都应尽量通过牙髓治疗保留。临床上可能由于医师对治疗失去信心，或患者因时间或经济问题，影响牙髓治疗的实施或完成。对于无咬合功能的患牙，可考虑拔除。

三、术前感染控制

无菌指不含活菌的状态，是灭菌的结果。在牙髓治疗过程中病原微生物可能通过不同途径引起感染，因此，治疗时应遵循无菌操作原则，建立防护措施以利于获得良好的治疗效果。

（一）术区隔离

牙位于口腔唾液环境中，术区的隔离可采用棉卷隔离唾液或安置橡皮障等方法，吸唾器一般与棉卷隔离或橡皮障联合使用。

1. 棉卷隔离法　棉卷隔离法是置消毒棉卷或棉球于唾液腺开口处及患牙两侧，这种方法简单易行，但对儿童和唾液多的患者隔湿效果差。

2. 橡皮障隔离法　19世纪，纽约牙科医师Barnum在临床首次使用橡皮障，达到牙体隔离的目的。正确安装橡皮障可以隔离患牙，防止唾液和舌影响手术操作，是目前保护医师和患者的有效装置，是牙髓治疗尤其是显微牙髓治疗中的必要步骤。

（1）橡皮障隔离的目的

1）提供不受唾液、血液和其他组织液污染的操作环境；

2）避免牙龈、舌及口腔黏膜软组织意外损伤；

3）防止误吸误吞；

4）保证术野清晰；

5）防止医源性交叉感染。

（2）橡皮障系统

1）橡皮障：橡皮障多呈方形，尺寸为15cm×15cm和12.5cm×12.5cm。根据厚度分为薄型、中型、厚型、超厚型和特厚型等，牙髓治疗多选用不易撕裂的中型或厚型。橡皮障有黑、绿、黄、灰、蓝等各种颜色，深色橡皮障可以增加手术视野的对比度，浅色橡皮障的半透明性便于放置X线胶片于橡皮障下。安放橡皮障时常规将橡皮障暗面朝向术者，以减少炫光，减轻术者视觉疲劳。

2）橡皮障架：用于支撑和固定橡皮障，由金属或塑料制成。牙髓治疗常选用X线透射性强的塑料框架。

3）橡皮障夹：又称固持器，为金属制品，由一个弹性弧形杠连接一对夹片构成，无翼或有翼。夹片前端可以和牙呈四点接触，使固持器保持稳定，防止其自身移动造成软组织损伤。双翼作用是将橡皮障上打好的小孔撑大并套入患牙。根据牙解剖形态不同，橡皮障夹设计呈多种形状。一般治疗中多用有翼型橡皮障夹，包括前牙固持器、前磨牙固持器、上颌磨牙固持器和下颌磨牙固持器。夹片的翼部可以隔离牙龈组织，最大限度暴露治疗牙。特殊设计的固持器，如夹片向根尖方向加长的固持器可用于冠部牙体组织缺损较大的患牙；锯齿形的Tiger固持器可以增加稳定性；S-G型固持器能放置于患牙的邻牙上，并能隔离牙冠缺损严重的患牙。

4）橡皮障打孔器：打孔为一种手持钳，头部有特殊圆盘，盘上有不同尺寸的小圆孔，供打孔时选用。

5）橡皮障钳：用于安放、调整和去除橡皮障夹。

（3）橡皮障的安置方法

方法一：将橡皮障夹套入橡皮障已打好的孔中，撑开小孔，将橡皮障钳前喙插入橡皮障夹的翼孔中，握持橡皮障钳，调节橡皮障夹的张开度，控制橡皮障夹在橡皮障上的位置。用塑料框架支撑橡皮障，并成为一个整体放置于患牙上。橡皮障夹固位于患牙的牙冠后，用器械将小孔周边的橡皮障反折入橡皮障夹翼部下方。

方法二：先将橡皮障夹（通常是无翼型）放置于患牙上，再安放橡皮障和橡皮障架；也可以先安放橡皮障，再放置橡皮障夹及橡皮障架。采用这种方法，术者能清楚地看到橡皮障夹的喙部与牙体接触的部位，避免损伤牙龈组织，可用手指轻压橡皮障夹的颊舌侧板，以检查橡皮障夹的放置是否合适。

方法三：又称拼合障孔术，用于隔离牙冠大部分缺损的前牙或有烤瓷全冠的患牙。橡皮障夹的安置对烤瓷全冠的颈瓷、牙本质及牙骨质等均有一定损伤，因此，一般不使用橡皮障夹隔离烤瓷全冠修复的牙，而是用牙线结扎固定橡皮障或者将橡皮障夹置于邻牙上。拼合障孔术首先在橡皮障上打2个紧连的孔，使2个孔拼合成1个孔，将棉卷放于患牙颊侧，再将橡皮障孔拉开套入患牙和相邻牙上，橡皮障的边缘要仔细地反折入两邻牙远中接触点下方，用牙线结扎使橡皮障固定。棉卷的放置和橡皮障的张力使术区保持相对干燥。为防止橡皮障滑动，可以在患牙的邻牙上放置橡皮障夹或在橡皮障上方放置橡皮障夹。

（4）橡皮障安置的注意事项

1）定位和打孔：首先标出垂直中线和水平线，将橡皮障分为4个象限，列出常规上、下颌牙弓位，确定患牙所在位置并做记号，留出足够边缘。患牙越位于远中，小孔越靠近橡皮障水平线。打孔要求边缘整齐，大小合适。

2）橡皮障的安放：安放橡皮障前，必须确定牙间是否有间隙，如果两牙之间的接触点粗糙，接触过紧，或不适当的充填物使相邻牙融合在一起，都会造成橡皮障安置困难。可以用牙线加压使橡皮障通过接触点，还可以用器械插入患牙周围封闭橡皮障边缘。橡皮障应以足够的张力固位于橡皮障架上，不能起褶，也不能张力过大使橡皮障破裂或使橡皮障夹移位。橡皮障要完全覆盖患者的口腔，避免盖住患者的鼻和眼。

3）防止渗漏：选用厚度合适的橡皮障，注意孔的位置，要求边缘整齐，正确选择和放置橡皮障夹及沿牙四周反折橡皮障可以减少渗漏。发现橡皮障有小的破损，可用Cavit或牙周塞制剂等修补或更换橡皮障。

4）橡皮障夹的放置：牙形态和位置异常可能导致使橡皮障夹放置不到位。牙部分萌出、全冠修复已做牙体预备或牙体大面积缺损情况下，为了使橡皮障夹放置到位，可以调试或修改橡皮障夹的夹片使之适合患牙，或在牙颈部置少量树脂，利用树脂凸缘为橡皮障夹固位，待根管治疗完成后再去除树脂凸缘。

5）橡皮障夹的选用：牙体大部分缺损至龈下而牙周组织健康状况良好的患牙，可选用S-G型夹或翼端向根方加长的橡皮障夹。

6）预先修复牙体组织：牙体大部分缺损时，可以先部分修复牙体组织，以便安放橡皮障夹。待牙髓治疗后，再重新完成患牙的充填和修复。

（二）器械的清洗、消毒和灭菌

所有口腔治疗器械使用后必须进行清洁消毒和灭菌处理方可用于其他患者。

1. 清洗　清洗指去除器械上组织和材料等所有外来物质，以减少器械上细菌的数量。一般采用清洁剂和水，通过手工或机械完成。目前广泛采用超声波加多酶清洗技术对口腔诊疗器械进行清洗。手机的清洗通过手机清洁机或人工清洗来完成，车针和扩大针等器械以多酶溶液浸泡后，采用手工刷洗或超声波加多酶溶液清洗。

2. 消毒　消毒指利用物理或化学方法灭活器械上的非芽孢微生物，达到无害化状态。口腔器械主要采用物理消毒法，即干热或湿热高温消毒。采用全自动清洗热消毒干燥机可一次性完成车针和扩大针等器械的消毒干燥。化学消毒法用于不耐高温的器械。较长时间的高温消毒对手机的轴承、轴芯、风轮等损耗较大，可用注油机或注油罐对手机内腔进行注油，采用75%乙醇擦拭手机外表面，干燥包装后待灭菌。

3. 灭菌　灭菌是指消除所有微生物生命状态的过程，即杀灭器械上包括芽孢在内的所有微生物，达到无菌状态。灭菌方法主要有预真空压力蒸气灭菌、干热160℃及以上灭菌、环氧乙烷灭菌和辐射灭菌（大剂量紫外线照射）等。预真空压力蒸气灭菌最高温度达134℃，压力206kPa，保持时间为3~4min，因其灭菌效果稳定、安全而广泛应用，适用于手机及牙髓治疗器械的灭菌。传统的化学浸泡灭菌法因化学消毒剂不良反应大，灭菌效果不稳定而甚少使用。

（三）基本防护

临床诊室环境中存在许多潜在的感染源，如唾液、血液、创口分泌物和龋坏牙体组织等。医务人员的手、头发、工作服、治疗器械和设备、手机的气雾等都可能成为传播感染源的媒介，因此，应按预防标准进行个人防护，防止发生院内感染。

1. 医护人员的防护　医护人员在治疗防护，戴手套后只接触防污膜覆盖的部位表面，坚持戴护目镜或塑料面罩，防止血液、唾液、冲洗液和手机的气雾等溅射到面部和眼；术后即时弃去手套，洗手并干燥。整个治疗过程中应穿防护工作服、戴工作帽并每天更换，如污染严重须及时更换。术前彻底洗刷双手，戴手套；术中注意隔离。

2. 患者的防护　治疗前用 0.12% 葡萄糖酸氯己定或 0.02% 醋酸氯己定漱口，减少微生物的污染。使用一次性胸巾隔离，并为患者提供防护眼镜防止飞溅物对眼的伤害。

3. 工作环境的防护　采用 4 手操作，术前备齐操作所需物品，避免护士在多椅位间走动扩散污染。使用防污膜覆盖医务人员双手经常接触的物体表面，如综合治疗台照明灯拉手、开关、椅位调节控制或微电脑控制板、光固化灯等，一人一换。术后使用 300~500mg/L 的含氯或含溴消毒剂擦拭消毒设备，并清洁干燥。诊疗室保持通风并定期进行空气消毒处理，每日使用 300~500mg/L 的含氯或含溴消毒剂湿拖地面 1~2 次。

四、疼痛的控制

牙髓组织富含神经纤维，对刺激反应敏感。在牙髓治疗的过程中，各种操作均可能引起疼痛，使患者难以忍受以致惧怕接受治疗。因此，应该施行无痛技术，使牙髓病和根尖周病的治疗在无痛或减少疼痛的情况下进行。

(一) 局部麻醉

局部麻醉即通过局部注射麻醉药物以达到牙髓治疗无痛的目的。

1. 局部麻醉前准备　如下所述。

(1) 仔细询问患者系统性疾病史、用药史、药物过敏史。对有心血管疾病者，慎用含有肾上腺素的药物；对有过敏史的患者，慎用普鲁卡因类药物。

(2) 选择合适的麻醉方法，对有牙槽骨和黏膜炎症的牙尽可能不选择局部浸润麻醉。

(3) 对过度紧张的患者，有过度饮酒史的患者，应适当加大局部麻醉药剂量 30%~50%。

(4) 了解各类局部麻醉药的作用特点和药物特性，避免过量用药。

(5) 为减少进针时的疼痛，进行注射麻醉前可先对进针部位的黏膜表面麻醉。

2. 常用局部麻醉药物　局部麻醉药主要分为酯类和酰胺类，前者以普鲁卡因为代表，后者以利多卡因为代表。

(1) 普鲁卡因：又称奴弗卡因，盐酸普鲁卡因局部麻醉使用浓度为 2%，1 次用量 40~100mg。可用于局部浸润和传导阻滞，注射后 3~5min 起效，维持 30~40min，加入肾上腺素（1 : 100 000~1 : 20 000）可增加血管收缩，减缓吸收速率，麻醉效果延长至 2h。该药偶有变态反应，对心肌有抑制作用，严重低血压、心律失常和患有脑脊髓疾病者禁用，1 次最大用量不超过 1g。

(2) 丁卡因：又称地卡因，为长效酯类局部麻醉药，脂溶性高，穿透力强，毒性较大，适用于黏膜表面麻醉。常用浓度 2%，3~5min 显效。需注意腭侧龈因角化层较厚，药物穿透效果不佳，应改用其他局部麻醉方式。

(3) 利多卡因：又称赛罗卡因，稳定，起效快，常用于表面麻醉和局部麻醉，1 次用量为 2% 盐酸盐 5~10ml，最大用量不超过 400mg。禁用于严重的房室传导阻滞患者及心率 <55/min 患者。对高血压、动脉硬化、心律失常、甲状腺功能亢进症、糖尿病、心脏病患者，应慎用含肾上腺素的利多卡因。

(4) 阿替卡因：常用为复方盐酸阿替卡因注射剂，商品名为必兰麻，含 4% 阿替卡因及 1 : 100 000 肾上腺素。禁用于 4 岁以下儿童、严重肝功能不全、胆碱酯酶缺乏、阵发性心动过速、心律失常、窄角青光眼、甲状腺功能亢进症患者，慎用于高血压、糖尿病及应用单胺氧化药治疗的患者。

3. 常用麻醉方法　如下所述。

(1) 表面麻醉：适用于黏膜表浅麻醉，常用于局部麻醉前对进针部位黏膜组织的麻醉和阻止患者的恶心反射。操作时应先隔离唾液，用小棉球蘸取药液或将药液喷涂于欲麻醉部位，3～5min 或以后将药液拭去，漱口。

（2）局部浸润麻醉：又称骨膜上浸润麻醉，是将麻醉药注射到根尖部的骨膜上，通过麻醉药的渗透作用使患牙在牙髓治疗时无痛。由于麻醉药不能渗透密质骨，故骨膜上浸润麻醉仅适用于上、下颌前牙及上颌前磨牙和乳牙。牙髓治疗前，于患牙根尖部骨膜上注射 0.6～0.9ml 麻醉药，3～4min 或以后起效。当患牙处于急性炎症期时，骨膜上浸润麻醉效果一般不佳，需采用其他麻醉方法。

（3）阻滞麻醉：是将局部麻醉药物注射到神经干或其主要分支附近，以阻断神经末梢传入的刺激，是在组织的神经分布区域产生麻醉效果。进行阻滞麻醉时，应熟悉口腔颌面局部解剖，掌握三叉神经的行径和分布及注射标志与有关解剖结构的关系。上颌磨牙常用上牙槽后神经阻滞麻醉，进针点为上颌第二磨牙远中颊侧口腔前庭沟，下颌磨牙及局部浸润麻醉未能显效的下颌前牙常用下牙槽神经阻滞麻醉，进针点为张大口时，上、下颌牙槽突相距的中点线与翼下颌皱襞外侧 3～4mm 的交点。

（4）牙周韧带内注射：适用于牙周组织的麻醉和牙髓麻醉不全时的补充麻醉，某些特殊病例如血友病患者也常做牙周韧带内注射。严重牙周疾病的患牙不宜使用该法。操作中首先严格消毒龈沟或牙周袋，将麻醉针头斜面背向牙根刺入牙周间隙缓缓加压。若注射时无阻力感，药液可能漏入龈沟，应改变位置再次注射，但每个牙根重复注射的次数不应超过 2 次。由于麻醉药不能渗过牙槽间隔，对多根牙每一牙根都应做上述注射，一般每个牙根可注入麻醉药 0.2ml，不超过 0.4ml。

（5）牙髓内注射：将麻醉药直接注入牙髓组织，多用于浸润麻醉和阻滞麻醉效果不佳的病例，或作为牙周韧带内注射的追加麻醉。操作时先在髓腔的露髓处滴少许麻醉药，待表面麻醉后将注射针从穿髓孔处插入髓腔，边进入边注射麻醉药，麻醉冠髓至根髓。由于注射时需要一定的压力，故穿髓孔不能太大，以免麻醉药外溢，必要时用牙胶填塞穿髓孔。

（6）骨内注射和中隔内注射：骨内注射是将麻醉药直接注入根尖骨质的方法。首先做浸润麻醉使牙根尖部软组织和骨麻醉，然后在骨膜上做 1～3mm 切口，用球钻在骨皮质上钻洞直至骨松质，将针头刺入患牙远中牙槽中隔，缓缓加压，使麻醉药进入骨松质，一般注射 0.3～0.5ml 麻醉药。

4. 局部麻醉失败的原因 临床上出现局部麻醉效果不佳时，应考虑以下原因。

（1）注射点不准确。

（2）药量不足。

（3）局部炎症明显。

（4）部分麻醉药注入血管。

（5）解剖变异或由于患者体位改变没有掌握正确的解剖标志。

（6）嗜酒、长期服用镇静药、兴奋药患者。

5. 局部麻醉并发症及急救 在局部麻醉过程中，患者可能发生不良反应，常见的并发症包括：晕厥、变态反应、中毒、注射区疼痛、血肿、感染、注射针折断、暂时性面瘫等。

严重的并发症需采取急救措施。急救措施主要包括：①患者卧位；②基本的生命支持，如空气流通、输氧、心肺复苏等；③控制生命体征。

（二）失活法

失活法是用化学药物制剂封于牙髓创面，使牙髓组织坏死失去活力的方法。失活法用于去髓治疗麻醉效果不佳或对麻醉药过敏的患者。

1. 失活药 使牙髓失活的药物称为失活药，多为剧毒药物，常用金属砷、三氧化二砷、多聚甲醛等。金属砷可使牙髓发生溶血反应，对细胞有强烈的毒性，作用无自限性，因此临床上已逐渐淘汰。多聚甲醛失活药主要成分为多聚甲醛、适量的表面麻醉药（如可卡因、丁卡因等）和氮酮等，作用于牙髓可使血管壁平滑肌麻痹，血管扩张，形成血栓，引起血供障碍而使牙髓坏死。其凝固蛋白的作用，能使坏死牙髓组织无菌性干化，作用缓慢，安全性较高，封药时间为 2 周左右。

2. 操作步骤 若牙髓已暴露，可将失活药直接放在暴露的牙髓表面，并暂封窝洞。需保证失活药不渗透至窝洞以外，保证封闭材料不脱落，同时要求患者按期复诊。对于未露髓或穿髓孔较小的病例，应在局部麻醉下开髓，引流充分后将失活药轻放牙髓表面，在其上放一小棉球，并暂封窝洞。

3. 失活药烧伤的处理　当发生失活药溢出造成黏膜甚至骨组织坏死时，应首先清理坏死组织，避免残留的失活药造成组织进一步损伤。清理后的创面以生理盐水大量冲洗，碘仿糊剂覆盖，3d 后换药，如无新生组织生长，应继续清除表面坏死组织，直至出现新鲜创面。

五、应急处理

门诊病例中约 90% 的牙髓病和根尖周病患者需要即刻减轻疼痛，应急处理是初次治疗中需采取的重要措施。

（一）开髓引流

急性牙髓炎应急处理的目的是引流炎症渗出物和缓解因之而形成的髓腔高压，以减轻剧痛。在局部麻醉下摘除牙髓，去除全部或大部分牙髓后放置一块无菌小棉球后暂封髓腔，患牙的疼痛随即缓解。对于单根牙，拔髓后可以进行根管预备再暂封。患牙暂封后应检查有无咬合高点，避免高点引起牙周膜炎，产生新的疼痛。咬合过高还可能造成暂封物脱落，导致髓腔再次感染。

急性根尖周炎的应急处理是在局部麻醉下开通髓腔，穿通根尖孔，建立引流通道，使根尖渗出物及脓液通过根管得到引流，以缓解根尖部的压力，解除疼痛。应急处理时应注意：①局部浸润麻醉要避开肿胀部位，否则将引起疼痛和感染扩散，麻醉效果较差，以行阻滞麻醉为佳；②正确开髓并尽量减少钻磨震动，可用手或印模胶固定患牙减轻疼痛；③初步清理扩大根管，使用过氧化氢溶液（双氧水）和次氯酸钠交替冲洗，所产生的气泡可带走堵塞根管的分泌物；④可在髓室内置一无菌棉球开放髓腔，待急性炎症消退后再做常规治疗。一般在开放引流 1～2d 复诊。

（二）切开排脓

急性根尖周炎至骨膜下或黏膜下脓肿期应在局部麻醉或表面麻醉下切开排脓。黏膜下脓肿切排的时机是在急性炎症的第 4～5 天，局部有较为明确的波动感。不易判断时，可行穿刺检查，如果回抽有脓，即刻切开。脓肿位置较深，可适当加大切口，放置橡皮引流条，每天更换 1 次，直至无脓时抽出。通常髓腔开放与切开排脓可同时进行，也可以先予髓腔开放，待脓肿成熟后再切开。把握切开时机非常重要，切开过早给患者增加痛苦，达不到引流目的；过迟会延误病情，造成病变范围扩大，引起全身反应。

（三）去除刺激

对于根管外伤和化学药物刺激引起的根尖周炎，应去除刺激物，反复冲洗根管，重新封药，或封无菌棉捻，避免再感染。若由根管充填引起，应检查根管充填情况，如根管超充可去除根充物，封药安抚，缓解后再行充填。

（四）调𬌗磨改

由外伤引起的急性根尖周炎，应调𬌗磨改使患牙咬合降低、功能减轻，得以休息，必要时局部封闭或理疗。通过磨改，牙髓及根尖周症状有可能消除。死髓牙治疗也应常规调𬌗磨改，以缓解症状及减少牙纵折的发生。

（五）消炎镇痛

一般可采用口服或注射的途径给予抗生素类药物或镇痛药物，也可以局部封闭、理疗及针灸止痛。局部可使用清热、解毒、消肿、镇痛类的中草药，以促进症状的消退。口服镇痛药对牙髓炎和根尖周炎有一定镇痛效果。镇痛药可以局部使用，如将浸有丁香油酚镇痛药的小棉球放在引起牙髓炎的深龋洞中。但在剧烈疼痛的急性牙髓炎和急性根尖脓肿，只有局部麻醉下开髓引流或切开排脓才能有效地止痛。

（吴国荣）

第七节 活髓保存与根尖诱导成形术

一、盖髓术

盖髓术（pulp capping）是活髓保存的重要方法，即在接近牙髓的牙本质表面或已暴露的牙髓创面上，覆盖能使牙髓组织恢复的制剂，以保护牙髓，消除病变。

盖髓术可分为直接盖髓术（direct pulp capping）与间接盖髓术（indirect pulp capping）。

直接盖髓术起源于1883年，高粱糖浆混合物应用于盖髓治疗。1930年，Hermann首次利用氢氧化钙盖髓，获得成功。

间接盖髓术起源于1728年，Pierre Fauchard认为，为避免牙髓暴露，深龋中的龋坏组织无须完全去净。1866年，Atkinson提出在保留软化牙本质的同时，应使用消毒药物覆盖，即间接盖髓。

（一）盖髓药

1. 盖髓药应具备的性质　理想的盖髓药应具备以下几个优点。

（1）能促进牙髓组织修复再生，诱导修复性牙本质形成。

（2）对牙髓组织具有较好的生物相容性。

（3）有较强的杀菌或抑菌作用。

（4）有较强的渗透作用。

（5）有消炎作用。

（6）药效稳定持久。

（7）便于操作。

2. 常用盖髓药　随着口腔材料学的发展，盖髓材料不断更新，如氢氧化钙、无机三氧化物聚合物（mineral trioxide aggregate，MTA）、骨形成蛋白等生物材料，以及抗炎药、防腐剂、抗生素、酶类、牙本质黏结剂、玻璃离子等。

（1）氢氧化钙：氢氧化钙是目前临床应用最广泛的直接和间接盖髓材料。氢氧化钙制剂类型较多，如Dycal、Life及Nu–Cap等，均呈碱性，pH 9～12，可中和炎症所产生的酸性产物，有利于消除炎症和减轻疼痛。氢氧化钙还具有一定的抗菌作用，但仅对牙髓表面的细菌有效，对存在于牙髓组织中的细菌作用不大。

氢氧化钙盖髓的机制尚不明确，一般认为有以下几点。

1）氢氧化钙直接接触牙髓后，表层牙髓组织发生凝固性坏死，而坏死下方则出现炎症反应，可诱导牙髓细胞分化为成牙本质样细胞并分泌牙本质基质。

2）高浓度氢氧根离子可维持牙髓组织碱性环境，增强碱性磷酸酶活性。

3）钙离子可增强碱性磷酸酶活性，分解矿化抑制药，从而维持矿化过程的进行。

4）钙离子抑制副交感神经，降低血管通透性，致牙髓组织发生营养不良性钙化。

5）氢氧化钙可溶解牙本质基质，释放其中的生长因子，从而调控牙髓细胞成牙本质向分化，形成修复性牙本质。

氢氧化钙的缺点：①不能与牙本质紧密连接，易导致微渗漏；②物理特性不稳定；③盖髓后牙髓表面出现炎症和坏死；④盖髓后易导致髓腔及根管闭锁，增加根管治疗难度；⑤压缩强度不足，在充填物下方形成裂隙，继发充填物或牙体折裂。

（2）MTA：MTA是1993年由Lee首次报道的一种牙髓治疗材料，1998年获美国FDA许可应用于临床。MTA是由多种亲水氧化矿物质混合形成的灰色粉末状制剂，主要成分为硅酸三钙、硅酸二钙、铝酸三钙、铝酸四钙及少量三氧化二铋等，在潮湿环境下发生水合作用，硬固后形成坚硬的屏障。临床上，MTA不仅可用于直接盖髓术和活髓切断术，还广泛用于髓室底穿孔修补、根管侧穿修补、根尖诱导成形和根尖倒充填等，具有良好的临床疗效。MTA具有以下特点。

1）强碱性和抗菌性粉状 MTA 和蒸馏水以一定比例混合后，初期为碱性凝胶，pH 10.2，3h 后固化（在口腔等湿润环境下，MTA 固化时间延长至 4h），pH 升至 12.5，呈强碱性，可持续 24h 以上。MTA 的强碱性赋予其一定的抗菌效能，主要对少数兼性厌氧菌有效。

2）封闭性盖髓材料微渗漏导致的牙髓组织炎症是盖髓术成败的重要影响因素。MTA 固化时微膨胀，且不受血液潮湿环境的影响，封闭性能优于银汞合金。

3）生物活性 MTA 盖髓初期可形成不规则晶体沉积，为牙髓细胞生长和增殖提供活性底物，诱导牙髓细胞极化和分泌矿化基质，增强碱性磷酸酶活性，促进生长因子和白介素等炎性因子释放，形成修复性牙本质。

4）生物相容性电子探针显微分析表明，MTA 主要成分为钙和磷，与牙体硬组织的主要成分一致，具有良好的生物相容性。

5）X 线阻射性三氧化二铋主要赋予 MTA X 线阻射性能。

与氢氧化钙相比，MTA 盖髓效果更佳，导致的牙髓炎症反应更轻，产生的牙本质桥厚且更均一。但存在混合和填放困难、凝固时间长、价格昂贵等缺点。

（3）生物盖髓剂骨形成蛋白（bone morphology protein，BMP）：是存在于骨组织和牙本质中的成骨诱导因子，参与牙本质形成。BMP 可诱导牙髓组织中的未分化间充质细胞分化为成牙本质细胞，促进骨样或管状牙本质形成。BMP 在体内吸收较快，需与羟基磷灰石或磷酸三钙等生物陶瓷材料复合应用。

转化生长因子（transforming growth factors，TGF）可促进牙髓细胞、成骨细胞、软骨细胞等增殖分化，TGF-β 与 BMP 的复合应用在诱导牙本质桥形成过程中具有协同作用。

异体陶瓷化骨粉采用异体管状骨制备而成，组成成分为正常人体骨组织无机成分，可用于直接盖髓，无排斥反应，且牙本质桥形成早。

（二）直接盖髓术

1. 概念　直接盖髓术是将具有保护治疗作用的药物覆盖于牙髓暴露处，防止或消除感染，保护已暴露牙髓组织并促进自身修复以保存活髓的方法。多用于外伤性及机械性露髓。

2. 原理　牙髓暴露多发生于牙外伤或深龋治疗时的意外穿髓，伴热损伤、压力升高、牙髓出血等病理过程。直接盖髓后，露髓孔处常形成血凝块，牙髓组织充血并出现暂时性炎症反应，随后血凝块机化，成牙本质细胞样细胞形成修复性牙本质，封闭穿髓孔。

对牙髓暴露、牙根未发育完成的年轻恒牙，推荐直接盖髓以保存活髓。对龋源性露髓的成熟恒牙，由于残留于牙髓内的细菌可引起牙髓的持续炎症和循环障碍，直接盖髓部位常发生牙髓钙化或牙内吸收，影响后期根管治疗和修复。因此，直接盖髓术较少应用于龋源性露髓的成熟恒牙。

为避免牙髓钙化或内吸收，直接盖髓术后，一旦根尖孔发育完成，应及时行根管治疗。

3. 适应证和禁忌证　如下所述。

（1）适应证：①机械性或外伤性露髓的年轻恒牙；②机械性或外伤性露髓的成熟恒牙，穿髓孔直径不超过 0.5mm。

（2）禁忌证：①龋源性露髓的乳牙；②不可复性牙髓炎或根尖周炎患牙；③松动牙；④穿髓孔较大、出血严重的患牙。

4. 操作步骤　如下所述。

（1）制备洞形：局部麻醉患牙，橡皮障隔湿，制备洞形，适当扩大穿髓孔。

（2）放置盖髓药：温生理盐水冲洗窝洞，消毒棉球拭干，覆盖直接盖髓药，氧化锌丁香油黏固剂封闭窝洞。操作过程中应尽可能避免血凝块形成。

（3）随访观察：①直接盖髓术后 1~2 周，若患牙无临床症状且牙髓活力正常，可保留厚约 1mm 的氧化锌丁香油黏固剂垫底，聚羧酸锌黏固剂双层垫底，银汞合金或复合树脂永久充填；②若患牙仍对温度刺激敏感，可继续观察或更换盖髓药后暂封观察 1~2 周，待症状消失后行永久充填；③若直接盖髓后出现自发痛、夜间痛等不可复性牙髓炎症状，应改行根管治疗。

5. 疗效和预后　如下所述。

（1）疗效：直接盖髓术后，应定期复查，每6个月复查1次，至少复查2年。复查内容包括临床症状、临床检查（包括牙髓活力测试）及X线片检查。如发现异常，应立即行根管治疗术。直接盖髓术成功标准如下。

1）患牙行直接盖髓术2年后，无自觉症状，检查无阳性体征，牙髓活力正常，患牙恢复咀嚼功能。

2）X线片显示盖髓处有新生钙化牙本质形成，根尖未发育完全的牙继续发育。

牙本质桥形成不能作为直接盖髓术成功的标志。

（2）预后和转归

1）转归：直接盖髓术后，牙髓组织可出现以下几种转归。

机械性、外伤性露髓患牙：因盖髓术前牙髓无明显感染，愈合效果好。直接盖髓术后2个月，修复性牙本质形成并封闭穿髓孔，下方牙髓组织正常无炎症反应。

深龋露髓患牙：直接盖髓术后，牙髓组织内残留的毒性产物可引起慢性炎症反应，出现疼痛等症状，或因循环障碍导致牙髓钙化或牙内吸收，治疗失败。

2）预后：直接盖髓术成功率与适应证和盖髓药的选择、操作时对牙髓的创伤和污染程度、牙髓修复能力等因素密切相关。其预后取决于以下因素。

年龄：直接盖髓术的成功率随年龄增长而减小。根尖尚未发育完全、血供充分的年轻恒牙预后较好，成熟恒牙则预后较差。因此，对老年人患牙盖髓应慎重。

牙髓暴露类型：机械性或外伤性露髓的患牙炎症多局限在距牙髓表面2mm范围内，直接盖髓预后优于龋源性露髓。

牙髓暴露范围：牙髓暴露范围越小，感染的牙髓组织越少，预后越好。根尖未发育完全的年轻恒牙，若露髓点直径>1mm，则不宜行直接盖髓术，应行活髓切断术以保存未感染的根髓，促进牙根发育。

牙髓暴露位置：若露髓点位于轴壁，直接盖髓后形成的钙化桥可阻断冠部牙髓的血供，导致牙髓脓肿或坏死，预后差，应行活髓切断术。

牙髓暴露时间：露髓时间越短，预后越好。牙髓刚暴露于唾液时，具有一定的防御能力，暴露时间延长，细菌感染引起牙髓炎的可能性越大。

边缘微渗漏：修复体边缘微渗漏可导致牙髓炎症持续存在，影响盖髓术后牙本质修复，导致牙髓坏死。

全身因素：肝疾病、糖尿病、血液病等系统疾病、长期使用激素或抗代谢药物均可干扰牙髓组织修复，不宜行直接盖髓治疗。

（三）间接盖髓术

1. 概念　间接盖髓术是将盖髓药覆盖于近髓的牙本质表面，以保存牙髓活力的方法。主要用于无牙髓炎临床表现的深龋患牙，成功率为74%~99%。

2. 原理　牙髓对龋病具有一定的防御和修复能力，典型的牙本质龋包括以下3层结构。

（1）坏死牙本质层：软化，着色，大量细菌感染，对器械切割无疼痛反应。

（2）欠化牙本质层：软化，着色，少量细菌侵入，对器械切割有疼痛反应，可发生再矿化。

（3）硬化牙本质层：质硬，可着色，几乎无细菌侵入，对器械切割有疼痛反应。该层牙本质小管部分或全部被磷灰石和白磷钙石晶体等矿物质阻塞，通透性降低，对牙髓具有保护作用。

间接盖髓术在去除感染牙本质的基础上，为避免牙髓暴露，保留细菌侵入较少的软化牙本质层，通过盖髓药覆盖，隔离细菌生长底物，减少软化及硬化牙本质层中的细菌及其对牙髓的刺激。间接盖髓可促进脱矿牙本质的再矿化，诱导成牙本质细胞样细胞分化并形成修复性牙本质。

3. 适应证和禁忌证　如下所述。

（1）适应证：①深龋、外伤等造成近髓的患牙；②深龋引起的可复性牙髓炎，牙髓活力正常，X线片显示根尖周组织健康的恒牙；③无明显自发痛，去净腐质后未见穿髓，但难以判断为慢性牙髓炎或可复性牙髓炎时，可采用间接盖髓术作为诊断性治疗。

（2）禁忌证：不可复性牙髓炎或牙髓坏死。

4. 操作步骤　如下所述。

（1）去龋：局部麻醉患牙，橡皮障隔离，尽可能去净龋坏组织或仅保留少许近髓软龋，避免穿髓。

（2）放置盖髓药：温生理盐水冲洗窝洞，消毒棉球拭干，放置盖髓药，氧化锌丁香油黏固剂暂封窝洞，或直接于近髓处放置氧化锌丁香油黏固剂封闭窝洞。

（3）充填：①观察 1～2 周，若患牙无任何症状且牙髓活力正常，可保留部分氧化锌丁香油黏固剂垫底，进行永久充填；②对保留少许软龋的窝洞，可在 6～8 周后去净软龋，垫底充填；③若患牙经盖髓治疗后对温度刺激仍敏感，可更换盖髓剂，症状消失后再行永久充填。

5. 疗效和预后　如下所述。

（1）疗效：间接盖髓术后需 6 个月复查 1 次，至少复查 2 年。根据临床表现、牙髓活力测验及 X 线检查等综合判断疗效，如有异常应立即行根管治疗术。

间接盖髓术治疗成功标准：①患牙行间接盖髓术 2 年后，无自觉症状或阳性体征，牙髓活力正常，患牙恢复咀嚼功能；②X 线片显示盖髓处有修复性牙本质形成，根尖未发育完全的牙根继续发育。

（2）预后和转归：间接盖髓术后，病理检查可发现 4 层典型结构：脱矿牙本质层、不规则的修复性牙本质层、规则的管状牙本质层及正常牙髓。牙本质结构可分为 3 种：①细胞纤维性牙本质，术后 2 个月形成；②球形牙本质，术后 3 个月形成；③矿化均匀的管状牙本质。

二、牙髓切断术

牙髓切断术（pulpotomy）是指切除局部的炎症牙髓组织，盖髓药覆盖于牙髓断面，以保留正常根髓并维持其无炎症状态的方法。

1872 年，Witzel 等学者使用甲酚碘仿糊剂行牙髓切断术，1930 年，氢氧化钙牙髓切断术获得成功，成功率达 70% 以上。牙髓切断术主要分为氢氧化钙牙髓切断术及甲醛甲酚牙髓切断术。

（一）原理

牙根的发育包括根尖和侧方牙本质的发育。当牙根未完全发育时，可保留根部牙髓，促进牙根发育。牙根未完全发育的患牙，应准确判断牙髓炎症范围，确定切除深度，切除冠部炎症牙髓，以盖髓药覆盖健康牙髓断面，诱导修复性牙本质形成，维持根髓正常的状态和功能。

（二）适应证

龋源性、外伤性或机械性露髓的年轻恒牙，均可行牙髓切断术，待牙根发育完成后再改行根管治疗术。如牙髓切断术失败，可行根尖诱导成形术或根尖外科手术。

（三）盖髓药

应用于活髓切断术的临床盖髓药种类较多，包括氢氧化钙制剂、甲醛甲酚合剂及 MTA 等。

1. 氢氧化钙　临床成功率为 31%～100%。氢氧化钙能水解细菌细胞壁脂多糖，具有杀灭细菌、灭活内毒素、中和细菌酸性产物、为组织提供碱性环境、诱导钙化桥形成等作用。但氢氧化钙难以控制切髓断面出血、易导致根管钙化或牙内吸收。

2. 甲醛甲酚　主要应用于龋源性露髓的乳磨牙牙髓切断术，临床成功率为 50%～100%。甲醛杀菌和渗透作用强、易使蛋白质变性分解、毒性高，临床应用局限，建议改用毒性和渗透性更小的戊二醛。

3. MTA　用于活髓切断术的牙髓反应与直接盖髓术相似，能保持牙髓正常结构，促进牙髓断面修复性牙本质形成，疗效优于氢氧化钙。此外，MTA 良好的封闭性能可明显减少冠方微渗漏，提高牙髓切断术的远期疗效。

（四）切髓方法

牙髓切断术的切髓部位对手术预后无明显影响，常位于牙颈部，遵循完全切除炎症牙髓的原则。根据切髓方法不同，可分为以下几种，其中机械切髓法最为常用。

1. 机械切髓法　用挖匙或金刚砂球钻切髓，牙髓损伤较小。

2. 化学切髓法　将次氯酸钠置于暴露区止血，溶解修整牙髓断面，常与机械切髓法联用，对牙髓愈合和牙本质桥形成无明显影响。

3. 高频电刀切髓法　高频电刀切髓可减少牙髓断面的损伤及出血，防止感染。

4. 超声波切髓法　超声挖器切髓，止血能力好，根髓损伤最小。

5. 激光切髓法　二氧化碳激光是乳牙牙髓切断术的替代性切髓手段。

（五）操作步骤

1. 隔湿患牙　局部麻醉患牙，橡皮障隔湿，严格遵循无菌操作原则，保持术区无菌、术者无菌、器械无菌，防止牙髓组织再感染。

2. 去除龋坏组织　消毒窝洞去净龋坏组织，制备洞形，3%过氧化氢液冲洗。

3. 开髓揭髓室顶　注意开髓器械应严格消毒，车针不可进入太深。

4. 切除冠髓　用锐利挖匙或球钻将冠髓从根管口处切断，去净髓室内细小牙髓组织，使牙髓在根管口处呈一整齐的断面。生理盐水冲洗，去除组织碎屑。

5. 压迫止血　牙髓断面若出血较多，可用小棉球蘸少许生理盐水或0.1%肾上腺素，置根管口压迫止血。勿使用干棉球直接压迫，以免干棉球与血凝块黏结，当去除干棉球时引起再出血。出血难以控制时，应确认创面是否遗留冠髓组织，可再切除一部分根髓。避免使用气枪，造成组织脱水和损伤。

6. 放置盖髓药　将氢氧化钙等盖髓药覆盖于牙髓断面上，厚度约1mm，注意不要将盖髓药压入牙髓组织以致治疗失败。

7. 暂封或永久充填　盖髓术后可立即行永久充填，或以氧化锌丁香油酚糊剂暂封。观察1～2周，若患牙无临床症状，去除部分暂封剂，聚羧酸锌黏固粉或磷酸锌黏固粉垫底，银汞合金或复合树脂永久充填。

（六）疗效和预后

1. 疗效　牙髓切断术后1～2d，可出现短暂不适，4～8周或以后开始复查，每6个月年1次，至少复查2年。复查内容包括临床症状、体征、牙髓活力测试及X线片检查。若牙髓切断术后出现不可复性牙髓炎表现，应立即行根尖诱导成形术或根尖外科手术。牙髓切断术成功标准如下。

（1）牙髓切断术后2年，患牙无自觉症状或阳性体征，牙髓活力测试正常。

（2）X线片显示牙髓断面有修复性牙本质形成，根尖继续发育，无牙内吸收和根尖周病变。

牙髓切断术后根髓会发生进行性钙化，待牙根发育完成后，应行根管治疗。亦有学者认为，如果病例选择适当，操作过程规范，牙髓切断术后不一定发生牙髓钙化，因此不必常规进行牙髓摘除术。

根管钙化、内吸收和牙髓坏死是牙髓切断术的潜在并发症，要求患者在术后2～4年定期复查。

2. 预后　牙髓切断术的预后受患者年龄、牙髓炎症程度、盖髓药等因素影响。

（1）患者年龄：年轻恒牙，预后较好。

（2）牙髓炎症程度：牙髓细菌感染及炎症明显影响修复再生能力，炎症程度与露髓时间、手术操作、盖髓药微渗漏等因素有关。

（3）盖髓药：盖髓药主要用于隔绝外界理化因素对牙髓的刺激、保护健康牙髓、激发牙髓固有的修复功能，促进牙髓组织愈合。MTA是首选盖髓药。

（4）血凝块：血凝块妨碍盖髓药与牙髓的有效接触、提供细菌生长底物、加剧氢氧化钙等盖髓药的炎症反应，影响患牙预后。临床上，若牙髓组织过度出血、止血困难，或牙髓暴露部位苍白发黄、无出血和渗出，常提示牙髓组织炎症较重，预后不佳，不宜行牙髓切断术。

（5）其他治疗：操作对牙髓创面的影响、修复体微渗漏、机体全身状况如营养不良或系统性疾病等，均对预后有一定影响。

牙髓切断术后，牙髓断面发生急性炎症反应或表层坏死，可出现以下3种组织学变化：①断面处形成规则的牙本质桥，封闭根管口，根髓活力正常；②断面处形成不规则钙化物，预备窝洞时牙本质碎屑被压到根髓断面，成为钙化中心，形成不规则钙化物；③断面处有部分牙本质桥形成，根髓已发展为慢性炎症，或发生内吸收。

（七）并发症

1. **根髓感染** 未严格执行无菌操作，唾液或器械污染牙髓创面，根髓感染，出现急性或慢性炎症，甚至引起牙髓坏死，导致急、慢性根尖周炎，这种情况下应改行根管治疗术。

2. **髓室穿孔** 髓腔解剖形态不熟悉易造成髓室穿孔。穿孔后，髓室内异常出血，通过探查穿孔位置可以确诊。穿孔常使用 MTA 修补，若穿孔太大难以修复，可考虑拔除患牙。

三、根尖诱导成形术

根尖诱导成形术（apexification）是指牙根完全形成之前发生牙髓严重病变或根尖周炎症的年轻恒牙，在消除感染或治愈根尖周炎的基础上，用药物充填根管，诱导根尖部的牙髓和（或）根尖周组织形成硬组织，使牙根继续发育和根尖孔缩小或封闭的治疗方法。

根尖诱导成形术于 1960 年由 Kaiser 首先提出，1966 年，Frank 等学者提出"感染一经控制，使用根尖诱导剂可使牙根再度形成"的观点。因此，控制根管内感染，消除残留牙髓或根尖周组织的炎症及诱导剂的应用是根尖诱导成形术成功的 2 个重要环节。

（一）原理

牙根发育依赖牙髓和根尖部的牙乳头，当外伤或畸形中央尖折断造成牙髓坏死后，可使牙根发育停止，导致患牙牙根短、管壁薄、根尖敞开或根尖孔宽大，常规根管治疗难以实现严密封闭。既往常采用外科方法治疗，但因牙根过短，患牙的功能和远期疗效不佳。

根尖诱导成形术是在控制根管内感染的基础上，使用根尖诱导成形药物，诱导根尖部牙髓、牙乳头、上皮根鞘恢复活力，沉积牙骨质或形成骨样牙本质，使牙根继续发育，最终形成根尖封闭。其组织学机制如下。

1. **根尖部残留的生活牙髓** 通过生活牙髓的分化或去分化产生成牙本质样细胞，沉积牙本质，促使牙根继续发育，形成的牙根近似于正常牙根。

2. **根尖部的牙乳头** 根尖存活的牙乳头，可分化为成牙本质样细胞，使牙根继续发育。

3. **根尖周组织的上皮根鞘** 牙髓坏死并发根尖周炎症，当感染控制炎症消除后，部分上皮根鞘功能得以恢复，使根端闭合。

（二）适应证

（1）牙髓病变已波及根髓的年轻恒牙。

（2）牙髓全部坏死或并发根尖周炎症的年轻恒牙。

（3）牙外伤后行牙髓切断术失败的年轻恒牙。

（三）诱导药

1. **氢氧化钙及其制剂** 氢氧化钙可增强碱性磷酸酶活性，促进根管内残髓或根尖周结缔组织细胞分化，在根管壁沉积骨样或管样牙本质、牙骨质或类骨质，促进牙根继续发育。商品化的氢氧化钙制剂 Vitapex 具有良好的抗菌消炎及根尖诱导作用。

2. **磷酸钙** 生物陶瓷磷酸三钙、羟基磷灰石等生物相容性材料的基本组成与人牙本质及骨基质相似，具有亲细胞性、惰性、无毒等特点，可为骨或牙本质的形成提供支架，与 BMP 合用，能诱导牙本质形成，促进根尖继续发育。

3. **抗生素糊剂** 红霉素或四环素等广谱抗生素配用甲硝唑或替硝唑可作为根尖诱导成形术的初期药物，因作用时间短，需在短期内更换。使用时可加入适量地塞米松等糖皮质激素增强消炎作用。

（四）操作步骤

根尖诱导成形术遵循根管治疗术的基本原则，在根管预备、根管消毒和根管充填的步骤中加强了根管消毒，并且增加了药物诱导环节。治疗全过程分为 2 个阶段，第 1 阶段消除感染和根尖周病变，诱导牙根继续发育，持续 6 个月至 2 年，具体时间与牙根原有长度、根尖孔形态、根尖周炎症的程度及患者的机体状况等相关。第 2 阶段进行根管永久充填，使根尖孔封闭。其具体操作步骤如下。

1. 根管预备　常规备洞开髓，确定根管长度，清理根管，3% 过氧化氢溶液与生理盐水交替冲洗，彻底去除根管内感染组织，注意保护根尖部残存的生活牙髓及牙乳头等组织。急性根尖周炎患牙，应先建立有效的引流，待急性炎症消退后再进行封药及后续治疗。

2. 根管消毒　吸干根管，封入消毒力强、刺激性小的药物如氢氧化钙、氧化锌丁香油黏固剂暂封。定期换药，直至无渗出或无症状。

3. 药物诱导　取出根管内封药，将装有 Vitapex 糊剂的注射器插入根尖 1/3 处，加压注射，根管口处有糊剂溢出后，边加压边后退注射器，使 Vitapex 充满管腔并接触根尖部组织。拍摄 X 线片确定充填效果。

4. 暂时充填　使用氧化锌或玻璃离子严密充填窝洞，防止微渗漏。

5. 随访观察　治疗后每 3~6 个月复查 1 次，至根尖形成或根端闭合。复查时需注意有无临床症状，如疼痛、肿胀、瘘管、叩痛、牙松动及能否行使功能等。拍摄 X 线片观察根尖周情况，如发现根尖处糊剂吸收、牙根未继续发育，应及时更换糊剂，直至牙根延长、根尖封闭或根尖处形成钙化屏障。

6. 根管充填　当患牙无临床症状，包括患牙无明显松动，牙龈窦道闭合，根管内药物干燥，根管内探查根尖端有钙化物沉积，X 线片显示根尖周病变愈合、牙根继续发育时，可行常规根管充填并随访观察。

（五）疗效和预后

1. 疗效　根尖诱导成形术后应定期复查，初期每 3 个月复查 1 次，后期可延长为 6 个月，直至牙根发育完成。复查时需拍摄 X 线片了解根尖周病变愈合情况、牙根发育情况及诱导药吸收情况，必要时更换药物。若治疗期间出现临床症状或牙根发育停止，应重行根尖诱导成形术。根尖诱导成形术评定标准如下。

（1）成功：根尖周病变消失，牙根延长，管腔缩小，根尖形成。

（2）进步：根尖周病变消失，牙根延长，根尖未完全形成或形成不规则。

（3）失败：牙根未能延长，或根尖周病变未见缩小或消失。

成功与进步均视为治疗有效，失败则为无效。

2. 预后　影响根尖诱导成形术成功率的主要因素如下。

（1）严格控制和消除原有的根尖周炎症。

（2）建立和保持有利于硬组织形成的局部环境。

（3）参与修复过程的细胞种类和数量。

（4）不存在妨碍修复的全身因素。

通过完善的根尖诱导成形术，牙根发育状况可分为以下 4 型。

1）根尖继续发育、管腔缩小，根尖封闭。

2）根管腔无变化，根尖封闭。

3）X 线片上未显示牙根发育，根管内探测有阻力，根尖处有钙化屏障。

4）X 线片见根端 1/3 处形成钙化屏障。

若经过多次治疗，根尖内仍有脓性渗出物、X 线片显示根尖周病变无变化，可能为根端牙骨质坏死吸收所致，视为治疗失败，应改行根尖外科手术。

四、根尖屏障术及牙髓血供重建术

随着 MTA 及口腔手术显微镜的逐渐普及，近年来，根尖屏障术（apical barrier technique）和牙髓血供重建术（dental pulp revascularization）成为科学研究和临床应用的热点。

根尖屏障术是指将无机三氧化物聚合物 MTA 置入根尖部位，待其硬固后形成根尖止点，达到根尖封闭的效果，又称 MTA 根尖屏障术（MTA barrier technique）。

牙髓血供重建术于 2001 年由 Iwaya 首次提出，指通过有效的根管消毒、再生支架的建立及完整的冠方封闭等，利用根管内血凝块为牙髓干细胞、牙乳头间充质干细胞和牙周韧带干细胞等的增殖和分化提供良好的微环境，诱导干细胞分化为成牙本质细胞和成骨细胞等，从而促使牙根继续发育的治疗方法。牙髓血供重建术能促进年轻恒牙的牙根继续形成和根尖周病变的愈合，是治疗年轻恒牙牙髓坏死的新方法。

（一）适应证

根尖屏障术适用于牙髓坏死或伴有根尖周炎，根尖孔未发育完全的恒牙，经过长期的根尖诱导仍未能形成根尖屏障的恒牙。

牙髓血供重建术适应证广泛，具体标准尚未制定。目前认为牙髓感染或坏死的年轻恒牙，均可行牙髓血供重建术。牙髓血供重建术对严重的根尖周炎患牙也具有较为理想的治疗效果。

（二）操作步骤

1. 根尖屏障术　如下所述。

（1）清理根管：橡皮障隔离患牙，常规备洞开髓，清理根管，测量工作长度并拍摄 X 线片确认。由于患牙根管壁较薄，避免过度机械预备。

（2）根管化学预备：采用次氯酸钠或过氧化氢溶液结合超声技术冲洗根管。对有根尖周病变的患牙，可利用氢氧化钙糊剂对根管进行药物消毒，控制根尖周炎症。

（3）置入 MTA：彻底去除根管内氢氧化钙，干燥根管。在口腔手术显微镜下以专用 MTA 输送器将新鲜调制的 MTA 置于根尖部，垂直加压器适当加压，直至将根尖段 4~5mm 填充密实，用纸尖或小毛刷清理根管壁中上段多余的 MTA。置湿棉球于根管中上段，为 MTA 硬固提供湿润的环境，勿将小棉球与 MTA 接触。暂封开髓孔，拍摄 X 线片确认 MTA 位置及充填质量。

（4）根管充填：MTA 固化需 4~5h，故在根尖屏障术后 1~2d 复诊。根管充填前，应使用根管锉探查 MTA 是否硬固，若尚未硬固，需再次清理根管，重新置入 MTA。若 MTA 已完全硬固，形成良好的根尖止点，采用热牙胶垂直加压技术严密充填根管。

（5）定期随访：治疗后每 3~6 个月复查 1 次。复查时注意有无临床症状、牙折等，拍摄 X 线片观察根尖周情况。

2. 牙髓血供重建术　如下所述。

（1）根管化学预备：橡皮障隔离患牙，常规开髓，去除坏死牙髓，使用大量次氯酸钠溶液和（或）过氧化氢溶液水彻底冲洗根管。尽量避免机械预备根管。

（2）根管消毒：干燥根管，根管内封入环丙沙星、甲硝唑和氨苄西林（或米诺环素）三联抗菌糊剂，放置微湿棉球，玻璃离子封闭冠方，观察 3 周。

（3）制备根管内血凝块：若复诊时患牙无脓性渗出或仅有少量出血，即可使用次氯酸钠溶液冲洗取出糊剂，在口腔手术显微镜下使用光滑髓针或扩大针轻柔刺穿牙髓及根尖周组织，引导根管内出血达釉质牙骨质界下 2~3mm 水平，等待 15min 至血凝块形成。

（4）冠方封闭：在血凝块其表面依次覆盖 MTA、微湿棉球及氧化锌丁香油水门汀。拍摄 X 线片明确 MTA 封闭情况。1 周后复诊，去除湿棉球及氧化锌丁香油水门汀，探诊确定 MTA 硬化，永久充填患牙。

（5）定期随访：一般术后 3 个月复诊，以后复诊间期可延长为 6 个月或 1 年。

（三）预后

MTA 具有良好的封闭性能，根尖屏障术后绝大部分患牙形成良好的根尖封闭，原有根尖周病变缩小或消失。同时，MTA 具有诱导根尖硬组织形成的作用，部分病例中可观察到根尖孔因形成钙化屏障而闭合。由于此类患牙根管壁薄，牙根长度短，牙折的风险较大。因此，根尖屏障术后可采用复合树脂直接充填根管，以降低牙折的发生率。

牙髓血供重建术除减小根尖周病变、促进牙根继续发育外，还具有局部恢复牙髓电活力的作用。目前，这一技术尚未制定国际统一的临床操作规范、缺乏系统的长期临床随访资料、治疗并发症不明确，因此，临床上尚未普及，远期疗效有待进一步追踪观察。牙髓血供重建术与根尖诱导成形术相比，治疗后的患牙牙根更长、根管壁更厚、患牙远期根折的风险更低、操作方便、治疗周期短，具有广泛的应用前景。

（吴国荣）

第八节　根管治疗术

根管治疗术（root canal therapy，RCT）是目前治疗牙髓病和根尖周病最常用、最有效的方法，它采用专用的器械和方法对根管进行清理、成形（根管预备），有效的药物对根管进行消毒灭菌（根管消毒），最后严密充填根管并行冠方修复（根管充填），从而达到控制感染、修复缺损，促进根尖周病变的愈合或防止根尖周病变发生的目的。

目前所发现的最早的原始"根管治疗"，为 Joseph Zias 在《美国口腔科协会杂志》（Journal of the American Dental Association）上所报道的，对 1 例来自公元前 200 年的古希腊时代（the Hellenistic period）的头颅进行放射线检查时，发现其右上颌侧切牙根管内置入有 1 根 2.5mm 的青铜丝。在中国，来自公元 200 年前后由张仲景所著的《金匮要略》中，有用"雄黄"（含砷剂）治疗牙痛的记载，这比欧洲早了约 1 600 年。

根管治疗术的发展变化始终以"彻底清除感染源"为思想核心，从 19 世纪开始，其操作体系逐渐形成了鲜明的技术特点。20 世纪 40 年代，被誉为"牙髓病学之父"的美国牙髓病学家 LouisI. Grossman 在总结前人牙髓治疗临床实践经验的基础上，提出了一整套根管治疗的理论体系和操作系统，并主编出版了第一部根管治疗的专著 RootCanal Therapy，在不断丰富和完善根管治疗术的过程中，特别强调了彻底清除根管内感染源的重要性，并将这一理念贯穿于实际操作的各个步骤之中。在中国，史俊南教授于 1958 年主编出版了我国第一部牙髓病学专著——《牙髓学》。在经历了器械的非标准化时期、器械标准化时期和器械、操作方法变革、更新和成熟阶段，逐步形成了根管预备、消毒和充填的一套较完整的方法体系。目前不仅具有系列应用成套器械和材料的规范化步骤，而且具有检验临床操作是否达标的客观评价方法和指征，以此保证了临床疗效的恒定。

从 20 世纪 80 年代至今，新材料、新器械、新技术的发展变革，如手术显微镜、根尖定位仪、数字化牙片技术、超声根管预备冲洗技术、牙科锥形束 CT 等的问世，使根管治疗术不断向微创化、精细化、可视化发展。牙髓病治疗已发展成为一门重要的口腔医学分支学科——现代牙髓病学（endodontology）。

一、根管治疗的原理

根管治疗是通过机械清创和化学消毒的方法预备根管，将牙髓腔内的病原刺激物（包括已发生不可复性损害的牙髓组织、细菌及其产物、感染的牙本质层等）全部清除，经过对根管的清理、成形，必要的根管消毒，以及严密的充填，达到消除感染源，堵塞、封闭根管空腔，消灭细菌的生存空间，防止再感染的目的。在这个过程中，不仅要防止原有感染的扩散和发展，也要防止新感染的引入。经过根管治疗的无髓牙可依靠牙周组织供给营养，牙周膜中的营养物质经渗透进入牙骨质、牙本质。无髓牙虽然失去了来自牙髓的营养源，但是在无感染的情况下，依靠与牙周膜的有机联系，仍能长期存在于颌骨内，而不会像死骨一样被吸收和排出。患牙经过治疗被保存下来，可以行使咀嚼功能，维护了牙列的完整性和咀嚼器官的功能。因此，根管治疗术的原理实际上就是控制感染、促进愈合，前者是前提，后者是判定疗效是否成功的关键。

（一）根管内感染的特点

口腔环境中寄居着大量的微生物，目前报道存在 500 种以上的细菌，其具体作用尚不清楚，并且其菌群的组成受到口腔环境中唾液、pH及饮食等因素的影响，具有较大的个体差异和波动。当牙齿因龋、非龋或牙周病等原因导致牙本质小管暴露时，这些直径大多 <1μm 的细菌就能轻易地通过直径为 1～4μm 的牙本质小管，定植于根管系统中，进而引发牙髓病和根尖周病。为了达到彻底清除根管系统内感染源的目的，需要熟悉根管内感染的特点：根管内感染的微生物种类繁多且特殊；其生存方式多以生物膜形式存在；其生存位置较为隐匿等。

1. 根管系统内感染的微生物种类　牙髓感染中的细菌主要是专性厌氧菌，它们只能在低氧化还原电势，以及缺乏超氧化物歧化酶和过氧化氢酶的乏氧环境中生长，但是它们对氧的敏感性不同。微厌氧菌可以生活在有氧环境中，但主要通过无氧代谢途径获得能量。兼性厌氧菌可以在有氧或无氧环境中生存，通常拥有超氧化物歧化酶和过氧化氢酶。专性需氧菌需要在有氧环境中生长，并且拥有超氧化物歧化酶和过氧化氢酶。

有研究显示，根管内感染的初始阶段，兼性厌氧菌占主导地位，而随着时间的推移，发生了有利于专性厌氧菌生存和增殖的改变，兼性厌氧菌逐渐被专性厌氧菌所取代，约3年以后，可培养的98%的细菌都是专性厌氧菌。因此，感染根管中细菌的种类是处在动态变化中的。

一般情况下，1个感染根管中能分离培养出3～10种细菌，其中以革兰阴性的专性厌氧菌为主，伴有一些兼性厌氧菌如链球菌、乳酸菌、放线菌等，然而感染根管中的细菌种类存在着个体差异，甚至同一患者的不同牙中也存在着差异，有学者认为这可能与症状、体征及治疗史的长短有关，这些都给根管治疗术增加了难度。

2. 根管内微生物的生存方式　在感染根管内，细菌主要是以游离悬浮状态和生物膜两种形式存在。根管系统内的游离细菌可引起急性感染，但容易被清除，而附着在根管壁上的细菌生物膜因能够抵抗宿主的免疫攻击而得以长期存在，并与根尖周组织保持紧密的接触，导致感染的持续存在，最终引起慢性根尖周炎，并且在根管治疗过程中能够抵抗根管冲洗液的冲洗作用，因而不容易被机械和化学预备清除。生物膜在长期刺激产生炎症反应的同时，还可以分离出游离的细菌，导致慢性炎症的急性发作。

在生物膜中，细菌成分约占膜体积的15%，它们有规律地分布在胞外多聚体基质中，由水分子通道隔开，类似栅栏状结构，厚度可达300多层。其中已检出有类杆菌、梭杆菌、普氏菌、卟啉菌、密螺旋体、消化链球菌、真菌、放线菌和链球菌，专性厌氧菌占多数，革兰阳性菌和革兰阴性菌数量相当。根管治疗失败后，生物膜中检出的细菌种类和数量减少，主要含革兰阳性菌，且兼性厌氧菌和专性厌氧菌分布相当。导致根管治疗失败的生物膜中，粪肠球菌和白色链球菌较为常见。

研究发现，未经治疗的感染根管中存在的是多菌落生物膜，生物膜中各种细菌发挥特定的作用以保证其生态系统的稳定，对抗菌药物的抵抗力要明显高于游离细菌。有报道表明，生物膜细菌的抗药力是其浮游状态下的2～1 000倍。因此，根管治疗往往需要采用多种方法、多种药物联合使用，以达到尽可能地清除根管内感染的目的。

3. 根管内微生物的生存位置　常规根管预备后，根管内大部分部位的细菌可以被清除，但是由于根管系统的复杂性，在器械不容易到达的部位仍可能残留有生物膜。这些部位包括：管间交通支、副根管、根管侧支、根尖分歧、根尖分叉，以及牙本质小管等。因此，需要利用流动性好的液体和渗透性或者挥发性好的药物通过根管冲洗和根管内封药来进一步清除这些特殊部位的细菌感染，并加以严密充填。

（二）感染根管的类型及治疗原则

1. 活髓患牙　牙髓已遭受不可复性损害，但是根管深部尚未感染或者感染轻微，习惯称之为非感染根管。对此类患牙进行的根管治疗又称为牙髓摘除术（pulpectomy）。在治疗操作时，要严格遵守无菌原则，全程应用橡皮障，严格消毒器械和材料，同时注意操作手法，避免医源性将感染带入根管深部。适合在良好的局部麻醉效果下即刻摘除牙髓并一次性完成根管治疗，以最大程度地防止感染的扩散。

2. 死髓患牙（牙髓坏死或根尖周病患牙）　牙髓组织坏死或者坏疽，根管严重感染，牙髓腔内除了含有坏死感染的残留牙髓组织，还有大量的细菌及其毒性产物，故称之为感染根管。牙髓腔中的一部分细菌很可能以生物膜的形式存在，致病能力增强，因此不仅要加强根管清创（如机械清创与超声等方式结合），还要通过封药来进一步清除残余的感染。在临床上应慎用髓腔开放，因为髓腔在口腔中开放可导致根管深部菌群的改变，使得根管内原本相对单纯的细菌感染变得复杂，定植的细菌毒力增强并更具致病性和抗药性，增加治疗难度。

3. 再治疗患牙　根管治疗失败需要再治疗的患牙多数是因为感染控制不足，可能存在解剖上的特殊性、诊断的不确定性、操作缺陷或微渗漏等问题。对待感染难以控制的此类患牙，必要时可进行根管内细菌培养和药敏试验，确定敏感药物并应用；如果治疗效果仍不佳，则需要考虑进行根管外科手术。

二、适应证与非适应证

根管治疗的病例选择需要综合考虑患者的生理和心理状况、患牙的牙体和牙周情况等各个方面的因素，进行全面分析并判断治疗的难易度。

1. 适应证　根管治疗术适用于有足够牙周支持组织并需要保存患牙的下述病症。

（1）不可复性牙髓炎。

（2）根尖周炎。

（3）牙髓坏死。

（4）牙内吸收。

（5）牙根已发育完成的移植牙、再植牙。

（6）某些非龋性牙体硬组织疾病，包括：①重度釉质发育不全、氟斑牙、四环素牙等发育异常患牙需行全冠或桩核冠修复者；②重度磨损患牙出现严重的牙本质敏感症状且行脱敏治疗无效者；③隐裂牙需行全冠保护者；④牙根纵裂需行截根手术，患牙需保留的未纵裂根管。

（7）因其他治疗需要而牙髓正常者，包括：①义齿修复需要；②颌面外科治疗需要。

2. 非适应证　当今，由于治疗水平的提高和器械设备的更新，根管治疗已不存在绝对的禁忌证。以下情况属于根管治疗术的非适应证。

（1）牙周和（或）牙体严重缺损而无法保存的患牙。

（2）患有较为严重的全身系统性疾病，一般情况差，无法耐受治疗过程。

（3）张口受限，无法实施操作。

三、操作原则

根管治疗包括根管预备、根管消毒和根管充填三大步骤。现代根管治疗术将根管清理、成形、消毒相互交织，通过机械预备和化学冲洗清除根管系统中的细菌及病变组织；通过严密充填根管及冠端封闭来消除微渗漏，防止再感染。完善的根管预备和根管充填是有效控制感染的保障，而根管根尖部的感染控制水平是根管治疗成功的技术关键。在根管治疗中，还要注意保持根管原有走向和弯曲，尽量减少牙体组织的破坏。根管治疗的操作原则主要包括彻底清除根管内感染、严密充填修复防止再感染和坚持保存3个方面。

（一）彻底清除根管内的感染

1. 根管系统解剖的复杂性增加了根管清创和封闭的难度　如下所述。

（1）根管数目的多样性：在人类的牙中，不少牙位的牙根形态呈扁圆形或"8"字形，颊舌方向多为长径，这种情况下，牙根内颊舌向常含有1个扁的根管或1个以上的根管，根管之间会出现融合和分叉。Weine根据1个牙根内根管口和根尖孔的数目，将根管形态分为4型，即1-1型、2-1型、1-2型、2-2型。Vertucci在Weine分型的基础上，将根管形态的变化也考虑在内，根据透明标本法观察到更多复杂的根管类型，把根管形态分为8型，从而增加了1-2-1型、2-1-2型、1-2-1-2型及3-3型。

根管形态与牙根的形态密切相关，而某些类型的牙根变异具有鲜明的种族特点。上颌前磨牙双根的发生率在黑种人中最高（>60%），其次为白种人（30%~60%）和东亚人群（20%~30%）。下颌第一前磨牙近中根面可出现 1 条深 V 形根面沟,还可出现 2 个或 2 个以上牙根,该牙根变异在人类学上被称为 Tomes 根,其与 C 形根管及舌侧额外根管的发生密切相关。Tomes 根的发生率在黑种人中最高(>25%),其次为中国人(15%)和白种人(<10%)。下颌第一恒磨牙远舌根的发生率在包括中国人在内的东北亚人群中较高(>20%),在白种人和黑种人中较低(<5%)。下颌第二磨牙近远中根可在颊侧融合而形成 C 形根,其可含一个完全或不完全的 C 形根管。下颌第二磨牙 C 形根管的发生率在白种人中低于 5%,而在东亚黄种人中可高达 44.5%。

牙根的变异给根管治疗带来了更多的风险:若在治疗中忽略了额外根管的存在,其内的感染无法清除干净,容易导致治疗的失败;根管融合及分叉处根管的方向、截面形态、直径发生显著的改变,并在特定部位产生急弯曲,会使根管预备时难以彻底清理根管系统,而且容易导致各种根管不良形态的发生和器械分离等;预备 C 形根管时,容易留下大量未预备的区域,并在根面沟危险区出现侧穿。因此,临床医师在进行根管治疗时,头脑中应有患牙髓腔形态的三维图像,尽量避免医源性错误的发生。

(2)根管形态的多样性:几乎所有的根管都存在一定程度的弯曲,弯曲根管是根管预备的一个难点。由于根管器械的回弹性,在弯曲根管中存在伸直趋势,各个接触区的应力分布并不均匀,在根管预备中易出现各种问题,包括台阶形成、根尖孔拉开、工作长度丧失、根管拉直、侧穿等一系列根管不良形态或并发症,以及出现根管某些部位会过度切削而另一些部位预备不足的现象。

常用的根管弯曲度的测量方法主要包括 3 种:Schneider 法(1971 年)最为常用,该法将根管弯曲的起始点与根尖孔做一连线,它与根管长轴的夹角为测量角;根管弯曲,按弯曲角度的大小分为 3 类:直根管(<5°)、中度弯曲根管(>10°,<20°)和重度弯曲根管(>20°)。1982 年,Weine 提出将根管弯曲冠方切线与根方切线的夹角视为测量角。Pruett 等提出双参数测量法,认为需要同时测量根管弯曲角度和半径这 2 个参数才能更加准确地描述根管弯曲。

根管截面形态多变,存在圆形、卵圆形、长卵圆形、扁形、不规则形等形态。Wu 等根据根管横截面长短径的比值,将根管形态分为:圆形或轻度卵圆形根管(≤2)、长卵圆形根管(>2),以及扁根管(>4)。在确定初尖锉时,锉号大小由根管狭窄的最短径决定,这将导致最长径方位的预备不足。预备卵圆形根管时,若以最长径为基础,器械圆周旋转会削弱近、远中根管壁,甚至导致侧穿,因此,需要用根管冲洗来弥补根管器械机械预备的局限性。

侧副根管包括根管侧支、根尖分歧、根尖分叉、根分叉区副根管及管间吻合等结构。它广泛分布于人类恒牙中,可出现在任何牙位和任何牙根,其发生率在复杂型根管中高于 1-1 型根管。侧副根管是根管系统与牙周组织间感染相互扩散的通道,由于其解剖的特殊性,在根管预备时切削器械难以进入,导致这些部位感染滞留。在临床上,可以通过超声波根管预备及次氯酸钠溶液反复冲洗的方法来获得对侧副根管的良好清理效果。

2. 综合运用多种方法 尽可能达到彻底清创的效果。

(1)机械预备:机械预备的目的是清理和成形根管,其中根管成形有两方面的意义。一方面,在根尖狭窄的牙本质形成一个底托状结构,即根尖止点,同时保持根尖狭窄原有的解剖形态和位置,将所有干预性操作限制在根尖狭窄以内的根管空间,并且在对根管进行加压充填时,能够增加根管内压,使根管充填材料在根管内压紧充实,限制超填,避免对根尖周组织造成的刺激;另一方面,将不规则的根管内壁切削形成平滑流畅的连续锥形结构,并创造足够的空间,以利于化学冲洗剂和根管根尖部感染物的排出,以及根管的严密充填,为提高后续步骤的效率与完成质量奠定基础。

工作长度(work length,WL)是牙体上预先确定的参照点到根尖狭窄处即牙本质牙骨质交界处的距离。临床所有操作都必须在确定与维持工作长度的基础上进行,工作长度丧失或根管预备超出根尖狭窄都将影响根管治疗的效果。感染根管的清创不仅要求去除根管内容物,还要清除根管壁和牙本质小管中的感染物质,通常需要机械切割和化学冲洗、消毒共同完成。机械切割主要针对含有细菌及其毒素的根管壁,而与化学消毒相结合能将根管中的细菌数减少 100~1 000 倍。

(2)化学冲洗:由于根管系统的复杂性,单纯机械预备,无论是传统的不锈钢器械,还是镍钛器械,均无法彻底清除感染,未预备到的根管壁面积将近 50%。因此,化学冲洗是消除根管内感染不可或缺的重要步骤。

理想的根管冲洗剂应具备有效杀灭细菌、溶解坏死组织、润滑根管、去除玷污层的能力，并且对健康组织不产生刺激。目前，国际上广泛使用的根管冲洗剂是 0.5% ~ 5.25% 次氯酸钠溶液（NaClO），它具有较强的抑菌杀菌及溶解有机坏死物的能力，能杀死生物膜及牙本质小管中的细菌，且很少引起致敏反应，与氢氧化钙糊剂相比，其灭活内毒素的能力较小。由于次氯酸钠溶液不能溶解牙本质碎屑等无机组织，因此，建议与金属螯合剂乙二胺四乙酸（17% EDTA）或枸橼酸溶液联合使用，以清除根管壁的玷污层，使牙本质小管开放，并破坏细菌生物膜对根管壁的附着。用于临床的有效冲洗液还有 2% 氯亚明溶液和 2% 氯己定溶液等。研究表明，使用由多西环素、枸橼酸和聚山梨醇酯 - 80 组成的 MTAD（a mixture of tetracycline isomer, an acid, and a detergent）来做最后一次根管冲洗，可以有效地去除根管机械预备过程中在根管壁上形成的玷污层。

由于根管根尖区空间非常狭小，化学冲洗剂与细菌、坏死组织相互作用后很快失去活性，因此，在机械预备的过程中需要频繁使用大量的冲洗剂进行根管冲洗，让新鲜的冲洗剂充分发挥其抑菌杀菌效能。造成清洁盲区的原因往往不是由于冲洗剂浓度过低，而是由于冲洗剂未能进入、接触狭小区域的根管壁。近年来，超声和激光技术被应用于根管冲洗，前者通过空穴效应、声流效应及热效应，后者通过快速蒸腾产生气泡来提高根管内化学冲洗剂的消毒活性，加速化学反应进程，并使冲洗液进入根管难以进入的区域。

（3）根管消毒：现代根管治疗术并不强调根管内封药，而是提倡在有效控制根管内感染的前提下一次完成根管治疗。活髓患牙一般不需根管封药，根管预备和根管充填可以一次完成。死髓患牙的根管壁牙本质小管深处通常已有细菌侵入，当机械预备和化学冲洗难以达到彻底清创效果时，有必要考虑在根管中封入有效的抑菌药物，以进一步减少根管和牙本质小管内的细菌数量。感染根管如能做到高质量的清创，也可一次完成治疗；但若存在严重的肿痛症状或活动性渗出，最好经根管封药减缓症状后再行根管充填。

管所封药物必须具备确定的抑菌杀菌效果，否则，在封药期间，根管预备后残留在根管内的细菌及通过微渗漏进入根管的口腔细菌可以大量繁殖，根管内的细菌数量甚至可超过封药前的水平。目前更提倡使用杀菌力强的糊剂，如氢氧化钙糊剂、以抗生素加皮质激素为主要成分的糊剂等；药物需与作用部位接触并以物理屏障的方式密封髓腔，以消除根管内残余感染和防止微渗漏。根管用药中樟脑酚（CP）杀菌能力与氢氧化钙类药物相似，甲醛甲酚（FC）杀菌能力最强，但由于这类药物挥发性强，有效作用时间短，不良反应较大，国际上不推荐使用。在没有氢氧化钙糊剂的情况下，如选择酚类药物，一般只需把 1 个蘸有少量药剂的棉球放置在髓室内，不做根管内封药。

（二）严密充填根管并修复缺损，防止微渗漏发生

根管治疗是一个系统工程，其质量控制的主要指标就是两端封闭的严密程度，所谓"两端"，指的是根方和冠方末端，即根尖孔和冠部入口。

在根方封闭方面，根管充填是直接关系到根管治疗成功与否的关键步骤，其最终目标是以生物相容性良好的材料严密充填根管，消除无效腔，封埋根管内微量的残余病原刺激物，封闭根尖孔。根管充填材料必须对根管及根管系统不规则空腔具有良好的适合性；理论上，根充材料应该占据根管内所有的空间，其目的是消除根管系统的渗漏途径，防止细菌再度进入并感染已完成预备的清洁根管；防止根管内的残余细菌及其代谢产物穿过根尖孔进入根尖周组织；防止根尖周组织的组织液渗入根管内未充填严密的空隙，为根管内残余细菌的生长繁殖提供养料。目前用于根管充填的材料为牙胶和封闭剂，根管充填时，牙胶需占据主要的根管空间，而以糊剂形式填入根管内的封闭剂不宜过多，否则其硬固后收缩可能造成微渗漏。要谨记根管封闭剂的作用只是填补牙胶之间及牙胶与根管壁之间的缝隙。

在冠方封闭方面，根管充填后应尽快对患牙进行牙冠修复。若设计桩核冠修复，因根尖区根管侧支较多，根管充填难以完全封闭，从防止渗漏的角度要求至少保留 5mm 以上的根充物，以确保根尖的封闭质量；并且桩的末端应与剩余根充物之间紧密接触，以保持根管系统封闭的完整性。如果在根管治疗后数周内不能对患牙施行牙冠修复，应在髓腔垫底后予以过渡性充填或直接黏结修复。临床上遇到牙冠

的既往修复体已脱落，髓腔长期开放，根充物裸露于在口腔环境中，但患牙无症状，检查也无阳性体征，X 线片显示无根尖周阴影的情况时，最好重新进行根管治疗后再行冠部的永久修复，但是如果发现根充物仅为糊剂或银尖，则必须重做根管治疗。

（三）坚持保存原则

恰当的根管预备宽度应该是在尽可能保存健康牙体组织的前提下，达到最佳的根管清理和成形效果，而不能为了片面地追求清创的彻底性，而忽略了在控制感染和维持功能之间应当寻求的平衡，过多地切割牙体组织。

临床操作时，首先应确定根管根尖部的工作宽度（working width，WW），包括 2 个指标：初始工作宽度（initial working width，IWW）和终末工作宽度（final working width，FWW）。初始工作宽度是指预备前根管根尖部横截面尺寸，用于确定根管壁的切削基线，通过选定初尖锉（initial apical file，IAF）号数来估计根尖狭窄的大小。终末工作宽度是指预备后根管根尖部的横截面尺寸，指示根尖区牙本质的切割量，常采用 Grossman 标准，以大于初尖锉 3 号的 ISO 标准器械——主尖锉（master apical file，MAF）来反映。

然而，近年来学者们对这一标准存在异议。理由之一是用初尖锉来衡量根尖狭窄的宽度有时并不可靠。临床确定初尖锉受根管形态、长度、弯曲度、锥度、根管内容物、冠端牙本质的阻挡及所用器械类型等因素的影响，所测得的初尖锉一般小于实际的号数。理由之二是大量临床和实验研究证实，在初尖锉基础上扩展 3 个锉号后仍不能彻底清理根管。理由之三是根管系统解剖复杂，单纯依靠机械预备无法彻底清理根管，特别是卵圆形或带状根管。因此一些学者建议，根尖预备应当保守，以减少根尖偏移等不良形态的发生，保存更多的牙体组织，可以通过敞开冠端及增大根尖部预备的锥度来增强化学冲洗、消毒的效果，弥补根管根尖部切削的不足。有学者报道了非器械根管预备技术（non‑instrumentation technique，NIT），该方法利用负压的原理使次氯酸钠溶液吸入根管，甚至细小的副根管和根管侧支，溶解其中的有机物质，并随着次氯酸钠溶液的不断交换更新充分地冲洗根管，而达到清洁、预备根管的目的。

根管治疗的最终目的是保存患牙，如果在机械预备过程中过多地切削牙体组织，将削弱患牙的抗力和咀嚼时所能承受的功能负荷，缩短患牙的使用寿命。临床根管预备时，一般需要遵循 3 个原则：①尽量清创，理论上应全部清除感染根管中细菌进入牙本质小管的厚度层；②适当成形，使根管形成冠根向由大到小、平滑、连续的锥度形态，不要过分扩大；③最大保存，保证根管壁有一定的厚度，使之具有安全的强度。临床操作中应找到三者在每一颗患牙的个性化最佳平衡点。

四、疗效和预后

纵观根管治疗术发展的历史，由于各位学者对于疗效评定的标准、观察的时间、选择的病例数等不同，根管治疗的术成功率一般在 80% 以上。目前的普遍共识是，根管治疗术的效果良好，而且随着技术的发展、评估方法的科学化，其成功率显著提高。

（一）疗效评定的内容

疗效评定应符合全面性、相关性及客观性。全面性就是评定的内容应周密完整，既有主观指标，又有客观指标；既有形态指标，又有功能性指标。相关性就是所用指标与根尖周病变有本质联系，如叩痛的有无与根尖周病变程度密切相关。客观性是不存在争议的客观存在。为了保证疗效评价的准确性，疗效评定标准必须包括症状、临床检查和 X 线表现。

关于疗效评估观察时间，世界卫生组织（WHO）规定的观察期为术后 2 年。从软组织、骨组织的愈合过程中可能存在潜伏感染的再发作角度出发，这个观察时间是科学的。1 年以内的疗效只能作为初步观察，难以定论；2 ~ 3 年或更长时间的观察则比较准确。

1. 症状　如下所述。

（1）病史和治疗史。

（2）疼痛情况：性质、时间、范围和程度，诱发因素及缓解因素。

（3）肿胀情况：有无肿胀史、化脓史。

（4）功能情况：咀嚼功能是否良好。

2. 体征 如下所述。

（1）牙体情况：牙冠修复合适、完整与否，有无叩痛。

（2）牙周情况：软组织颜色及结构、肿胀、牙周袋、窦道、松动度、有无触痛。

3. 特殊检查（X线表现） 如下所述。

（1）根管：充填是否严密、适合；有无侧穿及器械分离。

（2）根尖：根尖有无外吸收。

（3）根尖周围：根尖周稀疏区（大小、形态、密度和周边情况）、牙周膜间隙、骨板、牙槽骨。

（二）疗效标准

评定疗效应全面、标准掌握应严格，依据根尖周病变愈合的机制，只要进行规范的根管治疗术，注意调整咬合，一般都可达到理想愈合，如果说治疗后根尖周病变无改变或仅有愈合趋势，除非追踪观察时间不够，否则都应进行再次治疗，故疗效标准确定应在全面检查评估的基础上遵循简单易掌握、重复性好的原则，具体如下。

1. 成功 无症状和体征、咬合功能正常、有完整的咬合关系、X线片显示根充严密合适、根尖周透射区消失、牙周膜间隙正常、硬骨板完整；或无症状和体征，咬合功能良好，X线片显示根尖周透射区缩小，密度增加。

2. 失败 无症状和体征、咬合有轻度不适，X线片显示根尖周透射区变化不大；或有较明显症状和体征，不能行使正常咀嚼功能、X线片显示根尖周透射区变大或原来根尖周无异常者出现了透射区。

（三）组织愈合形式

根管治疗术后来自根管对根尖周组织的刺激原已消除隔绝，加之某些充填材料还有促进愈合的作用，因而根尖周组织的炎症可逐渐消失。根尖周愈合情况取决于以下3个因素：即控制感染的效果，根尖周病变的程度和机体的防御修复能力。

肉芽肿和脓肿，最早在术后6个月左右即可愈合，有的则需在1年以后方能愈合。据观察，有些病例在治疗后8~9年，稀疏区才完全消失。根尖周囊肿经根管治疗及手术摘除后，在1年左右即可逐渐愈合。牙根未发育完全的患牙，在治疗后有可能生长骨性牙本质或牙骨质，形成根尖部最短的时间为3~6个月。

根尖周病变的愈合有以下5种基本形式。

（1）由新生牙骨质或骨样组织使根尖孔封闭：X线片检查，可见到根尖周稀疏区消失，牙周膜腔和硬骨板恢复正常。

（2）根尖孔处有瘢痕组织形成：X线片检查，可见到根尖周稀疏区已缩小，而牙周膜较宽，硬骨板也不完整。

（3）由健康的纤维结缔组织或骨髓状的疏松结缔组织充满根尖区。

（4）根管超填者，有纤维组织囊包围。

（5）牙槽骨增生与根尖部相连而成骨性愈合。若经过多次治疗，根尖内仍有脓性渗出物、X线片显示根尖周病变无变化，可能为根端牙骨质坏死吸收所致，视为治疗失败，应改行根尖外科手术。

（张　静）

第九节　根管治疗并发症及根管再治疗

一、根管治疗并发症的预防和处理

常见的根管治疗并发症包括：穿孔、器械分离、软组织化学损伤、急性根尖周炎、误咽误吸器械、皮下气肿及残髓炎等。

（一）穿孔

【龈缘以下穿孔】

1. 原因　如下所述。

（1）开髓及去除牙本质肩领时错误使用切削器械、开髓洞型过小、开髓部位不正确等。

（2）髓室钙化、根管细小弯曲、解剖结构异常。

（3）牙体长轴方向发生改变或误判，特别是全冠修复的患牙。

2. 预防　如下所述。

（1）在 X 线片上明确髓腔位置、车针方向与牙长轴关系，确定髓室及根管口位置。

（2）扩大开髓洞型时注意磨削方向，例如磨牙的近中侧壁，洞口应微向外扩张。

（3）高龄患者及严重磨损患牙应特别注意。

3. 处理　对穿孔部位进行严密消毒与隔湿干燥，用 MTA 行穿孔封闭修补，视情况行牙龈切除术及牙槽骨整形术。

【牙根中 1/3 穿孔】

1. 原因　如下所述。

（1）大号手用锉强行扩锉，根管口段根管敞开过深，牙长轴异常等。

（2）牙本质肩领未去除，根管预备器械严重偏离根管长轴。

（3）桩道预备时未注意根管弯曲。

（4）对于狭窄细小的根管使用螯合剂后牙本质变软，加之不合理使用预备器械。

2. 预防　如下所述。

（1）选择柔韧性高的的根管预备器械：对于弯曲根管，应沿弯曲形态预弯；根管狭窄细小或存在台阶时，预备器械尖端应预弯；柔韧性低、强度高的器械有可能穿通狭窄根管的钙化部，但大号器械只适用于钙化而无弯曲的根管。

（2）根管内保持湿润：使用次氯酸钠溶液或螯合剂润滑，有助于清除牙本质碎屑，消除堵塞。

（3）软化去除牙胶：需要去除牙胶的病例，根管上段首先用加热器具或牙胶溶剂等软化牙胶后，再将牙胶去除并建立工作长度，最后用机动旋转切削器械进行根管预备。

（4）预备桩道时勿过度磨除牙本质：在预备多个根管的桩道时，不要追求根管桩道间的平行。

3. 处理　尽早进行穿孔的修补封闭，以避免穿孔部位的牙周膜形成感染灶。借助显微镜的放大和照明作用，从髓室观察穿孔部位，进行修补。穿孔部位的确定可采用根管长度电测仪、观察插入根管内纸尖的血液渗出情况或 X 线片检查等。

（1）非手术治疗：在牙科手术显微镜的放大和照明下，用 MTA 修补侧穿处。修补前须用含肾上腺素的棉球或明胶海绵压迫止血，用次氯酸钠溶液和过氧化氢溶液交替冲洗进行创面消毒。

当穿孔部位无感染时，应尽早将其封闭修复。近年常用 Super EBA、黏结性树脂、MTA 或生物陶瓷糊剂 Bioceramics 修补穿孔部位。

（2）外科治疗：当根尖附近的穿孔在采取非手术治疗无法取得满意的治疗效果时，可应用外科手术对穿孔部位行封闭修补、根尖切除术、牙根切除术、牙半切除术或拔牙等。

【根尖部的穿孔】

1. 原因　因根尖部根管解剖复杂，用大号缺乏弹性的根管预备旋转器械预备时，进行强行扩锉，则形成根管偏移、根尖肘部、台阶甚至穿孔。

2. 预防　如下所述。

（1）预备根尖部位时不要用柔韧性低的大号及大锥度旋转器械。

（2）切勿强行穿通根管：根尖部根管解剖情况复杂，存在根尖分歧、根管狭窄等，常无法完全疏通根管。对于不需要建立排脓通道、无急性症状的患牙，无须完全疏通，可扩大到可能到达的部位，用 EDTA 和次氯酸钠溶液冲洗干燥后完成根管充填。治疗后如出现根尖周炎，再行根尖倒充填术。

3. 处理　穿孔较小时患牙可无临床症状，仅在叩击、咬合时出现不适或疼痛。对于感染根管，根尖部感染物质的机械去除困难，预后差，可采用手术处理。

【髓室底穿孔】

1. 原因　误将髓室底当作髓室顶磨除。发生这种情况的原因主要有：①髓室严重钙化；②牙冠严重磨损而按牙冠常规高度预估；③牙髓组织坏死导致开髓过程中无血性渗出；④长期髓腔暴露的患牙，由于龋坏导致穿孔。

2. 预防　如下所述。

（1）开髓前行 X 线片检查。

（2）在可能的根管口附近，用小球钻或超声锉去除牙本质肩领。

（3）应用牙科手术显微镜寻找根管口。

3. 处理　如无感染存在，可立即将穿孔修补封闭。穿孔修补前，创面的清创和止血非常重要，还要注意患牙的分离隔湿，以防唾液污染。

因龋坏导致感染性髓室底穿孔的患牙，应首先去除息肉和龋坏组织，根据穿孔大小制订治疗方案。穿孔较小时，可在初诊时于穿孔处用氢氧化钙或碘仿糊剂封闭，髓室封入常规根管消毒药物和小棉球，3～5d 复诊，再按无感染穿孔情况行修补封闭。还可考虑牙根分离术或牙半切除术等。

【带状穿孔】

1. 原因　敞开根管口时器械操作不当，导致根管壁薄弱区出现带状穿孔。上颌磨牙近中颊根的远中壁、下颌磨牙近中根的远中根管壁、上颌第一前磨牙及下颌切牙近远中牙根表面存在凹陷的根管壁，下颌第二磨牙的 C 型根管管壁凹陷，这些部位根管预备不当易致带状穿孔。

2. 预防　将根管预备器械预弯，顺根管弯曲走向，控制根管弯曲部的内侧壁牙本质切削量，尽量扩大弯曲部外侧壁。

3. 处理　同根中 1/3 穿孔的处理。

（二）器械分离

1. 原因　如下所述。

（1）根管解剖因素：如弯曲根管、钙化根管、细小根管、多个根尖分歧、牙本质肩领明显突出等。

（2）根管锉的因素：根管锉螺纹变稀疏或变密集等。

（3）操作因素：未充分建立进入根管的直线通路、操作方法不当如旋转角度过大、用力不当、跳号预备等。

2. 预防　操作前仔细检查器械有无损害或变形，操作时避免反复使用及盲目施力，旋转幅度勿超过 180°，勿跳号预备等。

3. 处理　如下所述。

（1）术前分析

1）分离器械的长度。

2）X 线片分析。

3）分析可能遇到的问题，制定应对措施。

4）与患者的沟通交流。

（2）方法

1）超声振动：如分离器械断端可从髓室直视，则首先利用超声锉将器械周围的牙本质去除，暴露断端，然后沿分离器械周围逆时针振动，用镊子将其取出。如分离器械断端无法从髓室直视，则须联合应用牙科手术显微镜。

2）微锉系统（Micro－File System）：微锉系统具有细长的操作柄，操作时不妨碍显微镜视野，去除牙本质量少，可与显微镜联合应用于分离器械的取出。

3）旁路的形成：对于取出困难的病例，可先用 EDTA 将分离器械周围的牙本质软化，然后用 10 号、15 号或更为细小的 K 锉于根管壁与分离器械间的空隙插入，来回旋转约 1/4 圈以绕过分离器械，换用大一号的锉扩大根管到达根尖部，最后完成根管的彻底清洁和严密充填。

4）外科治疗：当分离器械超出根尖孔时可采用根尖外科手术，实行根尖切除倒充填术。

5）追踪观察：在无根尖周病变、急性症状时，也可追踪观察，暂不处理。当出现根尖周炎症后，可选择根尖外科手术治疗。

（三）软组织化学损伤

1. 原因　次氯酸钠、根管消毒药甲醛甲酚等泄漏，造成皮肤、黏膜的化学损伤。

2. 预防　安装橡皮障，佩戴护目镜，使用低浓度的次氯酸钠溶液进行冲洗。

3. 处理　大量流水冲洗后，转诊相关专科。

（四）急性根尖周炎

在根管治疗过程中或结束后，少数患者会出现局部肿胀、咬合痛、自发痛等急性根尖周炎症状。

1. 原因　如下所述。

（1）牙髓失活药，根管消毒药对根尖周组织有化学性刺激。

（2）根管过度预备或超填对根尖周组织有机械性刺激。

（3）残存细菌对根尖周组织有生物性刺激。

2. 预防与处理　如下所述。

（1）化学性刺激：牙髓失活药三氧化二砷易引起药物性根尖周炎，治疗原则是彻底清洁根管，封入刺激性小的药物，如含碘仿药物。根管消毒药甲醛甲酚易对根尖周组织产生刺激，应尽量替代。

（2）机械性刺激

1）准确测定工作长度：不正确的根管工作长度将导致根管过度预备或预备不足。

2）慎重去除原有充填材料：根管再治疗时，原有充填材料用牙胶溶剂和根管扩大器械去除到根尖附近后，仔细取出根尖孔附近的充填材料。对于陈旧性根充材料应分段取出，切忌超出根尖孔。

（3）生物性刺激：预防方法是防止将根管感染物推出根尖孔。对于预备过程产生的牙本质碎屑，可在根管内注满次氯酸钠溶液，溶解碎屑并杀灭细菌。

感染根管一般为混合感染，患牙呈现自发痛、排脓等急性症状，一旦发生要仔细检查，确定原因后做针对性处理。轻微肿痛可暂不处理，亦可适当给予镇痛药，观察 1～3d；如有咬合高点，要及时消除，无高点也可适当降低咬合，使患牙休息，利于愈合。如 3d 后患牙症状依旧，且 X 线片显示有超填，可去除封药或充填物，引流、消炎后重行根管治疗。严重者如出现前庭沟处肿胀，形成脓肿或蜂窝织炎及全身症状时，须行切开引流并全身给药。

（五）误咽误吸器械

1. 原因　未安装橡皮障。

2. 预防　安装橡皮障。

3. 处理　发生器械误咽时，嘱患者多食高纤维食品，X 线片追踪观察，待其自然排出。如挂在呼吸道无法咳出时，须转诊呼吸专科，在纤维支气管镜下取出器械。如器械位于细小支气管，只能行外科手术将其取出。

（六）皮下气肿

1. 原因和症状　气枪强力吹干根管，冲洗液使用不当，根尖外科手术时高速手机切除牙根，均可压迫空气进入周围组织，产生皮下气肿。皮下气肿一般无主观症状，空气潴留其中会出现捻发音。

2. 预防　勿用压缩空气吹干根管；勿加压冲洗根管，根尖孔粗大的患牙慎用过氧化氢（双氧水）冲洗；根尖切断术时用锉或低速手机。

3. 处理　出现皮下气肿有感染可能，可全身给予抗生素数日以预防感染。一般数日至 1 周症状消退。

（七）残髓炎

1. 原因和症状　如下所述。

（1）根管系统解剖复杂，难以将牙髓完全清除。残存牙髓如受细菌、器械或药物刺激，可发生炎症反应，导致患牙出现叩击痛、咬合痛及伸长感等。

（2）神经肿胀：神经被切断后，断端肿胀，产生自发性兴奋。在机械刺激下出现疼痛。

2. 预防　拔髓后用次氯酸钠充分冲洗。注意不遗漏根管。刺激性强的药物慎用。

3. 处理　局部麻醉下将残髓拔除，用1.5%次氯酸钠充分冲洗，封入氢氧化钙药物。如有厌氧菌存在，则全身给予抗生素治疗，待症状消失后完成根管充填。

二、根管治疗后疾病的病因

根管治疗后疾病指根管治疗后患牙的根尖周病变未愈合或出现新的病变，其临床表现包括患牙在根管治疗后疼痛持续存在或根尖周病损经久不愈。

根管治疗后疾病的致病因素主要包括：微生物感染、异物反应、根尖周囊肿及相关治疗因素等。

（一）微生物感染

根管治疗后残留的微生物在根管内、外的定植，是根管治疗后疾病发生的主要原因。

1. 根管内微生物　如下所述。

（1）一些经过根管治疗及消毒药物筛选后的残留微生物，会在根管内重新形成生物膜。

（2）初次根管预备时如若器械无法到达根尖孔，则残留微生物主要为初次感染时定植的微生物。

（3）冠方充填物或修复体边缘缺损形成微渗漏，导致冠方渗漏。

2. 根管外微生物　当根尖周组织处于疾病状态时，可能建立起口腔微生物感染根尖周组织的途径如下。

（1）经由根尖孔。

（2）经由牙本质小管。

（3）经由牙周袋。

（4）经由窦道。

（5）根管器械、感染牙本质或牙胶尖等越过根尖孔，将根管内细菌带入根尖周组织。

一旦微生物在根尖周组织形成生物膜，只有通过外科手术才可能治愈。

（二）异物反应

1. 胆固醇晶体　根尖周病变中常存在胆固醇晶体，发生率为18%~44%。胆固醇晶体难以被机体降解，具有组织刺激性，影响根尖周组织的愈合。

2. 牙胶和糊剂　未被污染的牙胶和糊剂的生物相容性和组织耐受性相对较好，轻度超填，仅在其周围包裹多层胶原纤维，伴少量或无炎性细胞浸润。当超填较多时，则会诱发根尖周组织炎性反应，影响预后。如若超填材料被刺激性物质如滑石粉污染，则可能引起严重的异物反应。

3. 其他异物　根尖周组织的异物可以来源于以下途径：①根管口暴露于口腔环境，口腔内异物可能通过根管进入根尖周组织；②治疗过程中将玻璃离子水门汀颗粒、根管消毒糊剂颗粒或暂封材料推出根管外；③牙槽外伤，异物通过黏膜进入，或开放性穿通伤也会导致异物反应。

（三）根尖周囊肿

根尖周囊肿是残存于根尖周组织的Malassez细胞受慢性炎症刺激增生形成的囊性病变。仅通过X线检查无法明确区分根尖肉芽肿和根尖周囊肿，只有组织病理检查才可确诊。根管治疗后，根尖周袋状囊肿常可以愈合，而真性根尖周囊肿由于不与患牙根管口相联通，愈合的可能性小，常须配合根尖外科手术。

（四）治疗因素

微生物感染的多样性、根管解剖的复杂性、治疗术的敏感性、诊治人员技术的熟练度，都与根管治疗的疗效密切相关。

三、根管治疗后疾病的诊断及处理原则

（一）病史采集

对于发生根管治疗后疾病的患牙，必定有根管治疗史。因此，除了解患者全身情况外，应重点围绕既往根管治疗及治疗后的情况收集病史。

（二）检查

根管治疗后疾病的检查主要包括常规检查、X 线检查和组织学检查。

1. 常规检查　如下所述。

（1）视诊：牙体是否完整、有无龋坏、隐裂或冠折，修复体有无破损、松动；牙周，有无牙龈红肿、牙周袋溢脓、根分叉病变、根尖区黏膜有无红肿或窦道等。

（2）叩诊、咬诊、扪诊：观察患牙是否出现疼痛或不适。

（3）探诊：冠方充填物或修复体有无异常，龈方有无窄而深的牙周袋。

2. X 线检查　如下所述。

（1）根尖片：若根尖周出现新的透影区或原有透影区扩大，则提示有根管治疗后疾病的发生。若根尖周病损既无扩大，亦无缩小，患牙无根尖周病变的临床症状或体征，则每年定期复查，观察 4 年以上，如若透射区范围无变化，则可能为愈合瘢痕。

（2）锥形束 CT：可三维观察牙根、根管及其周围组织的影像，尤适用于一些特殊复杂的病例。

3. 组织学检查　在根尖外科手术切除根尖和根尖周病损后，如对病损诊断不明确，可行组织病理学检查。组织学检查的目的在于排除根尖周区域发生的与根管治疗及根管感染无关的疾病，如上皮源性囊肿、牙源性和非牙源性肿瘤及非肿瘤性的骨质破坏类疾病。

（三）诊断

1. 诊断标准　根管治疗后疾病的完善诊断应包括：明确患牙；评估患牙根管系统状态及根尖周组织病损状态；确定根管治疗后疾病的病因。一般地，根管治疗后 6 个月开始进行临床和 X 线片检查，每隔 1 年复查，以对临床疗效进行评估，并判断有无根管治疗后疾病。

（1）无根管治疗后疾病：无症状，根尖周无透射影。

（2）确诊的根管治疗后疾病：有症状，出现新的根尖透射影或原有透射影范围扩大。

（3）潜在的根管治疗后疾病：无症状，透射影范围不变或仅变小。此种情况，应每隔 1 年复查，如透射影范围扩大，则诊断为根管治疗后疾病。如复查 4 年后透射影范围无改变，则可能为瘢痕纤维组织性愈合或持续感染引起的慢性病损。

2. 根管治疗后疾病的鉴别　如下所述。

（1）患牙根管治疗后持续存在根尖周透射影，在诊断时应注意以下情况：①感染根管引起的慢性根尖周炎；②根尖外感染引起的慢性根尖周炎；③根尖周真性囊肿；④异物反应；⑤根尖周瘢痕。

（2）对根管治疗后出现新的根尖周透射影或原有透射影范围扩大，应注意以下情况：①感染根管引起的急性根尖周炎；②感染根管引起的急性根尖周脓肿；③感染根管引起的慢性根尖周炎急性发作；④感染根管引起的慢性根尖周炎急性发作，伴脓肿形成；⑤感染根管引起的慢性根尖周炎；⑥感染根管引起的慢性根尖周脓肿；⑦感染根管引起的面部蜂窝织炎；⑧根尖外感染；⑨根尖周袋状囊肿；⑩根尖周真性囊肿；⑪异物反应。

（四）处理原则

对于根管治疗后疾病的处理，主要存在以下 4 种方案。

（1）追踪观察及再评估。

（2）根管再治疗。

（3）根尖外科手术治疗。

（4）拔牙：如若患牙在牙髓摘除术或感染根管治疗后出现临床症状，但根管充填良好，可先行观察。

如若患牙根管再治疗因根管外感染、异物反应、真性囊肿、无法从冠方建立通路、原有根管充填物严密且冠方封闭良好或根管再治疗无法处理的台阶和分离器械等原因失败，则可考虑行根尖外科手术治疗。

当患牙已无保留价值时，可给予拔除。

四、根管再治疗

（一）适应证

（1）根管治疗后如出现疼痛、肿胀、叩痛、压痛和窦道等症状，经评估通过再治疗可提高根管治疗质量，则首选根管再治疗。

（2）由根管感染引起的根尖周病损未愈合及扩大的患牙。

（3）由根管感染引起的根尖周新病损的患牙。

（4）根管治疗后 4～5 年根尖周病损仍然存在的患牙。

（5）根管治疗后修复体出现破损或裂隙，唾液渗入根管系统超过 30d，应在冠修复前行根管再治疗。

（6）根管欠填的患牙，应考虑在冠修复前行根管再治疗。

（7）根管治疗 4 年后须重行桩冠修复的患牙，应行根管再治疗作为预防根管治疗后疾病发生的措施。

（二）术前评估

1. 患牙保留价值　对治疗后患牙的咬合及咀嚼功能进行评价。

2. 患者全身状况　患有全身疾病的患者，应在疾病控制后再行治疗。

3. 患牙状况　根管原有充填材料能否取出，有无髓室底穿孔、根管壁侧穿孔等。

4. 根管再治疗的难度分析　临床上根据根管情况，将再治疗难度分为 10 级，级数越高，难度越大。

治疗前，应充分与患者进行交流沟通，并签署知情同意书，方可进行相应治疗。

（三）处理

1. 冠部入口的建立　对于有银汞合金或树脂充填体的患牙，在根管再治疗前应将原有充填体及可能存在的继发龋去除干净，防止唾液中的微生物渗入髓腔；如患牙存在桩核修复，应预先评估建立入路的难度及风险。

2. 根管入口的建立　如下所述。

（1）影像学检查：X 线片正位、偏位投照观察是否有遗漏根管，或用 CBCT 进行检查。

（2）根管解剖特征：下颌切牙，我国人约 30% 具有 2 个根管；上颌第一磨牙近颊根多根管发生率约 68%；下颌第一磨牙，如若远中有 2 个根管，则近中一般都有 2 个或以上根管，另外，独立远舌根的发生率高于 30%。

（3）显微镜超声技术的应用：显微镜具有放大和照明作用，能够清楚地观察髓室底情况。对于髓室钙化或在根管口上方存在大量继发性牙本质的情况，镜下表现常为白垩色，应用超声工作尖将其去除。

（4）染色法：将染料滴入髓室，清水冲洗并干燥，若有遗漏根管，则其根管口常有染料残留。

（5）发泡试验：将次氯酸钠溶液滴入，等待数分钟，于遗漏根管的根管口常有气泡冒出。

3. 工作长度的建立　如下所述。

（1）牙胶的去除：对于充填不佳的根管可用如下方法去除：①不锈钢锉去除；②镍钛旋转器械去除；③超声法去除。

对于充填致密的根管，首先利用加热或溶剂等方法使牙胶软化，然后使用器械进入根管，分段、分层逐步将牙胶去除。

1）溶剂软化：首先用注射器将氯仿等溶剂注入髓室或根管冠部；再用小号锉（15号和20号）缓慢旋入牙胶，使溶剂渗入，加速牙胶软化；反复操作，逐步深入至工作长度。注意，操作时应避免将牙胶或溶剂推出根尖孔，造成术后疼痛。

2）加热软化：热牙胶充填系统应用日渐广泛，其携热头可有效软化牙胶，且能够将部分牙胶取出根管。但应注意，使用时勿长时间加热，否则易损伤牙周组织。该方法仅适用于冠中段较直的根管。

3）手用器械去除：当根管上段部分牙胶去除后，可继续使用溶剂软化牙胶，用小号K锉插入剩余牙胶使溶剂渗入，换用H锉重新插入牙胶，提拉去除。

4）机用器械去除：使用机用器械如G钻、P钻可直接将根管冠段牙胶去除。应用专门用于根管再治疗的镍钛器械，可旋转产热以软化牙胶。

（2）封闭剂的去除

1）软性非固化类根管糊剂的去除：首先充分暴露根管口，采用冠向下预备技术清理，配合大量次氯酸钠溶液根管冲洗，尽可能避免充填材料被推挤出根尖孔。

2）硬性固化类根管糊剂的去除：将氯仿注入根管，用小号锉建立通路。或采用超声根管锉震碎根管内容物，以建立根管通路。复杂病例还可联合显微镜及超声器械。

4. 根管再预备　如下所述。

（1）目的：彻底去除根管内根充材料、坏死牙髓组织；预备遗漏根管及初次预备不全的根管区域；通过化学消毒中和牙本质小管内的毒素；为根管冲洗及再充填形成良好的形态。

（2）工作长度的确定：在采用根尖定位仪测量的初始阶段，锉针由于被牙胶等根充物包绕，无法形成回路。因此，在测定根管工作长度时，如若根尖定位仪无信号出现，则提示锉针还处于充填材料内；一旦出现信号，则提示锉针已超出充填材料，与牙周组织接触形成电流回路。

（3）器械再成形：选择手用或机用器械进行预备，推荐根向预备法，配合大量次氯酸钠冲洗，防止将根管充填材料推出根尖孔；根尖段预备，应选择大号小锥度器械，预备至工作长度，配合冲洗液冲洗。

（4）化学消毒：未到达根管工作长度时可选用17% EDTA溶解根管封闭剂；根管再预备时可选用1.5%～2.5%次氯酸钠溶液；去除玷污层和碎屑可选用17% EDTA，配以超声振荡10～20s；最终的化学消毒可采用2%氯己定溶液，配以超声振荡20s，重复2次。

5. 诊间封药　对于初次根管治疗失败的患牙，临床上推荐在根管充填前进行诊间封药。诊间封药的药物有两种：氢氧化钙和2%氯己定。氢氧化钙对粪肠球菌无杀菌作用，而氯己定对该菌具有强的杀菌作用，因此可将两者调拌呈糊剂，用螺旋针送入根管。封药时间为1～2周。

6. 根管充填　根管再治疗的根管充填时机与根管治疗相同。建议选用生物相容性好的根管封闭剂，配以大锥度非标准牙胶尖行热牙胶垂直加压充填法。

（张　静）

第六章

牙周疾病

第一节　牙周病的主要症状和临床病理

一、牙龈的炎症和出血

牙龈炎和牙周炎是一类由微生物引发的感染性疾病，牙菌斑微生物及其产物长期作用于牙龈，引起机体的免疫反应，导致牙龈的炎症反应。牙龈炎的病变局限于牙龈上皮组织和结缔组织内。当炎症波及深层牙周组织，引起牙周膜胶原纤维溶解破坏、牙槽骨吸收，导致牙周袋的形成，即为牙周炎。并非所有牙龈炎都会发展成牙周炎。两者在牙龈组织中的病理和临床表现十分相似，均为慢性非特异性炎症，只是炎症的范围有所不同。

（一）临床表现

1. 牙龈色形质的改变　内容如下所述。

（1）牙龈颜色的改变：牙龈颜色的改变是牙龈炎和牙周炎的重要临床体征之一。健康牙龈呈粉红色，患牙龈炎时游离龈和龈乳头呈鲜红或暗红色，龈炎持续加重和牙周炎患者的炎症充血范围可波及附着龈，与牙周袋的范围一致。当血管减少、纤维增生或上皮角化增加时，牙龈颜色可能变浅或苍白。

（2）牙龈外形的改变：正常的龈缘菲薄而紧贴牙面，附着龈有点彩。炎症时牙龈组织肿胀，龈缘变厚，牙间乳头圆钝，与牙面分离。由于组织水肿，点彩可消失，牙龈表面变光亮。但有些轻度炎症的牙龈，点彩仍可部分地存在，也有的正常牙龈根本无点彩。病变以炎症和渗出为主者，牙龈松软肥大，表面光亮，龈缘有时糜烂；以纤维增生为主的病例，牙龈则坚韧肥大，有时可呈结节状并盖过部分牙面。

（3）牙龈质地的改变：炎症时，由于结缔组织内炎症浸润及胶原纤维破坏，使原来质地致密坚韧的牙龈变得松软脆弱，缺乏弹性。长期慢性炎症的患者，牙龈表面上皮增生变厚，胶原纤维增生，使牙龈表面变坚实肥厚，而龈沟和牙周袋的内壁仍有炎症，探诊仍有出血。

2. 牙龈出血　牙龈炎症的最初临床表现为龈沟液量的增多和龈沟探诊出血。健康的牙龈即使稍用力刷牙或轻探龈沟均不引起出血，而在初期或早期龈炎阶段，轻探龈沟即可出血，它比牙龈颜色的改变出现得早些。绝大多数牙龈炎和牙周炎患牙均有探诊后出血。有些患牙的炎症局限于龈沟或牙周袋的上皮侧，牙龈表面的红肿不明显，而探诊后却有出血，这是判断牙龈有炎症的重要指标之一，对判断牙周炎的活动性也有很重要的意义。

牙龈出血常为牙周患者的主诉症状，多在刷牙或咬硬食物时发生，偶也可有自发出血。

组织学观察见牙龈结缔组织中毛细血管扩张和充血，沟（袋）内上皮增生，但上皮也可因溃疡而变薄，连续性中断，致使上皮的保护功能下降，微小刺激即引起毛细血管的破裂和出血。经过治疗的牙周炎在定期复查时，如果多次出现探诊后出血，有可能疾病进入活跃期及发生牙周组织的进一步破坏。

3. 龈沟液　龈沟渗出增加是牙龈炎症的重要指征之一。测定龈沟液的量可作为炎症程度的一个较敏感的客观指标。常用的方法是将小滤纸条放入龈沟内30s之后取出，用龈沟液测量仪测定或用精密天平称重；也可用茚三酮染色，根据染色的面积来判断龈沟液量的多少。

4. 龈沟深度及附着水平　牙周健康者的龈沟深度（从龈沟底到龈缘的距离）一般 <2mm，但临床上探测龈沟时，探针可能会超过组织学的沟底，进入结合上皮，因此健康牙龈的龈沟探诊深度不超过3mm。牙龈炎时，由于牙龈肿胀或增生，龈沟探诊深度可超过3mm，此时结合上皮开始向根方和侧方增殖，尚未与牙面分离形成牙周袋，上皮附着水平仍位于正常的釉牙骨质界处，没有发生结缔组织附着的丧失，故又称为龈袋或假牙周袋，这是区别牙龈炎和牙周炎的一个重要标志。

（二）临床病理

Page 等（1976）根据临床和组织学观察，将牙周疾病从健康牙龈到牙周炎的发展过程分为"初期病损（initial lesion）、早期病损（early lesion）、确立期病损（established lesion）、晚期病损（advanced lesion）"4 个阶段。

1. 初期病损　指龈炎的初期。牙菌斑一旦在牙面沉积，牙龈炎症很快就会发生。菌斑沉积的24h内结合上皮下方的微血管丛即出现明显的变化，显微镜下观察可见牙龈血管丛的小动脉、毛细血管和小静脉扩张。毛细血管的内皮细胞之间形成细胞间隙，液体和血浆蛋白渗出到组织中，并通过上皮进入龈沟形成龈沟液。

龈沟液的量与牙龈炎症程度成正比；龈沟液中含有来自血浆的防御性成分，如抗体、补体、蛋白酶抑制物等。

在菌斑堆积的第2~4天，在趋化物质的作用下，白细胞穿过结缔组织到达结合上皮和龈沟区聚集，此期的炎症浸润区约占结缔组织的5%。

这种初期病损在临床上肉眼观察为健康的牙龈。上述防御反应若能有效地抵御微生物的挑战（challenge），则疾病状态不会发生。

2. 早期病损　指龈炎的早期。一般发生在菌斑堆积后4~7d。组织学观察可见结合上皮下方的血管扩张，数目增加。淋巴细胞和中性粒细胞是此期的主要浸润细胞，浆细胞很少见。炎症细胞浸润约占结缔组织体积的15%，病损内成纤维细胞退行性变，有较多的白细胞浸润。同时，浸润区的胶原纤维继续破坏达70%。结合上皮和沟内上皮的基底细胞增生，出现上皮钉突，此时临床上可见炎症表现，牙龈发红，探诊出血。

由此期进入确立期病损所需的时间因人而异，可能反映个体易感性的差异。

3. 确立期病损　指龈炎已确立。随着菌斑不断的堆积，牙龈的炎症状况也进一步加重，牙龈组织和龈沟内的渗出和白细胞移出增加。临床上已有明显的炎症表现，牙龈色暗红，水肿明显，龈沟加深，牙龈不再与牙面紧贴，此期也可视作慢性龈炎阶段。

此时，大量的浆细胞浸润，围绕着血管，位于近冠方结缔组织内。当炎症不断向根方延伸，组织深处也发生胶原丧失和白细胞浸润。此期沟内上皮和结合上皮继续增生，钉突向结缔组织深处延伸，但上皮附着的位置不变。沟内上皮有大量白细胞浸润，中性粒细胞穿过上皮向龈沟移出。

确立期病损可能有两种转归。一种是病情稳定长达数月或数年，另一种则发展为活动型，成为进行性破坏性病损。

4. 晚期病损　也可称为牙周破坏期（phase of periodontal breakdown）。随着炎症的扩展和加重，上皮继续向根方生长，冠方的上皮与牙面剥离，形成牙周袋，菌斑也继续向根方延伸，并在袋内的厌氧生态环境下繁殖。炎细胞浸润向深部和根方的结缔组织延伸。牙周炎病损除了具有确立期病损的所有特征外，与牙龈炎的区别是结合上皮从釉牙骨质界向根方迁移，冠方与牙面分离形成牙周袋，牙槽嵴顶开始有吸收，牙龈结缔组织内的胶原纤维破坏加重，并有广泛的炎症。一般认为浆细胞是此期病损的主要浸润细胞。临床上探及牙周袋和附着丧失，X线片可见牙槽骨的吸收。

二、牙周袋的形成

龈沟病理性加深形成牙周袋。牙周袋的形成是牙周炎最重要的病理改变之一。牙龈炎时，龈沟的加深是由于牙龈的肿胀或增生使龈缘位置向牙冠方向移位，结合上皮的位置并未向根方迁移。疾病发展到牙周炎时，结合上皮向根方增殖，其冠方与牙面分离形成牙周袋。这是真性牙周袋。

牙龈边缘部的慢性炎症逐步扩展到深部牙周组织，成为牙周炎。牙周炎都是由牙龈炎发展而来，但并不是所有的牙龈炎都必然发展为牙周炎。这种从牙龈炎转化为牙周炎的机制尚不十分清楚。

（一）牙周袋的病理

1. 软组织壁　牙周袋一旦形成，大量的细菌堆积在牙周袋内，袋上皮是细菌生物膜和结缔组织之间的唯一屏障。袋上皮薄，表面常有糜烂或溃疡，使细菌及其毒素得以进入结缔组织和血管。中、重度牙周炎患者直接与龈下生物膜接触的袋上皮面积非常大，相加起来可能相当于一个成人手掌面积。有证据表明，大量活的革兰阴性菌及 LPS 和其他可溶性细菌成分能进入结缔组织和血液循环。

牙周袋的内（侧）壁发生严重的退行性变化，袋内壁上皮显著增生，上皮钉突呈网状突起伸入结缔组织内并向根方延伸。这些上皮突起及内壁上皮水肿、白细胞密集浸润。上皮细胞发生空泡变性，持续退行性变和坏死导致内壁溃疡，暴露下方明显的炎性结缔组织。浸润的白细胞坏死后形成脓液。牙周袋壁退行性变的严重性与袋的深度不一定一致。内壁溃疡可发生在浅袋，偶尔也可观察到深袋的内壁上皮相对完整，只有轻微的变性。

牙周袋壁的结缔组织也可能水肿及退行性变，浆细胞和淋巴细胞浸润，也有散在的中性粒细胞。血管数目增加，扩张、充血，进而导致循环阻滞。除了渗出和退行性变，结缔组织还可以有细胞增生，新形成的毛细血管、成纤维细胞和胶原纤维。

牙周炎是慢性炎症病损，在组织破坏的同时也不断发生着修复过程。牙周袋壁的状况是组织破坏和修复相互作用的结果。炎症与修复过程何者占优势，决定着牙周袋软组织壁的颜色、质地和结构。若炎症、渗出占优势，则龈色暗红或鲜红，质地松软，表面光亮。若修复过程占优势，则袋壁坚韧，表面呈粉红色，牙周袋内壁仍可有溃疡或炎症、坏死，这时探牙周袋后会有出血，这对了解袋内壁的炎症状况很有帮助（表6-1）。

表6-1　牙周袋的临床表现与组织病理学改变

临床表现	组织病理学
1. 牙龈呈暗红色	1. 慢性炎症期局部血循环阻滞
2. 牙龈质地松软	2. 结缔组织和血管周围的胶原破坏
3. 牙龈表面光亮，点彩消失	3. 牙龈表面上皮萎缩，组织水肿
4. 有时龈色粉红，且致密	4. 袋的外侧壁有明显的纤维性修复，但袋内壁仍存在炎性改变
5. 探诊后出血及有时疼痛	5. 袋内壁上皮变性、变薄，并有溃疡。上皮下方毛细血管增生、充血。探痛是由于袋壁有溃疡
6. 有时袋内溢脓	6. 袋内壁有化脓性炎症

2. 根面壁　根面壁是指暴露于牙周袋内的牙根面。牙周炎患牙的根面均有牙石沉积，其上覆有龈下菌斑。牙石附着的根面牙骨质结构、性质也发生了变化。

（1）结构改变：由于菌斑内细菌产酸及蛋白溶解酶使 Sharpey 纤维破坏、牙骨质脱矿、软化，易发生根面龋。龈下刮治时，软化的牙骨质易被刮除，而引起根面敏感。严重时，坏死的牙骨质可以从牙根表面剥脱，使根面凹凸不平。当牙龈退缩、牙根暴露于口腔时，脱矿的牙根面也可发生再矿化。

（2）化学改变：牙周袋内根面的牙骨质脱矿，钙、磷含量降低，而暴露于口腔中的牙根面则钙、磷、镁、氟等均可增多。

（3）细胞毒性改变：细菌及内毒素均可进入牙骨质内并可深达牙骨质牙本质界。

3. 袋内容物　牙周袋内容物复杂，有菌斑、软垢、龈沟液、渗出物、食物碎渣、唾液黏蛋白、脱落上皮和白细胞等，白细胞坏死分解后可形成脓液。袋壁软组织受根面龈下牙石的刺激，引起袋内出血。牙周袋内容物具有较大的毒性。

（二）牙周袋的类型

1. 根据牙周袋的形态及袋底与牙槽骨嵴顶的位置关系分类　可分为2类。

（1）骨上袋：是指牙周袋底位于釉牙骨质界的根方、牙槽骨嵴顶的冠方的牙周袋，牙槽骨一般呈水平型吸收。

（2）骨下袋：是指牙周袋底位于牙槽骨嵴顶的根方，牙槽骨一般呈垂直型或角形吸收。

骨下袋根据骨质破坏后剩余的骨壁数目，可分为下列几种。

1）一壁骨袋：牙槽骨破坏严重，仅存一侧骨壁。这种袋常见于邻面骨间隔区，因该处的颊、舌侧和患牙的邻面骨壁均被破坏，仅有邻牙一侧的骨壁残留。一壁骨袋若发生在颊、舌侧，则仅剩颊或舌侧的1个骨壁。

2）二壁骨袋：即骨袋仅剩留2个骨壁。最多见于相邻两牙的骨间隔破坏而仅剩颊、舌2个骨壁。此外亦可有颊邻骨壁或舌邻骨壁。

3）三壁骨袋：袋的1个壁是牙根面，其他3个壁均为骨质，即邻、颊、舌侧皆有骨壁。这种三壁骨袋还常见于最后1个磨牙的远中面，由于该处牙槽骨宽而厚，较易形成三壁骨袋。

4）四壁骨袋：牙根四周均为垂直吸收所形成的骨下袋，颊、舌、近中、远中四面似乎均有骨壁，牙根"孤立地"位于骨下袋中央，而骨壁与牙根不相贴合。因此虽称四壁袋，实质上相当于4面均为一壁袋，治疗效果很差。

5）混合壁袋：垂直吸收各个骨壁的高度不同。在牙周手术中，常可见骨下袋在近根尖部分的骨壁数目多于近冠端的骨壁数。例如，颊侧骨板吸收较多，则可在根方为颊、舌、远中的三壁袋，而在冠端则仅有舌、邻的二壁袋，称为混合壁袋。

2. 根据累及牙面的情况分类　将牙周袋分为3种类型。

（1）简单袋：只累及1个牙面。

（2）复合袋：累及2个及2个以上的牙面。

（3）复杂袋：袋底与袋口不在同一个牙面，是一种螺旋形袋，涉及1个以上的牙面或根分叉区。

三、牙槽骨吸收

牙槽骨吸收也是牙周炎的一个重要的病理变化。牙槽骨的吸收，造成牙的支持组织丧失，牙逐渐松动、移位，最终脱落。牙槽骨是人体骨骼系统中代谢和改建最为活跃的部分。正常情况下，牙槽骨的吸收与新生是平衡的，故牙槽骨高度保持不变。当牙槽骨的吸收增加，或骨新生减少，或两者并存时，即发生骨丧失（bone loss），使牙槽骨高度或密度降低。

（一）牙槽骨吸收的机制

菌斑细菌产生的内毒素脂多糖和其他产物释放到龈沟，刺激组织内的免疫细胞释放炎症介质和细胞因子，如 IL-1、IL-6 及 PGE_2 等，使破骨细胞形成增加，造成牙槽骨吸收。

（二）牙槽骨吸收的病理

牙槽骨的吸收主要由炎症和咬合创伤所致。炎症和创伤可单独作用或共同作用于牙槽骨。

1. 炎症　牙周炎时造成牙槽骨破坏的最主要原因是长期的慢性炎症。当牙龈中的慢性炎症向深部牙周组织扩展到达牙槽骨附近时，骨表面和骨髓腔内分化出破骨细胞和单核吞噬细胞，造成骨吸收，使骨小梁变细，骨髓腔增大。破骨细胞主要去除骨的矿物部分，单核细胞在降解有机基质方面起作用。

在病变较缓和处，可有骨的修复性再生。在被吸收的骨小梁的另一侧，也可见到有类骨质及新骨的沉积。牙周炎过程中，骨吸收和修复性再生常在不同时期、不同部位出现。新骨的形成可缓解牙槽骨的丧失速度，也是牙周治疗后骨质修复的生物学基础。

2. 创伤　牙周炎时，常伴有咬合创伤。受压迫侧的牙槽骨发生吸收；受牵引侧则发生骨质新生。一般认为创伤常引起牙槽骨的垂直型吸收，形成骨下袋；而炎症则多引起水平吸收。也有学者认为垂直型和水平型骨吸收都可以由菌斑引起的炎症所致。

（三）牙槽骨破坏的形式

牙周炎时牙槽骨的破坏方式可表现为如下几种形式。

1. 水平型吸收（horizontal resorption） 是指牙槽骨由骨嵴顶方向向根尖方向水平向吸收，是牙槽骨最常见的吸收方式。牙槽间隔、唇颊侧或舌侧的嵴顶边缘骨质吸收，使牙槽嵴高度降低，形成骨上袋。

2. 垂直型吸收（vertical resorption） 也称角形吸收（angular resorption），是指牙槽骨发生垂直方向或斜行的吸收，与牙根面之间形成一定角度的骨缺损，牙槽嵴的高度降低不多（除非伴有水平吸收），而牙根周围的骨吸收较多。垂直骨吸收大多形成骨下袋，即牙周袋底位于骨嵴顶的根方。

3. 凹坑状吸收（osseous crater） 是指牙槽间隔的骨嵴顶吸收，其中央与龈谷相应的部分破坏迅速，而颊舌侧骨壁仍保留，形成弹坑状或火山口状缺损。凹坑状骨吸收形成的机制可能是由于邻面的龈谷区菌斑易于堆积、骨组织防御力薄弱，龈谷根方的牙槽骨易发生吸收。此外，相邻两牙间的食物嵌塞或不良充填体等也是凹坑状吸收的可能原因。

4. 其他形式的骨变化 由于各部位牙槽骨吸收不均匀，使原来整齐而呈薄刃状的骨缘参差不齐。正常情况下牙间骨隔较高，而颊舌面骨嵴较低，呈波浪形。当牙间骨隔破坏而下凹，而颊舌面骨嵴未吸收时，使骨嵴呈现反波浪形的缺损。

由于外生骨疣或扶壁骨形成、适应性修复等而使唇、颊面的骨增生等。

（四）牙槽骨吸收的临床表现

牙槽骨吸收的方式和程度，通常可以用 X 线片来观察，但 X 线片主要显示牙近远中的骨质情况，而颊舌侧骨板因牙与骨组织重叠而显示不清晰。也可通过牙科锥形束 CT 来观察牙槽骨的吸收情况，但目前尚不普及。牙周炎的骨吸收最初在 X 线片上表现为牙槽嵴顶的骨硬板消失，或骨嵴顶模糊呈虫蚀状。骨嵴顶的少量吸收使前牙的牙槽间隔由尖变平或凹陷，在后牙则使嵴顶由宽平变凹陷，随后牙槽骨高度降低。有学者报道牙槽骨量减少 30% 以上时，才能在 X 线片上看到高度的降低。正常情况下，牙槽骨嵴顶到釉牙骨质界的距离为 1~2mm，若超过 2mm 则可视为有牙槽骨吸收。牙槽骨吸收的程度一般按吸收区占牙根长度的比例来描述。如吸收为根长的 1/3、1/2、2/3 等。邻面的垂直吸收在 X 线片上很容易发现，大多数垂直吸收都形成骨下袋，但在 X 线片上难以确定是几壁骨袋，只有在手术翻开牙龈后才能确定。凹坑状吸收也难以在 X 线片上显示。

四、牙松动和移位

（一）牙松动

正常状态下牙有一定的生理动度，主要是水平方向，也有极微小的轴向动度，均不超过 0.02mm，临床上不易觉察。牙周病变时，牙松动超过生理范围，这是牙周炎的主要临床表现之一。引起牙松动（tooth mobility）的原因如下。

1. 牙槽骨的吸收 牙槽骨的吸收使牙周支持组织减少，是牙松动最主要的原因。由于牙周炎病程进展缓慢，早期牙并不松动。一般在牙槽骨吸收达根长的 1/2 以上时，特别是牙各个面的牙槽骨均有吸收时，临床冠根比例失调，牙松动度逐渐增大。单根牙比多根牙容易松动，牙根短小或呈锥形者比粗而长的牙容易松动。

2. 殆创伤 咬合创伤可使牙槽骨发生垂直吸收，牙周膜间隙呈楔形增宽，牙松动，但单纯的创伤不会引起牙周袋的形成。过大的殆力消除后，牙槽骨可以自行修复，牙动度恢复正常。当患有牙周炎的牙同时伴有殆创伤时，牙的动度明显增加。临床上若见到牙槽骨吸收不严重而牙周膜增宽，且牙较明显地松动时，应考虑创伤存在的可能性。常见者如夜磨牙、紧咬牙、早接触及牙尖干扰、过高的修复体正畸加力过大等。外伤也可使牙松动。

3. 牙周膜的急性炎症 急性根尖周炎或牙周脓肿等可使牙明显松动，这是由于牙周膜充血水肿及渗出所致。急性炎症消退后牙可恢复稳固。

4. 牙周翻瓣手术后　由于手术的创伤及部分骨质的去除，组织水肿，牙有暂时性动度增加。一般在术后数周牙即能逐渐恢复稳固。

5. 女性激素水平变化　妊娠期、月经期及长期口服激素类避孕药的女性可有牙动度增加。

其他如生理性（乳牙替换）或病理性牙根吸收（如囊肿或肿瘤压迫等）也可使牙松动。

（二）牙的病理性移位

引起牙病理性移位（migration）的主要因素有以下两点。

1. 牙周支持组织的破坏　牙在牙弓中的正常位置有赖于健康的牙周支持组织及其足够的高度。当牙周炎使牙槽骨吸收，支持组织减少后，与该牙所受到的力之间失去平衡，即发生了继发性创伤，使牙向受力的方向发生移位。牙周肉芽组织也会使患牙向殆方挺出或移位。有些牙周炎患牙在经过治疗消除牙周袋后，可以自行复位。

2. 殆力的改变　施加于牙上的各种力的改变。正常的接触区、良好的牙形态及牙尖斜度、牙列的完整性、唇颊舌肌力的平衡等都是保持牙正常位置的重要因素。若有上述因素的异常，可对牙周组织产生侧向的异常力，使牙齿发生移位。邻牙缺失后长期得不到修复也会使牙向缺牙间隙倾斜，以及对颌的牙伸长。这些都可导致食物嵌塞、龋齿和牙周炎等。

病理性移位好发生于前牙，也可发生于后牙。一般向殆力方向移位较多见，常伴有牙扭转。侵袭性牙周炎患者常在患病早期即可发生上、下前牙的唇向移位，出现较大的牙间隙，称为扇形移位。

（张　静）

第二节　牙龈病

牙龈病是指一组发生于牙龈组织的病变，包括牙龈组织的炎症及全身疾病在牙龈的表现。牙龈病一般不侵犯深层牙周组织。1999 年，新的分类法将牙龈病分为菌斑引起的牙龈病（如慢性龈炎、青春期龈炎、妊娠期龈炎、药物性牙龈病等）和非菌斑引起的牙龈病（如病毒、真菌等引起的牙龈病、系统疾病在牙龈的表现及遗传性疾病等）。

一、慢性龈炎

慢性龈炎（chronic gingivitis），也称龈缘炎或单纯性龈炎，是菌斑性牙龈病中最常见的疾病，在1999 年的新分类法中，它属于"仅与牙菌斑有关的牙龈炎"。牙龈的炎症主要局限于游离龈和龈乳头，是最常见的牙龈病。慢性龈炎的患病率高，涉及的人群广，世界各地区、各种族、各年龄段的人都可以发生，几乎每个人在其一生中的某个时间段都可发生不同程度和不同范围的慢性龈炎。

（一）病因

牙菌斑是慢性牙龈炎的始动因子，牙石、食物嵌塞、不良修复体、牙错位拥挤、口呼吸等因素均可促进菌斑的积聚，引发或加重牙龈的炎症。

牙龈炎时，龈缘附近一般有较多的菌斑堆积，菌斑中细菌的量也较牙周健康时为多，种类也较复杂，此时菌斑中球菌的比例较牙周健康者下降，而革兰阴性菌明显增多，产黑色素类杆菌、梭形杆菌和螺旋体比例增高，虽然仍低于深牙周袋中此类细菌的比例，但较之于牙周健康时菌斑中此类细菌的比例已明显增高。

（二）临床表现

慢性龈炎时牙龈的炎症一般局限于游离龈和龈乳头，严重时也可波及附着龈。牙龈的炎症一般以前牙区为主，尤其以下前牙区最为显著。部分患者以牙龈组织的炎性肿胀为主要表现，同时伴有细胞和胶原纤维的增生，在过去曾被称之为"增生性龈炎"（hyperplastic gingivitis）。

1. 自觉症状　慢性龈炎的患者就诊时常诉说在刷牙或咬硬物时牙龈出血，偶尔也有以自发性出血为主诉的慢性牙龈炎的患者。有些患者可感到牙龈局部痒、胀、不适，有口臭等症状。近年来，随着人们对口腔健康关注度的增加，口腔异味（口臭）也是患者就诊的重要原因和常见的主诉症状。

2. 牙龈色泽　正常牙龈呈粉红色。患慢性龈炎时，游离龈和龈乳头变为鲜红或暗红色，这是由于牙龈结缔组织内血管增生、充血所致。炎性水肿明显的患者，牙龈表面光亮，尤以龈乳头处明显。病变较重时，炎症充血范围可波及附着龈。

3. 牙龈外形　正常牙龈的龈缘菲薄呈扇贝状紧贴于牙颈部，龈乳头充满牙间隙，附着龈有点彩，点彩的多少或明显与否因人而异。慢性龈炎的患者，由于组织水肿，龈缘变厚，不再紧贴牙面，龈乳头变圆钝肥大，有时可呈球状增生，甚至可覆盖部分牙面。附着龈水肿时，点彩也可消失，表面光滑发亮。少数患者的牙龈炎症严重时，可出现龈缘糜烂或有肉芽增生。

4. 牙龈质地　正常牙龈的质地致密而坚韧。附着龈处的上皮下方具有丰富的胶原纤维，使其牢固地附着于牙槽骨表面。牙龈炎的患者，由于结缔组织水肿和胶原的破坏，牙龈可变得松软脆弱，缺乏弹性。但当炎症较轻且局限于龈沟壁一侧时，牙龈表面仍可保持一定的致密度，点彩仍可存在。当牙龈以增生性表现为主时，龈乳头和龈缘呈坚韧的实质性肥大，质地较硬而有弹性。

5. 龈沟深度　健康的龈沟探诊深度一般不超过 3mm，牙龈有炎症时，由于组织的水肿或增生，龈沟的探诊深度可达 3mm 以上，此时结合上皮虽可有向根方或侧方的增殖，但上皮附着（龈沟底）的位置仍在釉牙骨质界处，也就是说此时尚无附着丧失，也无牙槽骨吸收，即使此时探诊深度可能 >3mm，形成的也是假性牙周袋。是否有附着丧失是区别牙龈炎和牙周炎的关键指征。1999 年，国际牙周病新分类标准中提出，有些牙周炎患者经过彻底的治疗后，炎症消退、牙龈退缩、牙周支持组织的高度降低，此时若发生由菌斑引起的龈缘的炎症，但不发生进一步的附着丧失，此种情况亦可诊断为慢性龈炎，其治疗原则及转归与单纯的慢性龈炎一样。但通常我们所说的牙龈炎应是指发生在没有附着丧失的牙龈组织的慢性炎症。

6. 龈沟探诊出血　健康的牙龈在刷牙或轻探龈沟时均不会出血。患龈炎时，用钝头探针轻探龈沟即可引起出血，即探诊后出血（bleeding on probing，BOP）。在龈炎的早期或患牙的炎症主要局限于龈沟内壁上皮一侧时，牙龈表面炎症不明显，但探诊后仍有出血。故探诊出血能较早地发现牙龈炎症，早期诊断。

7. 龈沟液量增多　健康牙龈有极少量的龈沟液，牙龈有炎症时，龈沟液量增多。有些患者还可出现龈沟溢脓现象，这是由于龈袋内壁的化脓性炎症所致。龈沟液量的增加可作为判断牙龈炎症的一个客观指标。

（三）诊断与鉴别诊断

1. 诊断　根据上述主要临床表现，龈缘附近牙面有明显的菌斑、牙石堆积，以及存在其他菌斑滞留因素等，即可诊断。

2. 鉴别诊断　内容如下所述。

（1）与早期牙周炎鉴别：对长时间的较重的慢性龈炎患者，应仔细检查有无附着丧失和牙槽骨的吸收，必要时可摄 X 线片以确定诊断。部分长期存在的龈炎可发展成为牙周炎，区别早期牙周炎与牙龈炎的关键在于是否出现了附着丧失和牙槽骨的吸收。

（2）血液病引起的牙龈出血：白血病、血友病、再生障碍性贫血等血液系统疾病，均可引起牙龈出血。对以牙龈出血为主诉且有牙龈炎症的患者，应注意与上述血液系统疾病相鉴别。鉴别诊断并不困难，需进行相关的血液学检查。

（3）坏死性溃疡性龈炎：坏死性溃疡性龈炎除了具有牙龈自发性出血的临床表现外，还有其特征性的损害——龈乳头和龈缘的坏死，该病患者的疼痛症状也较明显。

（4）HIV 相关性龈炎（HIV - G）：这是 HIV 感染者较早出现的相关症状之一。临床可见，游离龈缘呈明显的火红色线状充血带，称作牙龈线形红斑（linear gingival erythema，LGE），附着龈可有点状红斑，患者自述有刷牙后出血或自发性出血。在去除局部刺激因素后，牙龈的充血仍不消退。目前认为 LGE 与白色念珠菌感染有关。艾滋病患者的口腔内还可出现毛状白斑、卡波西肉瘤等，通过血清学检测可以确诊。

（5）以牙龈增生为主要表现的慢性龈炎患者，尚需与以下疾病相鉴别：①药物性牙龈增生；②牙龈纤维瘤病；③白血病引起的牙龈肥大；④浆细胞性龈炎（plasma cell gingivitis），又名牙龈浆细胞增多症（gingival plasmacytosis）或浆细胞性肉芽肿（plasma cell granuloma）。

（四）治疗原则

1. 去除病因　慢性龈炎是最常见的牙龈病，病因明确且无深层牙周组织的破坏，通过洁治术彻底清除菌斑、牙石，消除造成菌斑滞留和局部刺激的因素，1周左右牙龈的炎症即可消退，结缔组织中胶原纤维新生，牙龈的色、形、质可完全恢复正常。对于牙龈炎症较重的患者，可配合局部药物治疗。常用的局部药物有1%过氧化氢（双氧水）、0.12%~0.2%氯己定（洗必泰）及碘制剂。对于不伴有全身疾病的慢性龈炎患者，不应全身使用抗菌药物。

2. 手术治疗　大多数慢性龈炎的患者，在去除病因后炎症消退，牙龈形态恢复正常；对于少数牙龈纤维增生明显，炎症消退后牙龈形态仍不能恢复正常的患者，可进行手术治疗，以恢复牙龈的生理外形。

3. 防止复发　慢性龈炎治疗并不难，疗效也较理想，重要的是要防止疾病的复发。积极开展椅旁口腔卫生宣教工作，指导并教会患者控制菌斑的方法，持之以恒地保持良好的口腔卫生状况，并定期（每6~12个月1次）进行复查和维护，才能保持疗效，防止复发。

（五）预后及预防

1. 预后　慢性龈炎的病变局限于牙龈，无深部牙周组织的破坏，在去除局部刺激因素后，牙龈的炎症约在1周后消退，破坏了的胶原纤维可新生，牙龈的色、形、质及功能均能完全恢复正常，因此慢性龈炎是一种可复性病变，预后良好。但如果患者不能有效地控制菌斑和定期复查，导致菌斑再次大量堆积，牙龈炎是很容易复发的。

2. 预防　慢性龈炎的预防，最关键的是要坚持做好菌斑控制工作。口腔医务工作者有责任开展广泛的口腔卫生宣教工作，推广正确的刷牙方法和正确使用牙线、牙签的方法，有效地预防牙龈炎。WHO曾提出牙周疾病的三级预防，对慢性龈炎的预防属于一级预防，提高对牙龈炎的预防效率，也有助于牙周炎的预防。

二、青春期龈炎

1999年，全美牙周病学会将菌斑引起的牙龈病分为"仅与菌斑有关的"（gingivitis associated with dental plaque only）和"受全身因素影响的牙龈病"（gingival diseases modified by systematic factors）两大类。

青春期龈炎（puberty gingivitis，或 puberty – associated gingivitis）是受内分泌影响的牙龈炎之一。男女均可患病，但女性患者稍多于男性。

（一）病因

1. 局部因素　菌斑仍是青春期龈炎的主要病因。这一年龄段的人群，由于乳恒牙的更替、牙排列不齐、口呼吸及戴矫治器等，造成牙不易清洁，加之该年龄段患者尚未养成或不易保持良好的口腔卫生习惯，正畸治疗过程中易造成菌斑的滞留，引起牙龈炎症，而牙石一般较少。

2. 全身因素　体内性激素水平的变化是青春期龈炎发生的全身因素。牙龈是性激素的靶组织，由于内分泌的改变，牙龈组织对菌斑等局部刺激物的反应性增强，产生较明显的炎症反应，或使原有的慢性龈炎加重。

（二）临床表现

本病患者常以刷牙或咬硬物时出血或口臭等为主诉症状。病变好发于前牙的唇侧，其牙龈乳头和龈缘均可有明显炎症表现，舌侧牙龈较少发生。唇侧牙龈肿胀较明显，龈乳头可呈球状突起，颜色暗红或鲜红，光亮，质地软，探诊出血明显。可有龈袋形成，但附着水平无变化，亦无牙槽骨吸收。

（三）诊断

患者处于青春期，且牙龈的炎症反应超过了局部刺激物所能引起的程度，即牙龈组织的炎症反应较强。据此，诊断并不困难。

（四）治疗原则及预防

青春期龈炎反映了性激素的改变增强了牙龈的炎症反应，青春期过后，牙龈炎症可有部分减轻，但原有的龈炎不会自然消退，究其原因，仍是牙菌斑所致，因此去除局部刺激因素仍是青春期龈炎治疗的关键。龈上洁治术去除菌斑、牙石，必要时可配合局部的药物治疗，如龈袋冲洗、局部上药及含漱等。多数患者经龈上洁治后可痊愈。对于个别病程长且牙龈过度肥大增生的患者，必要时可采用牙龈切除术。指导患者正确刷牙和控制菌斑的方法，养成良好的口腔卫生习惯，以防止复发。对于准备进行正畸治疗的青少年，应先治愈原有的牙龈炎，并教会他们正确的控制菌斑的方法。在正畸治疗过程中，应定期做牙周检查和预防性的洁治。正畸矫治器的设计和制作应有利于菌斑控制，避免造成对牙周组织的刺激和损伤。

三、妊娠期龈炎

妊娠期龈炎（pregnancy gingivitis，或 pregnancy – associated gingivitis）指妇女在妊娠期间，由于性激素水平的升高，使原有的慢性牙龈炎症加重，牙龈肿胀或形成龈瘤样的改变，分娩后病损可自行减轻或消退。妊娠期龈炎的发生率不一，现有资料显示为 30% ~100%。

（一）病因

1. 局部因素　牙菌斑微生物仍然是妊娠期龈炎的直接病因。妊娠期的妇女由于身心的不适应，可能会疏于口腔卫生维护，致使牙菌斑、牙石在龈缘附近堆积，易引发牙龈炎症。

2. 全身因素　妊娠不是引起牙龈炎的直接原因，如果没有牙菌斑的存在，妊娠并不会引起牙龈的炎症。妊娠期龈炎的发生，是由于妊娠时性激素水平的改变，牙龈对局部刺激的反应增强，使原有的牙龈慢性炎症加重或改变了特性。牙龈是女性激素的靶组织，妊娠时血液中的女性激素特别是孕酮水平增高，在妊娠 6 个月以后血液中的黄体酮水平可达平时的 10 倍，高水平性激素使牙龈毛细血管扩张充血，通透性增加，炎症细胞和液体渗出增加，加重了牙龈炎症反应。妊娠期龈炎患者的龈下菌斑中细菌的组成也发生了变化，中间普氏菌（Prevotella intermedia）明显增多而成为龈下优势菌，该菌的数量、比例及妊娠期龈炎的临床症状随妊娠月份及血中孕酮水平的变化而变化；分娩后，中间普氏菌的数量降至妊娠前水平，临床症状也随之减轻或消失。有学者认为孕酮在牙龈局部的增多，为中间普氏菌的生长提供了丰富的营养物质。

（二）病理

组织学上多表现为非特异性的、多血管的、大量炎细胞浸润的炎症性肉芽组织。牙龈上皮增生、上皮钉突伸长，表面可有溃疡，基底细胞有细胞内和细胞间水肿，结缔组织内有大量散在分布的新生毛细血管，扩张充血，血管周围的纤维间质水肿，有慢性炎症细胞浸润。有的牙龈乳头可呈瘤样生长，称妊娠期龈瘤，实际并非真性肿瘤，而是发生在妊娠期的炎性血管性肉芽肿。病理特征为明显的毛细血管增生，其程度超过了一般情况下牙龈对慢性刺激的反应，致使牙龈乳头炎性过长而呈瘤样表现。

（三）临床表现

患者常表现为龈缘和牙龈乳头的炎症，也可表现为 1 个或多个牙龈乳头瘤样肥大。妊娠期龈炎患者一般在妊娠前即有不同程度的慢性龈炎，从妊娠 2 ~3 个月后症状逐渐明显，8 个月时达到高峰，临床表现与血中孕酮水平的升高相关联。分娩后约 2 个月时，龈炎可减轻至妊娠前水平。

患者就诊时常诉说在吮吸或进食时牙龈出血，妊娠期龈炎可发生于个别牙龈或全口的牙龈，以前牙区为重。龈缘和龈乳头呈鲜红或暗红色，松软而光亮或呈现显著的炎性肿胀、肥大，有龈袋形成，轻触之即易出血。一般无疼痛，严重时龈缘可有溃疡和假膜形成，此时可有轻度疼痛。

妊娠期龈瘤发生于单个牙的牙龈乳头，前牙尤其是下前牙唇侧龈乳头较多见，据报道在妊娠妇女中龈瘤的发生率为 1.8%~5%，多发生于个别牙排列不齐的龈乳头。通常始发于妊娠第 3 个月，迅速增大，色泽鲜红光亮或暗紫，表面光滑，质地松软，极易出血。瘤体常呈扁圆形向近远中扩延，有的呈小的分叶状，有蒂或无蒂。一般直径不超过 2cm，但严重的病例可因瘤体较大而妨碍进食或被咬破而出血感染。患者常因出血和妨碍进食而就诊。分娩后，妊娠期龈瘤能逐渐自行缩小，但必须去除局部刺激因素才能完全消失，有的患者还需手术切除。

（四）诊断

育龄期妇女的牙龈出现鲜红色、高度水肿、肥大，且有明显出血倾向者，或有龈瘤样表征的患者，应询问其月经情况，了解是否妊娠。若已妊娠，便可诊断。文献报道有些长期服用激素类避孕药的妇女也有类似的临床表现。

（五）治疗原则

治疗原则与慢性龈炎相似。但应注意，尽量避免全身用药物治疗，以免影响胎儿发育。

（1）去除一切局部刺激因素，如菌斑、牙石、不良修复体等。由于牙龈易出血和患者处于妊娠期，故操作时应特别仔细，动作要轻柔，尽量减少出血和疼痛。

（2）进行认真细致的口腔卫生教育，在去除局部刺激因素后，患者一定要认真地做好菌斑控制和必要的维护治疗，严格控制菌斑。

（3）对于较严重的患者，如牙龈炎症肥大明显、龈袋有溢脓时，可用 1% 过氧化氢液和生理盐水冲洗，也可使用刺激性小、不影响胎儿生长发育的含漱液，如 1% 过氧化氢液。

（4）手术治疗：经上述治疗后牙龈的炎症和肥大能明显减退或消失。对一些体积较大的妊娠期龈瘤，若已妨碍进食，则可在彻底清除局部刺激因素后考虑手术切除。手术时机应尽量选择在妊娠期的 4~6 个月，以免引起流产或早产。术中应避免流血过多，术后应严格控制菌斑，以防复发。

（六）预防

妊娠前及妊娠早期应及时治疗原有的慢性龈炎，整个妊娠期应严格控制菌斑，可有效减少妊娠期龈炎的发生。

四、白血病的牙龈病损

白血病是一种恶性血液疾病，有人报道约有 3.6% 的白血病患者出现牙龈肿胀。发生牙龈肿大者，最常见的是急性单核细胞白血病和急性粒细胞白血病，也可见于急性淋巴细胞白血病。患者常因牙龈肿胀和出血而首先就诊于口腔科。有些白血病患者是在尚未出现其他全身明显的症状时，由口腔科医师首先发现的，这就需要口腔医务工作者能正确鉴别，早期诊断，避免误诊和漏诊。

（一）病因

白血病患者末梢血中的幼稚血细胞，在牙龈组织内大量浸润，致使牙龈肿大，这是白血病的牙龈病损的原因，而并非牙龈结缔组织本身的增生。由于牙龈肿胀、出血，口内自洁作用差，使菌斑大量堆积，加重了牙龈的炎症。

（二）临床表现

白血病的牙龈病损可波及牙龈乳头、龈缘和附着龈。主要表现为：①牙龈肿大，颜色暗红发绀或苍白，组织松软脆弱或中等硬度，表面光亮。牙龈肿胀常为全口性，且可覆盖部分牙面。由于牙龈肿胀、菌斑堆积，牙龈一般有明显的炎症。②由于牙龈中大量幼稚血细胞浸润积聚，可造成末梢血管栓塞，局部组织对感染的抵抗力降低，使龈缘处组织坏死、溃疡和假膜形成，状如坏死性溃疡性龈炎，严重者坏死范围广泛，有口臭。③牙龈有明显的出血倾向，龈缘常有渗血，且不易止住，牙龈和口腔黏膜上可见出血点或瘀斑。患者常因牙龈肿胀、出血不止或坏死疼痛而首先到口腔科就诊。及时检查血常规有助于诊断。④严重的患者还可出现口腔黏膜的坏死或剧烈的牙痛（牙髓腔内有大量幼稚血细胞浸润引起）、发热、局部淋巴结增大、疲乏、贫血等症状。

（三）诊断

根据上述临床表现，及时做血常规及血涂片检查，发现血细胞数目及形态的异常，便可做出初步诊断。

（四）治疗

在已确诊为白血病时，牙周的治疗以非手术为主，切忌进行手术或活组织检查，以免发生出血不止或感染、坏死。遇出血不止时，可采用局部压迫方法或药物止血。在无出血情况下，可用3%过氧化氢轻轻清洗坏死龈缘，然后敷以消炎药或碘制剂，用0.12%～0.2%氯己定溶液含漱有助于减少菌斑、消除炎症。对急性白血病患者一般不做洁治，若全身情况允许，必要时可进行简单的洁治术，但应特别注意动作轻柔，避免引起出血和组织创伤。对患者进行口腔卫生指导，加强口腔护理，防止菌斑堆积，减轻炎症。

五、药物性牙龈增生

药物性牙龈肥大（drug – induced gingival hyperplasia）是指长期服用某些药物而引起牙龈的纤维性增生和体积增大。

（一）病因

（1）长期服用钙通道阻滞药、免疫抑制药及抗癫痫药物苯妥英钠（大仑丁）等是本病发生的主要原因。但药物引起牙龈增生的真正机制尚不十分清楚。有研究表明服药者中仅有40%～50%发生牙龈增生，且年轻人多于老年人。一般认为牙龈增生的程度与性别、服药剂量、持续用药时间、血清和唾液中药物的浓度均无关系，但也有报道认为牙龈增生程度与服药剂量有关。体外研究表明：苯妥英钠可刺激成纤维细胞的有丝分裂，使蛋白合成增加，合成胶原的能力增强，同时细胞分泌的胶原溶解酶丧失活性，致使胶原的合成大于降解，结缔组织增生肿大。

其他药物如免疫抑制药环孢素（cyclosporine）和钙通道阻滞药如硝苯地平（心痛定，nifedipine）、维拉帕米、硫氮草酮等也可引起药物性牙龈增生。环孢素为免疫抑制药，常用于器官移植或某些自身免疫性疾病患者。据报道，服用此药者有30%～50%发生牙龈纤维性增生。硝苯地平为钙通道阻滞药，对高血压、冠心病患者具有扩张周围血管和冠状动脉的作用。如果钙通道阻滞药和免疫抑制药两药联合应用，会增加牙龈增生的发生率和严重程度。这两种药物引起牙龈增生的原因尚不十分清楚，有学者报道2种药物以不同的方式降低了胶原酶活性或者影响了胶原酶的合成，也有学者认为牙龈成纤维细胞可能是钙通道阻滞药的靶细胞，硝苯地平可改变其细胞膜上的钙离子流动而影响细胞的功能，使胶原的合成大于分解，从而使胶原聚集而引起牙龈增生。

（2）菌斑引起的牙龈炎症可能促进药物性牙龈增生的发生。长期服用苯妥英钠，可使原来已有炎症的牙龈发生纤维性增生。有研究表明牙龈增生的程度与原有的炎症程度和口腔卫生状况有明显关系。人类试验和动物实验也证实，若无明显的刺激物及牙龈的炎症，药物性牙龈增生可以减轻或避免。但也有学者报道增生可发生于无局部刺激物的牙龈。可以认为，局部刺激因素虽不是药物性牙龈增生的原发因素，但菌斑、牙石、食物嵌塞等引起的牙龈炎症能加速和加重药物性牙龈增生的发展。

（二）临床表现

苯妥英钠所致的牙龈增生一般开始于服药后的1～6个月，增生起始于唇颊侧或舌腭侧龈乳头，呈小球状突起于牙龈表面。继之，增生的龈乳头继续增大而互相靠近或相连并向龈缘扩展，盖住部分牙面，严重时可波及附着龈，使牙龈的外形发生明显的变化。龈乳头可呈球状、结节状，增生的牙龈表面可呈桑椹状或分叶状，增生的牙龈基底与正常牙龈之间可有明显的沟状界线。牙龈增生严重者，甚至可覆盖大部或全部牙冠，严重妨碍进食，也影响美观和口腔卫生。增生的牙龈还可将牙挤压移位，这种情况多见于上前牙。药物性牙龈增生的牙龈组织一般呈淡粉红色，质地坚韧，略有弹性，一般不易出血。多数患者无自觉症状，无疼痛。由于牙龈增生肿大，使龈沟加深，形成假性牙周袋，加之牙龈失去正常生理外形，使菌斑易于堆积。因此，多数患者均合并有程度不同的牙龈炎症，此时的牙龈可呈深红或紫红色，质地较松软，牙龈边缘部分易于出血。

药物性牙龈增生只发生于有牙区，拔牙后，增生的牙龈组织可自行消退。

（三）诊断与鉴别诊断

1. 诊断　根据牙龈实质性增生的特点及长期服用上述药物的历史，诊断本病并不困难，但应仔细询问全身病史。

2. 鉴别诊断　内容如下所述。

（1）遗传性牙龈纤维瘤病：此病无长期服药史但可有家族史，牙龈增生范围广泛，程度重。

（2）以牙龈增生为主要表现的慢性龈炎：一般炎症较明显，好发于前牙的唇侧和牙龈乳头，增生程度较轻，覆盖牙冠一般不超过1/3，有明显的局部刺激因素，无长期服药史。

（四）治疗

（1）停止使用引起牙龈增生的药物，这是治疗药物性牙龈增生的最根本的方法。对那些病情不允许停药的患者，必须与相关的专科医师协商，考虑更换使用其他药物或与其他药物交替使用，以减轻不良反应。

（2）去除局部刺激因素：通过洁治、刮治以清除菌斑、牙石，并消除其他一切导致菌斑滞留的因素。一些症状较轻的病例，经上述处理后，牙龈增生可明显好转甚至痊愈。

（3）局部药物治疗：对于牙龈有明显炎症的患者，可用3%过氧化氢液冲洗龈袋，并在袋内置入抗菌消炎的药物，待炎症减轻后再做进一步的治疗。

（4）手术治疗：对于牙龈增生明显的患者，虽经上述治疗，增生的牙龈仍不能完全消退者，可采用手术治疗。手术应选择在全身病情稳定时进行。术后忽略口腔卫生，或不更换药物，复发难以避免。一般采用的手术为牙龈切除术和牙龈成形术。

（5）指导患者严格控制菌斑，以减轻服药期间的牙龈增生程度，减少和避免治疗后的复发。

（五）预防

对于需长期服用钙通道阻滞药、苯妥英钠和环孢素等药物者，应在开始用药前进行口腔检查，消除一切可能引起牙龈炎症的刺激因素，并教会患者控制菌斑保持口腔卫生的方法。积极治疗原有的龈炎或牙周炎，能减少本病的发生。

六、牙龈纤维瘤病

遗传性牙龈纤维瘤病（hereditary gingival fibromatosis）又名家族性（familial）或特发性（idiopathic）牙龈纤维瘤病，为牙龈组织的弥漫性纤维结缔组织增生，是一种较为罕见的疾病。

（一）病因

本病病因至今不明，有的患者有家族史，可能为常染色体显性或隐性遗传，但也有的患者并无家族史。

（二）病理

病理变化的特点是牙龈上皮的棘层增厚，上皮钉突明显增长，结缔组织体积增大，充满粗大的胶原纤维束和大量成纤维细胞，血管相对较少，炎症不明显，仅见于龈沟附近。

（三）临床表现

本病可在幼儿时就发病，最早可发生在乳牙萌出后，一般开始于恒牙萌出之后，牙龈广泛地逐渐增生，可累及全口的牙龈缘、龈乳头和附着龈，甚至达膜龈联合处，多以上颌磨牙腭侧最为严重。增生的牙龈可覆盖部分或整个牙冠，以致妨碍咀嚼，牙常因增生的牙龈挤压而发生移位。增生牙龈的颜色正常，组织坚韧，表面光滑，有时也呈颗粒状或小结节状，点彩明显，不易出血。由于牙龈的增厚，有时出现牙萌出困难。

（四）诊断和鉴别诊断

1. **诊断** 根据典型的临床表现，或有家族史，即可做出诊断。无家族史者并不能排除诊断本病。

2. **鉴别诊断** 内容如下所述。

（1）药物性牙龈增生：该病有服药史而无家族史，牙龈增生主要累及龈缘和龈乳头，一般不波及附着龈，而遗传性牙龈纤维瘤病可同时波及龈乳头、游离龈及附着龈。药物性牙龈增生程度相对较轻，增生牙龈一般覆盖牙冠1/3左右，而牙龈纤维瘤病常覆盖牙冠的2/3以上。药物性牙龈增生者伴发慢性龈炎者较多，而牙龈纤维瘤病偶有轻度炎症。

（2）以增生为主要表现的慢性龈炎：该病主要侵犯前牙区的牙龈乳头和龈缘，增生程度相对比较轻，一般覆盖牙冠不超过1/3，多数伴有炎症，局部刺激因素明显，无长期服药史及家族史。

（五）治疗

牙龈纤维瘤病的治疗以手术治疗为主。采用牙龈切除及成形术切除增生的牙龈并修整外形，以恢复牙龈的外观和生理功能。有人主张采用内斜切口结合牙龈切除术，可保留附着龈，并缩短愈合过程。本病手术后易复发，保持良好的口腔卫生可避免或延缓复发。本病为良性增生，复发后仍可再次手术治疗。

一部分本病患者在青春期后可缓解，故手术最好在青春期后进行。有学者报道在拔牙后，牙龈增生能逐渐消退，但由于患者年龄小，累及牙数多，故一般不主张拔牙。

七、牙龈瘤

牙龈瘤（epulis）是指发生在牙龈乳头部位的炎症反应性瘤样增生物。它来源于牙周膜及牙龈的结缔组织，因其无肿瘤的生物学特征和结构，故非真性肿瘤，但切除后易复发。

（一）病因

1. **局部刺激因素** 菌斑、牙石、食物嵌塞或不良修复体等的刺激而引起局部长期的慢性炎症，致使牙龈结缔组织形成增生物。

2. **内分泌改变** 妊娠期妇女容易发生牙龈瘤，分娩后则缩小或停止生长。

（二）临床表现及病理

该病常发生于中年女性，多发于唇、颊侧的牙龈乳头处，舌、腭侧较少见，一般为单个牙发生。瘤体呈圆球形或椭圆形，大小不一，一般直径由几毫米至1～2cm，表面有时呈分叶状，可有蒂如息肉状，也可无蒂，基底宽。一般生长较慢。较大的肿块可被咬破而发生溃疡、出血或伴发感染。长时间存在的牙龈瘤还可以造成牙槽骨壁的破坏，X线片可见骨质吸收、牙周膜间隙增宽的现象。可致牙松动、移位。

在组织病理学上，牙龈瘤通常可分为纤维型、肉芽肿型及血管型3类。

1. **纤维型牙龈瘤** 纤维型牙龈瘤在组织学上表现为含有大量成束的胶原纤维和少量成纤维细胞，血管无明显充血或增生，炎症细胞不多。此型牙龈瘤的质地坚韧，色泽与正常牙龈无大差别，瘤体组织表面光滑，不易出血。临床上触之稍软者则镜下见胶原纤维略少，成纤维细胞较多。

纤维型牙龈瘤在组织学上还可见有成骨现象，有不规则排列的骨小梁，但无牙源性上皮结构，又称为外周性骨化性纤维瘤（peripheral ossifying fibroma）。这种纤维瘤被认为是牙周膜来源的一种反应性瘤样增生，并非真性肿瘤。

2. **肉芽肿型牙龈瘤** 此型牙龈瘤在组织学上主要由肉芽组织所构成，有较多的炎症细胞，毛细血管增生、充血，纤维组织较少。临床上可以是有蒂的或扁平无蒂的。表面呈红色或暗红色，质地一般较软，触易出血。本型又被命名为化脓性肉芽肿。

3. **血管型牙龈瘤** 含有丰富的血管，颇似血管瘤，损伤后极易出血。妊娠期龈瘤多属此型。

（三）诊断与鉴别诊断

1. **诊断** 根据上述临床表现，即可诊断。手术切除后的病理检查有助于确诊牙龈瘤的类型。

2. 鉴别诊断 本病应与发生于牙龈的恶性肿瘤相鉴别。若增生物表面呈菜花状溃疡，易出血，发生坏死，应与牙龈癌鉴别。瘤体切除后应做组织病理学检查以确诊。

（四）治疗

牙龈瘤的主要治疗方法是手术切除。切除必须彻底，否则易复发。手术时，应在肿块基底部周围的正常组织上做切口，将瘤体组织连同骨膜完全切除，刮除相应部位的牙周膜，以防止复发。创面可用牙周塞治剂保护。复发后一般仍可按上述方法切除，若复发次数多，即使病变波及的牙无松动，也应将牙拔除，防止再发。

八、急性坏死性溃疡性龈炎

急性坏死性溃疡性龈炎（acute necrotizing ulcerative gingivitis，ANUG）是指发生于龈缘和龈乳头的急性炎症和坏死。1898 年，Vincent 首次报道这种病例，故又称为 Vincent（文森）龈炎。在本病患者的病变部位发现大量的梭形杆菌和螺旋体，故本病又被称为"梭杆菌螺旋体性龈炎"。第一次世界大战期间，此病在前线的战士中流行，故又名"战壕口"。目前在经济发达的国家中，此病已很少见；在我国也已逐渐减少。

（一）病因

（1）微生物的作用：19 世纪末，Plaut 和 Vincent 就提出本病是由梭形杆菌和螺旋体引起的特殊感染。此后的大量研究对于该两菌是否为 ANUG 的致病菌未有统一的结论。不少学者报道在 ANUG 病损处总能找到该两种菌。20 世纪 80 年代以后，发现中间普氏菌（Prevotella intermedia，Pi）也是 NUG 的优势菌。患者体内的抗螺旋体和抗中间普氏菌的特异抗体 IgG 和 IgM 也增高。服用甲硝唑等抗厌氧菌药物能显著减少螺旋体、梭形杆菌和中间普氏菌的数量，临床症状也消失。上述研究均支持这些细菌为主要致病菌。然而这些微生物也广泛存在于慢性牙龈炎和牙周炎患者的菌斑中，一般情况下并不发生 NUG。在健康人和动物口中接种上述微生物也不会形成本病。目前较普遍的看法是：NUG 是一种由多种微生物引起的机会性感染，同时有局部宿主组织抵抗力降低，才能使这些微生物的毒力造成 NUG 病损。

（2）已存在的慢性龈炎或牙周炎是本病发生的重要条件。深牙周袋内或冠周炎的盲袋适合螺旋体和厌氧菌的繁殖，当存在某些局部组织的创伤或全身因素时，细菌大量繁殖，并侵入牙龈组织，发生 NUG。

（3）吸烟的影响：绝大多数急性坏死性溃疡性龈炎的患者有大量吸烟史。吸烟可能使牙龈小血管收缩，影响牙龈局部的血流。据报道吸烟者白细胞的趋化功能和吞噬功能均有减弱，IgG_2 水平低于非吸烟者，还有报道吸烟的牙周炎患者其龈沟液中的 $TNF\alpha$ 和 PGE_2 水平均高于非吸烟的患者。这些因素都会降低患者的全身和局部抵抗力，从而引发本病。

（4）心身因素：心身因素也与本病的发生密切相关。患者常诉说有精神紧张、睡眠不足、过度疲劳、工作繁忙等情况，甚至有的曾受到精神刺激。上述各种因素的作用下，牙龈的血液循环发生改变，使局部组织的抵抗力降低，同时全身免疫力也下降。精神压力又可能使患者疏忽口腔卫生、吸烟增多，从而引发本病。

（5）使机体免疫功能降低的某些因素：如严重营养不良的儿童，特别是维生素 C 缺乏，某些全身性消耗性疾病如恶性肿瘤、急性传染病、血液病、严重的消化功能紊乱等易诱发本病。艾滋病患者也常有类似本病的损害，须引起高度重视。

（二）病理

坏死性溃疡性牙龈炎（NUG）的组织病理学表现为牙龈的非特异性急性坏死性炎症，病变由表及里可分为以下几区。

1. 坏死区 上皮坏死，病变表层的假膜由纤维素、坏死的白细胞和上皮细胞、细菌等构成，在坏死区与其下方可见大量梭形杆菌和螺旋体。附近的上皮有水肿、变性，细胞间有中性多形核白细胞浸润。

2. 坏死区下方的鲜红带状区　结缔组织中有大量血管增生并扩张充血，多形核白细胞密集浸润。

3. 慢性炎症浸润区　更下方的结缔组织内有慢性炎症细胞浸润，主要为浆细胞和单核细胞，表明本病是在原有的慢性龈炎的基础上发生的。此区可有螺旋体侵入。

（三）临床表现

1. 好发人群　NUG 常发生于青壮年，以男性吸烟者多见。在不发达国家或贫困地区亦可发生于极度营养不良或患麻疹、黑热病等急性传染病的儿童。

2. 病程　本病起病急，病程较短，常为数天至 1~2 周。

3. 以龈乳头和龈缘的坏死为其特征性损害　尤以下前牙多见，初起时龈乳头充血水肿，在个别牙龈乳头的顶端发生坏死性溃疡，上覆有灰白色假膜状的坏死物，去除坏死物后可见牙龈乳头的颊、舌侧尚存，而中央凹下如火山口状。早期轻型患者应仔细检查龈乳头的中央，以免漏诊。病变迅速沿牙龈边缘向邻牙扩展，使龈缘如虫蚀状，坏死区出现灰褐色假膜，易于擦去，去除坏死组织后，其下为出血创面。龈乳头被破坏后与龈缘成一直线，如刀切状。病损一般不波及附着龈。

4. 患处牙龈极易出血　患者常诉晨起时枕头上有血迹，口中有血腥味，甚至有自发性出血。

5. 疼痛明显　急性坏死性溃疡性龈炎的患者常诉有明显疼痛症状，或有牙撑开感或胀痛感。

6. 有典型的腐败性口臭　由于组织的坏死，患者常有特殊的腐败性恶臭。

7. 全身症状　轻症 NUG 患者一般无明显的全身症状，重症患者可有低热，疲乏等全身症状，部分患者颌下淋巴结可增大，有压痛。

急性期如未能及时治疗且患者抵抗力低时，坏死还可波及与牙龈病损相对应的唇、颊侧黏膜，而成为坏死性龈口炎（necrotizing gingivostomatitis）。在机体抵抗力极度低下者还可合并感染产气荚膜杆菌，使面颊部组织迅速坏死，甚至穿孔，称为"走马牙疳"（noma）。此时患者有全身中毒症状甚至导致死亡。目前，这种病例已少见。

NUG 若在急性期治疗不彻底或反复发作可转为慢性坏死性龈炎。其主要临床表现为牙龈乳头严重破坏，甚至消失，导致乳头处的牙龈高度低于龈缘高度，呈反波浪状（reversed architecture），牙龈乳头处颊舌侧牙龈分离，甚至可从牙面翻开，其下的牙面上有牙石和软垢，牙龈一般无坏死物。

NUG 患者若不及时治疗，或在某些免疫缺陷的患者，病损可延及深层牙周组织，引起牙槽骨吸收、牙周袋形成和牙松动，称为坏死性溃疡性牙周炎（necrotizing ulcerative periodontitis，NUP）。

（四）诊断和鉴别诊断

1. 诊断　根据起病急、牙龈疼痛、自发性出血、有腐败性口臭及龈乳头和龈缘的坏死等临床特征，急性坏死性溃疡性龈炎的诊断并不困难。病变区的细菌学涂片检查有助于本病的诊断。慢性期的诊断主要根据反复发作的牙龈坏死、疼痛和出血、牙龈乳头消失、口臭等。

2. 鉴别诊断　内容如下所述。

（1）慢性龈炎：该病病程长，为慢性过程，无自发痛。虽可有牙龈乳头和龈缘的红肿，探之易出血和轻度口臭等，但一般无自发性出血，牙龈无坏死，无特殊的腐败性口臭。

（2）疱疹性龈（口）炎：为单纯疱疹病毒感染所致，好发于 6 岁以下儿童。起病急，开始有 1~2d 发热的前驱期。牙龈充血水肿波及全部牙龈而不局限于龈缘和龈乳头。典型的病变表现为牙龈和口腔黏膜发生成簇状小水疱，溃破后形成多个小溃疡或溃疡互相融合。假膜不易擦去，无组织坏死，无腐败性口臭。病损可波及唇和口周皮肤。

（3）急性白血病：该病的牙龈组织中有大量不成熟的血细胞浸润，使牙龈有较大范围的明显肿胀、疼痛，并伴有坏死。有自发性出血和口臭，全身有贫血和衰竭表现。血常规检查白细胞计数明显升高并有幼稚血细胞，这是该病诊断的重要依据。当梭形杆菌和螺旋体大量繁殖时，可在白血病的基础上伴发 NUG。

（4）艾滋病患者由于细胞免疫和体液免疫功能低下，常由各种细菌引起机会性感染，可并发 NUG

和 NUP，后者也大多见于艾滋病患者。

（五）治疗

1. 去除局部坏死组织　急性期应首先去除牙龈乳头及龈缘的坏死组织，并初步去除大块的龈上牙石。

2. 局部使用氧化剂　1%~3% 过氧化氢溶液局部擦拭、冲洗和反复含漱，有助于去除残余的坏死组织。当过氧化氢遇到组织和坏死物中的过氧化氢酶时，能释放出大量的新生态氧，能杀灭或抑制厌氧菌。

3. 全身药物治疗　全身给予维生素 C、蛋白质等支持疗法。重症患者可口服甲硝唑或替硝唑等抗厌氧菌药物 2~3d，有助于疾病的控制。

4. 及时进行口腔卫生指导　立即更换牙刷，保持口腔清洁，指导患者建立良好的口腔卫生习惯，以防复发。

5. 全身治疗　对全身性因素进行矫正和治疗。

6. 急性期过后的治疗　急性期过后，对原已存在的慢性牙龈炎或牙周炎应及时治疗，通过洁治和刮治术去除菌斑、牙石等一切局部刺激因素，对外形异常的牙龈组织，可通过牙龈成形术等进行矫正，以利于局部菌斑控制和防止复发。

（张　静）

第三节　慢性牙周炎

本病为最常见的一类牙周炎，约占牙周炎患者的 95%。顾名思义，慢性牙周炎（chronic periodontitis，CP）的起病和发展是一个非常缓慢的过程。由于牙周炎都是由慢性牙龈炎发展而来的，患者往往不能明确说出它的起病时间，其早期症状也常常易被忽视。本病可发生于任何年龄，但大多数患者为成人（35 岁以上），随着年龄增长，患病率和疾病的严重程度也增加，这也可能是由于多年病情积累加重，1999 年以前称此类牙周炎为成人牙周炎。实际上慢性牙周炎也偶可发生于青少年和儿童，整个病情进展较平缓，因此学者们主张将其更名为慢性牙周炎。本病可累及不同数目的牙齿，进展程度可不同。本病若得不到治疗，病情会缓慢地加重，也可有一部分病例在某些条件下出现短期的快速破坏（活动期），病情迅速加重。

一、临床表现

本病起病缓慢，早期主要表现为牙龈的慢性炎症。患者可有刷牙或进食时的牙龈出血或口内异味，但一般无明显不适，不受重视。实际上此时已有牙周袋形成（探诊深度超过 3mm），且能探到釉牙骨质界，即已有附着丧失，X 线片上可见牙槽嵴顶高度降低，有水平或垂直骨吸收。

牙龈的炎症可表现为鲜红或暗红色，在牙石堆积处有不同程度的炎性肿胀甚至增生，探诊易出血，甚至流脓。少数患者病程较长或曾经接受过不彻底的治疗，其牙龈可能相对致密，颜色较浅，但用探针探入袋内可引发出血，这是因为牙周袋内壁常有上皮溃疡和结缔组织的炎症。探诊时还能发现有附着丧失，因此即使探诊深度 <3mm，但根据附着丧失已能说明该牙已患有牙周炎。

牙周附着丧失和牙槽骨吸收发展到一定程度，在多根牙可累及根分叉区，并出现牙松动、病理性移位，甚至发生急性牙周脓肿等。

牙周炎一般同时侵犯口腔内多个牙，且有一定的对称性。各部位的牙齿患病概率和进展速度也不一致。磨牙和下前牙以及邻面因为菌斑牙石易堆积，较易发病，且病情较重。因此说牙周炎具有牙位特异性（tooth-specificity）和位点特异性（site-specificity）。

根据附着丧失和骨吸收波及的范围（患牙数，extent）可将慢性牙周炎分为局限型和广泛型。全口牙中有附着丧失和骨吸收的位点（site）数 ≤30% 者为局限型，若 >30% 的位点受累，则为广泛型。也可根据牙周袋深度、结缔组织附着丧失和骨吸收的程度（severity）来分为轻、中、重度。上述指标中以附着丧失为重点，它与炎症的程度大多一致，但也可不一致。一般随病程延长、年龄增长而使病情累积、加重。

轻度：牙龈有炎症和探诊出血，牙周袋≤4mm，附着丧失1~2mm，X线片显示牙槽骨吸收不超过根长的1/3。可有或无口臭。

中度：牙周袋≤6mm，附着丧失3~4mm，X线片显示牙槽骨水平型或角型吸收超过根长的1/3，但不超过根长的1/2。牙齿可能有轻度松动，多根牙的根分叉区可能有轻度病变，牙龈有炎症和探诊出血，也可有脓。

重度：牙周袋>6mm，附着丧失≥5mm，X片显示牙槽骨吸收超过根长的1/2甚至达根长的2/3，多根牙有根分叉病变，牙多有松动。炎症较明显或可发生牙周脓肿。

慢性牙周炎患者除有上述主要特征（牙周袋形成、牙龈炎症、牙周附着丧失、牙槽骨吸收）外，晚期常可出现其他伴发病变和症状，如：①牙移位；②由于牙松动、移位和龈乳头退缩，造成食物嵌塞；③由于牙周支持组织减少，造成继发性殆创伤；④牙龈退缩使牙根暴露，对温度刺激敏感，甚至发生根面龋；⑤深牙周袋内脓液引流不畅时，或身体抵抗力降低时，可发生急性牙周脓肿；⑥深牙周袋接近根尖时，可引起逆行性牙髓炎；⑦牙周袋溢脓和牙间隙内食物嵌塞，可引起口臭。从我国人口的流行病学调查结果来看，轻、中度牙周炎普遍存在，而重度牙周炎则主要集中在少数人和少数牙，因此，早期诊断和早期治疗牙周炎就显得特别重要和有意义。

中度以上的牙周炎诊断并不困难，但早期牙周炎与牙龈炎的区别不甚明显，须通过仔细检查而及时诊断，以免贻误治疗（表6-2、表6-3）

表6-2　牙龈炎和早期牙周炎的区别

	牙龈炎	早期牙周炎
牙龈炎症	有	有
牙周袋	假性牙周袋	真性牙周袋
附着丧失	无*	有，能探到釉牙骨质界
牙槽骨吸收	无	嵴顶吸收，或硬骨板消失
治疗结果	病变可逆，组织恢复正常	炎症消退，病变静止，但已破坏的支持组织难以完全恢复正常

注：*对牙龈炎的定义为：在一定条件下可以有附着丧失。

表6-3　慢性牙周炎的临床表征

· 牙周袋>3mm，并有炎症，多有牙龈出血

· 邻面临床附着丧失>1mm

· 牙周袋探诊后有出血

· 牙槽骨有水平型或垂直型吸收

· 晚期牙松动或移位

· 伴发病变

根分叉病变

牙周脓肿

牙龈退缩、牙根敏感、根面龋

食物嵌塞

逆行性牙髓炎

继发性咬合创伤

口臭

二、治疗

（一）治疗原则

在确诊为慢性牙周炎后，还应根据病情确定其全口和每个患牙的严重程度、目前是否为活动期等；还要通过问诊、仔细的口腔和全身检查以及必要的实验室检测手段等，尽量找出与牙周病或全身病有关的易感因素（predisposing factors），如吸烟、代谢综合征、不良生活习惯、解剖因素等，以利制订治疗计划和判断预后。

慢性牙周炎的治疗目标应是彻底清除菌斑、牙石等病原刺激物，消除牙龈的炎症，使牙周袋变浅和改善牙周附着水平，并争取适当的牙周组织再生，而且要使这些疗效能长期稳定地保持。针对近年来关于牙周炎可能成为某些全身疾病的易感因素的观点，对可能的高危患者更应注重强化治疗，并把消除易感因素列入治疗计划中。牙周病的治疗追求的是长期的功能、舒适和美观，而不仅着眼于治疗期间能保留多少牙数。为达到上述目标，需要采取一系列按部就班的综合治疗。由于口腔内各个牙的患病程度、解剖条件、局部刺激因子的多少各异，因此须针对各个患牙的具体情况，制订适合于总体病情及个别牙的治疗计划。而且在治疗过程中，根据患者的反应及时对治疗计划进行调整和补充。

（二）清除局部致病因素

1. 控制菌斑　菌斑在牙面上不断快速地形成着，在清洁过的牙面上数秒钟内即可有新的细菌黏附，若停止刷牙 8h 后细菌数即可达到 $10^3 \sim 10^4/mm^2$，24h 后可增加 100 ~ 1 000 倍。因此不能单靠医师的治疗，必须向患者仔细讲明菌斑的危害，如何发现和清除之，并使其充分理解坚持不懈地清除菌斑的重要性。此种健康教育应贯穿于治疗的全过程。患者每次就诊时，医师应检查和记录其菌斑控制的程度，并反馈给患者。尽量使有菌斑的牙面只占全部牙面的20%以下。

2. 彻底清除牙石、平整根面　牙周炎患者不论其类型、病情轻重、有无全身疾病和宿主背景，均需清除牙面的细菌生物膜和牙石，这是控制牙周感染的第一步治疗。实施了数百年的机械方法清除牙石和菌斑仍是目前最有效的基础治疗手段。

龈上牙石的清除称为洁治术，龈下牙石的清除称为龈下刮治术或深部刮治术，除了刮除龈下牙石外，还须将暴露在牙周袋内的含有内毒素的病变牙骨质刮除，使根面符合生物学要求，有利于牙周支持组织重新附着于根面，称为根面平整术（root planing）。近年来有些学者主张根面平整时不可过度刮削根面牙骨质，以免发生牙齿敏感。龈下刮治的主要目的是尽量清除微生物和搅乱菌斑生物膜，防止或延缓龈下菌斑的重新形成。

经过彻底的洁治、刮治和根面平整后，临床上可见牙龈的炎症和肿胀消退，出血和溢脓停止，牙周袋变浅、变紧，这是由于牙龈退缩及袋壁结缔组织中胶原纤维的新生使牙龈变得致密，探针不再穿透结合上皮进入结缔组织内，也可能有新的结缔组织或长结合上皮附着于根面。洁治术和刮治术是牙周病的基础治疗，任何其他治疗手段只应作为基础治疗的补充手段。

3. 牙周袋及根面的局部药物治疗　大多数患者在根面平整后，组织能顺利愈合，不需抗菌药物处理。对一些炎症严重、肉芽组织增生的深牙周袋，在刮治后必要时可用复方碘液，它有较强的消炎、收敛作用，应注意避免烧灼邻近的黏膜。

有些慢性牙周炎患者对基础治疗反应不佳，或有个别深牙周袋及器械不易到达的解剖部位，刮治难以彻底，残留的炎症不易控制。近年来，牙周袋内局部放置抗菌药物取得较好的临床效果。尤其是采用缓释剂型，使药物能长时间释放到牙周袋内，消灭或减少袋内的致病菌。可选用的药物如甲硝唑、四环素及其同族药物如米诺环素（minocycline）、多西环素（强力霉素，doxycycline），以及氯己定等。但牙周袋内的药物治疗只能作为机械清除牙石的辅助治疗，一般只在龈下刮治后视需要才用药，抗菌药物绝不能取代除石治疗，因为只有刮治方可最大限度地清除致病菌，并搅乱龈下生物膜的微生态，使药物得以接触微生物并杀灭之。

（三）牙周手术

基础治疗后 6 ~ 8 周时，应复查疗效，若仍有 5mm 以上的牙周袋，且探诊仍有出血，或有些部位的牙石难以彻底清除，则可视情况决定再次刮治或需行牙周手术。手术可在直视下彻底刮除根面或根分叉处的牙石及不健康的肉芽组织，还可修整牙龈和牙槽骨的外形、植骨或截除病情严重的患根等，通过手术改正牙周软硬组织的外形，形成一种有利于患者控制菌斑的生理外形。

近年来，通过牙周组织引导性再生手术能使病变区牙根面形成新的牙骨质、牙周膜和牙槽骨的正常附着。利用组织工程学原理，进行了大量研究来促进牙周组织的再生，使牙周炎的治疗达到了一个更高的层次。

（四）建立平衡的殆关系

可通过松动牙的结扎固定、各种夹板、调殆等治疗使患牙消除继发性或原发性咬合创伤而减少动度，改善咀嚼功能。有些病例在治疗后数月时，X线片可见牙槽骨硬板致密。但夹板的设计和制作必须不妨碍菌斑控制。在有缺失牙需要修复的患者，可利用固定式或可摘式修复上的附加装置，使松动牙得到固定。有些患者还可通过正畸治疗矫正错殆或病理移位的牙，以建立合理的咬合关系。过去多数学者不太重视调殆在牙周炎的预防和治疗中的意义。近年来有学者报道表明基线时无咬合创伤或虽有咬合创伤但已经调殆治疗的牙周炎患者，其日后发生病情加重的概率仅为有创伤而未加调殆者的60%。因此，在治疗计划中应注意对咬合创伤的干预。

（五）全身治疗

大多数轻、中度慢性牙周炎患者对洁治和刮治有较好的反应，除非是重症患者，对常规治疗反应不佳，或出现急性症状，一般不需使用抗菌药物。但对一些炎症和整体病情较重的患者可以在龈上洁治后，先全身给予抗菌药物，在炎症减轻的情况下，随即进行龈下刮治，这有利于较彻底地实施龈下刮治。对于一些有全身疾病的牙周炎患者，如重度心血管疾病、未控制的糖尿病等，在牙周治疗过程中也需要给予特殊处理，如在进行牙周全面检查和治疗（尤其是手术）前后需给予抗生素，以预防和控制全身和局部的感染，一般使用全身给药。同时应积极治疗并控制全身病，以利牙周组织愈合。

吸烟者对牙周治疗的反应较差，应劝患者戒烟。在戒烟的初期，牙龈的炎症可能有一过性的"加重"，探诊后出血有所增加。这是由于烟草使小血管收缩、使牙龈角化加重的作用被消除的结果。经过戒烟和彻底的牙周治疗后，将出现良好的疗效。

（六）拔除患牙

对于有深牙周袋、过于松动的严重患牙，如确已无保留价值者，应尽早拔除，这样可以：①消除微生物聚集部位；②有利于邻牙的彻底治疗；③避免牙槽骨的继续吸收，保留牙槽嵴的高度和宽度，以利义齿修复；④避免反复发作牙周脓肿；⑤避免因患牙松动而使患者只用另一侧咀嚼。有条件时，最好在第1阶段治疗结束、第3阶段永久修复之前，制作暂时性修复体，以达到改善咀嚼功能、松牙固定和美观的要求。

（七）维护期的牙周支持疗法

大多数慢性牙周炎在经过恰当的治疗后，炎症消退，病情得到控制。但若不坚持维护期治疗，则很容易复发或加重。预防病情的复发有赖于患者持之以恒的日常菌斑控制，以及定期的复查、监测和必要的后续治疗。复查的间隔期可根据病情和患者控制菌斑的程度来裁定。复查内容包括口腔卫生情况、牙周袋探诊深度、牙龈炎症及探诊后出血、根分叉病变、牙槽骨情况、修复体情况等，并对残存的病情进行相应的、必要的治疗。定期的复查和维护期支持治疗是牙周治疗疗效能长期保持的关键条件之一，应在基础治疗一结束时，即进入维护期。

（张　静）

第四节　侵袭性牙周炎

侵袭性牙周炎（aggressive periodontitis，AgP）是一组在临床表现和实验室检查（包括微生物学检查）均与慢性牙周炎有明显区别的牙周炎，发生于全身健康者，具有家庭聚集性，疾病进行迅速。它包含了旧分类中的 3 个类型，即青少年牙周炎（juvenile periodontitis，JP）、快速进展性牙周炎（rapidly progressive periodontitis，RPP）和青春前期牙周炎（prepubertal periodontitis，PPP），一度曾将这 3 个类型合称为早发性牙周炎（early onset periodontitis，EOP）。旧的命名过分强调发病年龄及疾病进展速度，实际上这类牙周炎虽多发于年轻人，但也可见于成人。本病一般来说发展较迅猛，但也可转为间歇性的静止期，因此在 1999 年的国际研讨会上建议更名为侵袭性牙周炎。侵袭性牙周炎按其患牙的分布可分为局限型（localized）和广泛型（generalized）。局限型侵袭性牙周炎（LAgP）相当于过去的局限型青少年牙周炎（LJP）；广泛型侵袭性牙周炎（GAgP）相当于过去的广泛型青少年牙周炎（GJP）和快速进展性牙周炎（RPP）。但两者并不是直接对应的转变，例如：有些过去被诊断为 GJP 的患者，在新分类法中，可能被诊断为慢性牙周炎或 GAgP。那些原先被归入 RPP 的患者，则可依据患者的其他临床特征被归入 GAgP 或慢性牙周炎。对于有牙周组织破坏而不伴有全身疾病的青春前期儿童，则可按其特征诊断为慢性牙周炎或 AgP，而对那些伴有全身疾病的患者，则归为反映全身疾病的牙周炎（periodontitis as a manifestation of systemic diseases）。

LAgP 和 GAgP 可具有一些共同的临床表现：①菌斑堆积量与牙周组织破坏的严重程度不相符；②伴放线杆菌比例升高，在一些人群中牙龈卟啉单胞菌比例可能升高；③吞噬细胞异常；④巨噬细胞过度反应，包括 PGE_2 和 $IL-1\beta$ 水平升高；⑤附着丧失和牙槽骨吸收有自限性。然而，诊断 AgP 并非具备所有的特征，可根据临床、X 线表现、病史等资料，实验室检查虽有帮助，但不是诊断所必需的。

一、局限型侵袭性牙周炎

Gottlieb 于 1923 年首次报道 1 例死于流感的年轻男性患者，其牙周组织有严重的变性及牙槽骨吸收。有学者认为这是不同于单纯性牙周炎的一种疾病，将其命名为弥漫性牙槽萎缩（diffuse atrophy of the alveolar bone），1928 年又提出牙骨质的先天发育不良可能为本病的病因。Wannenmacher 于 1938 年描述本病的特点为切牙和第一磨牙受累。Orban 和 Weinmann 于 1942 年提出牙周变性的命名，并根据 1 例尸体解剖的结果，提出该病首先发生于牙周膜主纤维的变性，导致牙骨质停止新生和牙槽骨吸收，然后才是结合上皮增生和炎症的发生。此后一段时期内普遍认为本病是由于某种全身因素引起的牙周组织变性，而炎症是继发的。但大量的临床观察和动物实验未能找到变性的证据。1966 年，世界牙周病专题讨论会提出摒弃牙周变性的名词，但指出的确在青少年中存在着一种与成人型不同的牙周炎。1969 年，Butler 引用 Chaput 等在 1967 年提出的法文名称，将本病命名为青少年牙周炎。Baer 在 1971 年提出本病的定义为"发生于全身健康的青少年，有 1 个以上恒牙的牙槽骨快速破坏。牙周破坏的程度与局部刺激物的量不一致"。1989 年，世界牙周病研讨会将其定名为局限型青少年牙周炎。并归入早发性牙周炎，1999 年国际新分类则进一步明确了局限型侵袭性牙周炎的定义，"牙周病变局限于切牙和第一恒磨牙，至少 2 颗恒牙有邻面附着丧失，其中 1 颗是第一磨牙，非第一磨牙和切牙不超过 2 个"

（一）病因

侵袭性牙周炎的病因虽未完全明了，但某些特定微生物的感染以及机体防御能力的缺陷可能是引起本病的 2 个主要因素。

1. 微生物　大量的研究表明伴放线杆菌（Actinobacillusactinomycetemc omitans，Aa）是侵袭性牙周炎的主要致病菌，其主要依据如下。

（1）从侵袭性牙周炎患者的龈下菌斑中可分离出 Aa，阳性率可高达 90% ~100%，而同一患者口中的健康牙或健康人则检出率明显得低（<20%），慢性牙周炎的检出率也低于局限型青少年牙周炎。经过有效地牙周治疗后，Aa 消失或极度减少；当病变复发时，该菌又复出现，但也有些学者报告未能检出 Aa，而分离出牙龈卟啉单胞菌、具核梭杆菌、腐蚀艾肯菌、中间普氏菌等。可能由于深牙周袋改变了微生态环境，使一些严格厌氧菌成为优势菌，而 Aa 不再占主导。

（2）伴放线杆菌对牙周组织有毒性和破坏作用：①产生一种叫白细胞毒素的外毒素，可杀伤白细胞使其产生溶酶体酶，对牙周组织造成损伤；②抑制中性多形核白细胞（PMN）的趋化；③产生内毒素；④产生胶原酶，破坏结缔组织和骨的胶原纤维；⑤产生成纤维细胞抑制因子、破骨细胞激活因子等。Aa 的表面可形成膜泡，内含毒素，膜泡的脱落可使毒素播散。

（3）引发宿主的免疫反应：局限型侵袭性牙周炎（LAgP）患者的血清中有明显升高的抗 Aa 抗体，牙龈局部也产生大量的特异抗体，并进入牙周袋内，使龈沟液内抗体水平高于血清的水平。研究还表明与 Aa 的糖类抗原发生反应的主要是 IgG2 亚类，起保护作用。近年还有学者报道中性粒细胞和单核/吞噬细胞对细菌过度反应，产生过量的细胞因子、炎症介质，可能导致严重的牙周炎症和破坏。

尽管 Aa 是 AgP 的龈下优势菌已成为共识，但是亚洲地区（包括中国）的许多研究表明，Aa 在中国、日本和韩国 AgP 患者中的检出率明显低于欧美国家，且检出的 Aa 多为低毒性株，而 Pg 在这些患者中相对较多见，因而新分类明确提出 AgP 在一些人群（亚洲）中表现为 Pg 比例升高。此外，AgP 的龈下优势菌还有福赛坦菌（Tannerella forsythia）、牙垢密螺旋体（Treponema denticola）等牙周其他致病微生物。

2. 全身背景 已有一些研究证明本病患者有周缘血的中性粒细胞和（或）单核细胞的趋化功能降低，有的学者报道吞噬功能也有障碍，这种缺陷带有家族性，患者的同胞中有的也可患 LAgP，或虽未患牙周炎，却也有白细胞功能缺陷。吞噬细胞的趋化反应异常主要集中在非裔美国 LJP 患者。英国学者对欧洲白种人患者的研究未发现白细胞趋化异常。国内较大样本的研究亦未发现外周血中性粒细胞和单核细胞趋化功能的异常，进一步分析趋化因子 N - 甲酰肽的受体基因（N - formylpeptide receptor gene，FPR）与 LAgP 的关系，则未发现 FPR 基因单核苷酸多态性与疾病的易感性明显相关，从基因水平上提示我国侵袭性牙周炎患者可能不存在吞噬细胞趋化缺陷的遗传基础。由此可见，不同的地区和人种可能具有吞噬细胞功能的差异。AgP 存在家聚集性，有家系研究显示，AgP 先证者的家属中患 AgP 的概率明显增高。一些研究报道 FcγRII 基因多态性、维生素 D 受体基因多态性等可能为本病的易感因素。LAgP 可能有种族易感性的差异，如黑种人中患局限型青少年牙周炎的概率远高于白种人和亚洲人。然而，AgP 是多因素的复杂疾病，不可能用某一危险因素概括所有 AgP 的病例，而每一个病例可能是不同的危险因素共同作用的结果。宿主自身的易感因素可降低宿主对致病菌的防御力和组织修复力，也可加重牙周组织的炎症反应和破坏。

Gottlieb 早在 1928 年曾提出本病的原因是牙骨质的不断形成受到抑制，妨碍了牙周膜纤维附着于牙体。此后有少量报道发现局限型青少年牙周炎患者的牙根尖而细，牙骨质发育不良，甚至无牙骨质，不仅已暴露于牙周袋内的牙根如此，在其根方尚未发生病变处的牙骨质也有发育不良，说明这种缺陷不是疾病的结果，而是发育中的问题。国内最近的研究显示，AgP 患者有较多的牙根形态异常牙（如锥形根、弯曲根、冠根比过大和融合根），且牙根形态异常的牙牙槽骨吸收程度重，牙根形态异常牙数与重度骨吸收牙数呈正相关。

（二）病理

局限型侵袭性牙周炎的组织学变化与慢性牙周炎无明显区别，均以慢性炎症为主。免疫组织化学研究发现本病牙龈结缔组织内仍为浆细胞浸润为主，但其中产生 IgA 的细胞少于慢性牙周炎者，游走到袋上皮内的中性粒细胞数目也较少，这两种现象可能是细菌易于入侵的原因之一。电镜观察到袋壁上皮、牙龈结缔组织甚至牙槽骨的表面可有细菌入侵，主要为革兰阴性菌及螺旋体。

（三）临床特点

能够按照严格定义诊断的局限型侵袭性牙周炎患者在我国很少见。近 7 年来，北京大学口腔医学院牙周科收集了来自全国各地近 300 例侵袭性牙周炎患者的临床资料，其中仅有数例被诊断为 LAgP，但病变以切、磨牙为重的广泛型侵袭性牙周炎相对较多，约占 AgP 患者的 25%。

1. 年龄与性别 发病可始于青春期前后，因早期无明显症状，患者就诊时常已 20 岁左右。女性多于男性，但也有学者报道性别无差异。

2. 口腔卫生情况 本病一个突出的表现是早期患者的菌斑、牙石量很少，牙龈表面的炎症轻微，但却已有深牙周袋，牙周组织破坏程度与局部刺激物的量不成比例。牙龈表面虽然无明显炎症，实际上在深袋部位是有龈下菌斑的，而且袋壁也有炎症和探诊后出血，晚期还可以发生牙周脓肿。

3. 好发牙位　1999 年，新分类法规定，局限型侵袭性牙周炎的特征是"局限于第一恒磨牙或切牙的邻面有附着丧失，至少波及 2 个恒牙，其中 1 个为第一磨牙。其他患牙（非第一磨牙和切牙）不超过 2 个"。简言之，典型的患牙局限于第一恒磨牙和上、下切牙，多为左右对称，但早期的患者不一定波及所有的切牙和第一磨牙。

4. X 线片所见　第一磨牙的邻面有垂直型骨吸收，若近远中均有垂直型骨吸收则形成典型的"弧形吸收"，在切牙区多为水平型骨吸收。有的文献报道还可见牙周膜间隙增宽、硬骨板模糊、骨小梁疏松等。

5. 病程进展快　顾名思义，本病发展很快，有学者估计本型患者的牙周破坏速度比慢性牙周炎快 3~4 倍，在 4~5 年内，牙周附着破坏可达 50%~70%，患者常在 20 岁左右即已需拔牙或牙自行脱落。

6. 早期出现牙松动和移位　在炎症不明显的情况下，切牙和第一恒磨牙可出现松动，自觉咀嚼无力。切牙可向唇侧远中移位，出现牙间隙，多见于上切牙，由于力的影响致呈扇形散开排列。后牙移位较少见，可出现不同程度的食物嵌塞。

7. 家庭聚集性　家族中常有多人患本病，患者的同胞有 50% 患病概率。其遗传背景可能与白细胞功能缺陷有关，也有学者认为是 X 连锁性遗传或常染色体显性遗传/隐性遗传等。另有一些学者认为是由于牙周致病菌在家族中的传播所致。

二、广泛型侵袭性牙周炎

广泛型侵袭性牙周炎（generalized aggressive periodontitis，GAgP）主要发生于 30 岁以下的年轻人，但也可见于 35 岁以上者。其受累的患牙广泛，新分类法规定其特征为"广泛的邻面附着丧失，侵犯第一磨牙和切牙以外的牙数在 3 颗以上"。广泛型和局限型究竟是 2 个独立的类型，抑或前者是局限型侵袭性牙周炎发展和加重的结果，尚不肯定，但有不少研究结果支持两者为同一疾病不同阶段的观点。例如：①年幼者以局限型较多，而年长者患牙数目增多，以广泛型为多；②局限型患者血清中的抗 Aa 特异抗体水平明显地高于广泛型患者，起保护作用的 IgG2 亚类水平也高于广泛型。可能机体对致病菌所产生的免疫反应使感染局限，而广泛型患者的抗体反应较弱；③有些广泛型侵袭性牙周炎患者的第一磨牙和切牙病情较重，且有典型的"弧形吸收"，提示这些患者可能由局限型病变发展而来。然而，"对病原菌的血清抗体反应较弱"这一个 GAgP 的特异性表现（1999 年分类所提出）在国内的数项研究中尚未得到证实。国内近期的研究显示，切磨牙型 AgP 患者抗 Aa 血清 C 型抗体滴度与非切磨牙型 AgP 患者无显著性差异。

（一）临床特点

①通常发生于 30 岁以下者，但也可见于年龄更大者；②广泛的邻面附着丧失，累及除切牙和第一磨牙以外的恒牙至少 3 颗；③有严重而快速的附着丧失和牙槽骨破坏，呈明显的阵发性；④在活动期，牙龈有明显的炎症，呈鲜红色，并可伴有龈缘区肉芽性增殖，易出血，可有溢脓。但有些病变虽有深牙周袋，牙龈表面炎症却不明显。可能处于静止期；⑤菌斑牙石的沉积量因人而异，多数患者有大量的菌斑和牙石，也可很少；⑥部分患者具有中性粒细胞及（或）单核细胞的功能缺陷；⑦患者有时伴有全身症状，包括体重减轻，抑郁及全身不适等；⑧一般患者对常规治疗如刮治和全身药物治疗有明显的疗效，但也有少数患者经任何治疗都效果不佳，病情迅速加重直至牙丧失。

临床上常以年龄（35 岁以下）和全口大多数牙的重度牙周破坏，作为诊断广泛型侵袭性牙周炎的标准，也就是说牙周破坏程度与年龄不相称。但必须明确的是，并非所有年轻患者的重度牙周炎均可诊断为本病，应先排除一些明显的局部和全身因素。如：①是否有严重的错𬌗导致咬合创伤，加速了牙周炎的病程；②是否曾接受过不正规的正畸治疗，或在正畸治疗前未认真治疗已存在的牙周病；③有无食物嵌塞、邻面龋、牙髓及根尖周病、不良修复体等局部促进因素，加重了菌斑堆积和牙龈的炎症；④有无伴随的全身疾病，如 1 型糖尿病、白细胞黏附缺陷、HIV 感染等。上述①~③的存在可以加速慢性牙周炎的牙槽骨吸收和附着丧失；如有④则应列入反映全身疾病的牙周炎中，其治疗也不仅限于口腔科。如有条件检测患者周缘血的中性粒细胞和单核细胞的趋化、吞噬功能，血清 IgG2 水平，或微生物学检测，则有助于诊断。有时阳性家族史也有助于诊断本病。

最近有学者提出在有的年轻人和青少年，有个别牙齿出现附着丧失（牙数不多），但其他方面不符合早发性牙周炎者，可称之为偶发性附着丧失（incidental attachment loss），例如个别牙因咬合创伤或错殆所致的牙龈退缩、拔除智齿后第二磨牙的附着丧失等，这些个体可能为侵袭性牙周炎或慢性牙周炎的易感者。

（二）诊断

侵袭性牙周炎应抓住早期诊断这一环，因初起时无明显症状，待就诊时多已为晚期。如果年轻患者的牙石等刺激物不多，炎症不明显，但发现有少数牙松动、移位或邻面深袋，局部刺激因子与病变程度不一致等，则应引起重视。重点检查切牙及第一磨牙邻面，并摄 X 线片或（和）咬合翼片有助于发现早期病变。有条件时，可做微生物学检查发现伴放线杆菌，或检查中性粒细胞有趋化和吞噬功能的异常，有助于本病的诊断。早期诊断及治疗对保留患牙极为重要。对于侵袭性牙周炎患者的同胞进行牙周检查，有助于早期发现其他病例。

（三）治疗原则

1. 早期治疗、防止复发　本病常导致患者早年拔牙，因此特别强调早期、彻底的治疗，主要是彻底消除感染、治疗基本同慢性牙周炎，洁治、刮治和根面平整等基础治疗是必不可少的。多数患者有较好的疗效，病变转入静止期，但因为伴放线杆菌可入侵牙周组织，单靠机械刮治不易彻底消除入侵细菌，有的患者还需用翻瓣手术清除入侵组织的微生物。本病治疗后较易复发（国外报道复发率约为25%），因此应加强定期的复查和必要的后续治疗。根据每位患者菌斑和炎症的控制情况，确定复查的间隔期。开始时为每 1~2 个月 1 次，6 个月后若病情稳定可逐渐延长。

2. 抗菌药物的应用　由于 AgP 存在与菌斑堆积情况不相符的牙周破坏，AgP 的病原微生物的控制，不只减少菌斑的数量，更重要的是改变龈下菌斑的组成。不少学者报道，单纯用刮治术不能消除入侵牙龈中的伴放线杆菌，残存的微生物容易重新在牙面定植，使病变复发。因此，主张全身服用抗生素作为洁治和刮治的辅助疗法。四环素在国外使用较多，0.25g，每日 4 次，共服 2~3 周。但在我国，由于 20 世纪四环素的滥用导致耐药菌株，四环素对国内患者效果不理想。也可用小剂量多西环素，50mg 每日 2 次。该两药除有抑菌作用外，还有抑制胶原酶的作用，可减少牙周组织的破坏。近年来的研究和临床实践证明，甲硝唑和阿莫西林配伍使用可有效抑制 Aa 和厌氧致病菌，对于一些单纯洁治和刮治甚至手术效果不佳的病例也有效。考虑到菌斑生物膜对细菌的保护作用，局部或全身用药应作为机械治疗的辅助，建议在机械治疗或手术治疗后立即口服甲硝唑和阿莫西林，此时龈下菌斑的数量最少且生物膜也被破坏，能发挥药物的最大疗效。理想的情况下，应先检查龈下菌斑中的微生物，有针对性地选用药物，在治疗后 1~3 个月时再复查龈下微生物，以判断疗效。在根面平整后的深牙周袋内放置缓释的抗菌制剂如甲硝唑、米诺环素、氯己定等也有良好疗效，文献报道可减少龈下菌斑的重新定植，减少病变的复发。

3. 调整机体防御功能　宿主对细菌感染的防御反应在侵袭性牙周炎的发生、发展方面起重要的作用，近年来人们试图通过调节机体的免疫和炎症反应过程来减轻或治疗牙周炎。例如，多西环素可抑制胶原酶，非甾体类抗炎药可抑制花生四烯酸产生前列腺素，抑制骨吸收，这些均有良好的前景。中医学强调全身调理，国内有些学者报道用六味地黄丸为基础的固齿丸（膏），在牙周基础治疗后服用数月，可明显减少复发率。服药后，患者的白细胞趋化和吞噬功能及免疫功能也有所改善。吸烟是牙周炎的危险因素，应劝患者戒烟。还应努力发现有无其他全身因素及宿主防御反应方面的缺陷。

4. 牙移位的矫正治疗　病情不太重而有牙移位的患者，可在炎症控制后，用正畸方法将移位的牙复位排齐，但正畸过程中务必加强菌斑控制和牙周病情的监控，加力也宜轻缓。据 Baer 等介绍，青少年牙周炎患者如果第一磨牙破坏严重，而第三磨牙尚未萌出，X 线片显示其牙根已形成 1/3~2/3，则可将患病的第一磨牙拔除，而将发育中的第三磨牙移植于第一磨牙的拔牙窝内，可期望获得移植牙的牙根继续形成的效果，避免了用义齿修复第一磨牙。

5. 疗效维护 在牙周炎症控制后，长期疗效由患者的依从性和维护治疗的措施所决定。对于 AgP 患者维护期中的菌斑控制尤为重要，应采用各种必要的手段，而且医师在维护期所采取的措施应更积极，适时而详尽的再评价可为及时采取有效治疗提供依据。

（张　静）

第五节　牙周 - 牙髓联合病变

牙周炎和牙髓根尖周病的发病因素和病理过程虽不完全相同，但牙周袋内和感染的牙髓内都存在以厌氧菌为主的混合感染，它们所引起的炎症和免疫反应有许多相似之处，两者的感染和病变可以互相扩散和影响，导致联合病变的发生。1999 年国际牙周病分类研讨会上对牙周 - 牙髓联合病变（combined periodontal - endodontic lesions）的界定为："同一个牙并存着牙周病和牙髓病变，且互相融合连通（coalescent）。感染可源于牙髓，也可源于牙周，或两者独立发生，然而是相通的。"它们不同于单纯的牙槽脓肿，也不同于牙周脓肿。了解两者的相互关系和疾病的相互影响，对临床诊断和治疗设计有重要意义。

一、临床类型

（一）牙髓根尖周病对牙周组织的影响

生活的牙髓即使有炎症，一般也不引起明显的牙周破坏，可能仅引起根尖周围的牙周膜增宽或局限的阴影。有少数的牙髓坏死是无菌性的，它们一般不会引起明显的牙周病变。但大多数死髓牙均为感染性的，其中的细菌毒素及代谢产物可通过根尖孔或根管侧支引起根尖周围组织的病变或根分叉病变，这些病变可以急性发作形成牙槽脓肿（alveolar abscess）。

1. 脓液 牙槽脓肿若得不到及时的根管引流，脓液可沿阻力较小的途径排出。

（1）多数情况下根尖部的脓液穿破根尖附近的骨膜到黏膜下，破溃排脓，形成相应处黏膜的瘘管（fistula）或窦道，不涉及牙周组织。

（2）少部分病例（多见于年轻恒牙和乳磨牙）脓液可沿阻力较小的途径向牙周组织排出。脓液向牙周引流的途径有两个：①沿牙周膜间隙向龈沟（袋）排脓，迅速形成单个的、窄而深达根尖的牙周袋。多根牙也可在根分叉处形成窄而深的牙周袋，类似Ⅲ度根分叉病变；②脓液由根尖周组织穿透附近的皮质骨到达骨膜下，掀起软组织向龈沟排出，形成较宽而深的牙周袋，但不能探到根尖。此种情况多见于颊侧。此时临床上见到的"牙周探诊深达根尖"实际是探到了根尖周的脓腔里，并非病理性牙周袋，而牙松动、牙槽骨密度降低等临床表现均是急性炎症所致的一过性表现。通过及时彻底的牙髓治疗，牙周组织即可迅速愈合，牙不松动，不遗留牙周病变。

（3）牙槽脓肿反复发作且多次从牙周排脓而未得治疗，在炎症长期存在的情况下，终使牙周病变成立（有深牙周袋、骨吸收、牙可松动也可不松），此为真正的联合病变，有学者称此为逆行性牙周炎。治疗必须双管齐下。因此，不应将这种情况简单地诊断为牙槽脓肿。

上述第 2、3 种情况在临床上易被诊断为牙周脓肿或单纯的牙槽脓肿，但仔细检查可发现如下特点：患牙无明显的牙槽嵴吸收，或虽有广泛的根尖周围骨密度降低，但在有些 X 线片上还能隐约见到牙槽嵴顶的影像，此为急性炎症所造成的骨密度降低；邻牙一般也无严重的牙周炎。

上述第 2 种情况，若患牙能在急性期及时得到牙髓治疗，除去感染源，则牙周病损能很快愈合，因为它只是一个排脓通道。但第 3 种情况因病情反复急性发作，牙周排脓处有牙龈上皮向根方增殖形成袋上皮，并有菌斑长入龈下，则牙周炎病变成立，表现为深牙周袋、出血溢脓、牙槽骨吸收、牙松动，可有黏膜瘘管、叩诊不适等，典型病例的 X 线片表现为根尖区阴影与牙槽嵴的吸收相连，形成典型的"烧瓶形"或"日晕圈"状病变，即阴影围绕根尖区并向牙槽嵴顶处逐渐变窄。临床上见到有牙髓病变或不完善的牙髓治疗及修复体的牙，若有根尖区或根分叉区阴影及牙周袋，而其他部位无明显牙周病变者，也提示有牙髓源性的牙周—牙髓联合病变的可能性。

2. 牙髓治疗过程中或治疗后造成的牙周病变　如根管壁侧穿或髓室底穿通、髓腔或根管内封入烈性药（砷制剂、戊二醛、塑化液、干髓剂等），均可通过根分叉区或根管侧支伤及牙周组织。

3. 根管治疗后的牙　有的可发生牙根纵裂，文献报道平均发生在根管治疗后 3.25 年（3 天至 14 年）。其原因多由于过度扩大根管、修复体的桩核不当、过大的殆力、死髓牙的牙体发脆等。还有不少发生于活髓牙的牙根纵裂，也可伴发局限的深牙周袋和牙槽骨吸收。临床表现患牙有钝痛、咬合痛（尤其是局限于某一个牙尖的咬合痛）、窄而深的牙周袋。X 线片在早期可能仅见围绕牙根一侧或全长的牙周膜增宽，或窄的"日晕"状根尖阴影。活髓牙的根纵裂还可见到典型的根尖部根管影像变宽。根裂的患牙可反复发生牙周脓肿，出现窦道。本类型的共同特点是：①牙髓无活力，或活力异常；②牙周袋和根分叉区病变局限于个别牙或牙的局限部位，邻牙的牙周基本正常或病变轻微；③与根尖病变相连的牙周骨质破坏，呈烧瓶形。

（二）牙周病变对牙髓的影响

1. 逆行性牙髓炎（retrograde pulpitis）　是临床较常见的。由于深牙周袋内的细菌、毒素通过根尖孔或根尖 1/3 处的根管侧支进入牙髓，先引起根尖 1/3 处的牙髓充血和发炎，以后，局限的慢性牙髓炎可急性发作，表现为典型的急性牙髓炎。临床检查时可见患牙有深达根尖区的牙周袋或严重的牙龈退缩，牙一般松动达 Ⅱ 度以上。牙髓有明显的激发痛等，诊断并不困难。

2. 长期存在的牙周病变　袋内的毒素可通过牙本质小管或根管侧支对牙髓造成慢性、小量的刺激，轻者引起修复性牙本质形成，重者或持久后可引起牙髓的慢性炎症、变性、钙化甚至坏死。国内有学者报道因牙周炎拔除的无龋牙中，64% 有牙髓的炎症或坏死，牙髓病变程度及发生率与牙周袋的深度成正比，其中临床表现牙髓活力迟钝的牙，80.6% 已有牙髓的炎症或坏死，这些牙可能一时尚未表现出牙髓症状，但实际已发生病变。

3. 牙周治疗对牙髓也可产生一定影响　根面刮治和平整时，将牙根表面的牙骨质刮去，常使牙本质暴露，造成根面敏感和牙髓的反应性改变。牙周袋内或根面的用药，如复方碘液、碘酚、枸橼酸等均可通过根管侧支或牙本质小管刺激牙髓，但一般情况下，牙髓的反应常较局限且为慢性，临床无明显症状。

（三）牙周病变与牙髓病变并存

这是指发生于同一个牙上各自独立的牙髓和牙周病变。当病变发展到严重阶段时，例如牙髓病变扩延到一个原已存在的牙周袋，使两者互相融合和影响，可将这种情况称为"真正的联合病变（truecombined lesion）"。

二、治疗原则

有牙周 - 牙髓联合病变时，应尽量找出原发病变，积极地处理牙周、牙髓两方面的病灶，彻底消除感染源。牙髓根尖周的病损经彻底、正规的根管治疗后大多预后较好；而牙周病损疗效的预测性则不如牙髓病。因此，牙周 - 牙髓联合病变的预后在很大程度上取决于牙周病损的预后。只要牙周破坏不太严重，牙不是太松动，治疗并保留患牙的机会还是不错的。

（1）由牙髓根尖病变引起牙周病变的患牙，牙髓多已坏死或大部坏死，应尽早进行根管治疗。病程短者，单纯进行根管治疗后，牙周病变即可完全愈合。若病程长久，牙周袋已存在多时，则应在拔髓和根管内封药后，同时或尽快开始常规的牙周治疗，消除袋内的感染，促使牙周组织愈合。较合理的顺序是：清除作为感染源的牙髓→清除牙周袋内的感染→完善的根管充填。应强调对此种患牙的牙髓治疗务求彻底消除感染源，并严密封闭根管系统，做完善的根管充填。在上述双重治疗后，可观察 3~6 个月，以待根尖和牙周骨质修复。若数月后骨质仍无修复，或牙周袋仍深且炎症不能控制，可再行进一步的牙周治疗如翻瓣术等。本型的预后一般较好，根尖和牙周病变常能在数月内愈合。

（2）有的患牙在就诊时已有深牙周袋，而牙髓尚有较好的活力，则也可先行牙周治疗，消除袋内感染，必要时进行牙周翻瓣手术和调殆，以待牙周病变愈合。但对一些病程长且反复急性发作、袋很深、根分叉区受累的患牙，或虽经彻底的牙周治疗仍效果不佳者，应采用多种手段检测牙髓的活力，以确定是否进行牙髓治疗。然而，应指出的是，牙髓活力测验的结果仅能作为参考依据，因为"活力测验"的结果实际上只反映牙髓对温度、电流等刺激的反应能力，而不一定反映其生活力。尤其在多根牙，可能某一根髓已坏死，而其他根髓仍生活，此时该牙对活力测验可能仍有反应；有些牙髓存在慢性炎症或变性，甚至局部发生坏死，但仍可对温度或电流有反应性。因此对牙周袋较深而牙髓活力虽尚存但已迟钝的牙齿，不宜过于保守，应同时做牙髓治疗，这有利于牙周病变的愈合。然而，这方面的观点有分歧，有的学者认为在前牙有 X 线片显示垂直吸收达根尖周者，决定治疗方案的唯一依据是牙髓活力测验，若牙髓有活力，则只需做牙周治疗，包括翻瓣手术。

（3）逆行性牙髓炎的患牙能否保留，主要取决于该牙牙周病变的程度和牙周治疗的预后。如果牙周袋能消除或变浅，病变能得到控制，则可先做牙髓治疗，同时开始牙周炎的一系列治疗。如果多根牙只有 1 个牙根有深牙周袋引起的牙髓炎，且患牙不太松动，则可在根管治疗和牙周炎症控制后，将患根截除，保留患牙。如牙周病变已十分严重，不易彻底控制炎症，或患牙过于松动，则可直接拔牙止痛。

总之，应尽量查清病源，以确定治疗的主次。在不能确定的情况下，死髓牙先做根管治疗，配合牙周治疗；活髓牙则先做系统的牙周治疗和调𬌗，若疗效不佳，再视情况行牙髓治疗。

（张　静）

第六节　牙周脓肿

牙周脓肿（periodontal abscess）并非独立的疾病，而是牙周炎发展到晚期，出现深牙周袋后的一个较常见的伴发症状。它是位于牙周袋壁或深部牙周结缔组织中的局限性化脓性炎症，一般为急性过程，也可有慢性牙周脓肿。

一、发病因素

（1）深牙周袋内壁的化脓性炎症向深部结缔组织扩展，而脓液不能向袋内排出时，即形成袋壁软组织内的脓肿。

（2）迂回曲折的、涉及多个牙面的复杂型深牙周袋，脓性渗出物不能顺利引流，特别是累及根分叉区时。

（3）洁治或刮治时，动作粗暴，将牙石碎片推入牙周袋深部组织，或损伤牙龈组织。

（4）深牙周袋的刮治术不彻底，袋口虽然紧缩，但袋底处的炎症仍然存在，且得不到引流。

（5）有牙周炎的患牙（或无牙周袋的牙）遭受创伤，或牙髓治疗时根管及髓室底侧穿、牙根纵裂等，有时也可引起牙周脓肿。

（6）机体抵抗力下降或有严重全身疾病，如糖尿病等，易发生牙周脓肿。

二、病理

在牙周袋壁内有大量生活的或坏死的中性多形核白细胞积聚。坏死的白细胞释出多种蛋白水解酶，使周围的细胞和组织坏死、溶解，形成脓液，位于脓肿的中心。在脓液周围有急性炎症区，表面的上皮高度水肿，并有大量白细胞进入上皮。有学者报告在脓肿的组织中有革兰阴性厌氧菌入侵，优势菌为牙龈卟啉单胞菌、中间普氏菌、具核梭杆菌、螺旋体等。

三、临床表现

牙周脓肿一般为急性过程，并且可自行破溃排脓和消退，但若不积极治疗，或反复急性发作，可成为慢性牙周脓肿。

急性牙周脓肿发病突然，在患牙的唇颊侧或舌腭侧牙龈形成椭圆形或半球状的肿胀突起。牙龈发红、水肿，表面光亮。脓肿的早期，炎症浸润广泛，使组织张力较大，疼痛较明显，可有搏动性疼痛；

因牙周膜水肿而使患牙有"浮起感"，叩痛，松动明显。脓肿的后期，脓液局限，脓肿表面较软，扪诊可有波动感，疼痛稍减轻，此时轻压牙龈可有脓液自袋内流出，或脓肿自行从表面破溃，肿胀消退。

急性牙周脓肿患者一般无明显的全身症状，可有局部淋巴结大，或白细胞轻度增多。脓肿可以发生在单个牙，也可同时发生于多个牙，或此起彼伏。此种多发性牙周脓肿时，患者十分痛苦，也常伴有较明显的全身不适。

慢性牙周脓肿常因急性期过后未及时治疗，或反复急性发作所致。一般无明显症状，可见牙龈表面有窦道开口，开口处可以平坦，需仔细检查才可见有针尖大的开口；也可呈肉芽组织增生的开口，压时有少许脓液流出。叩痛不明显，有时可有咬合不适感。

四、诊断和鉴别诊断

牙周脓肿的诊断应联系病史和临床表现，并参考 X 线片。主要应与牙龈脓肿（gingival abscess）和牙槽脓肿相鉴别。

1. 牙周脓肿与牙龈脓肿的鉴别　牙龈脓肿仅局限于龈乳头及龈缘，呈局限性肿胀，无牙周炎的病史，无牙周袋，X 线片无牙槽骨吸收。一般有异物刺入牙龈等明显的刺激因素，在除去异物，排脓引流后不需其他处理。牙周脓肿是牙周支持组织的局限性化脓性炎症，有较深的牙周袋，X 线片可显示牙槽骨吸收，在慢性牙周脓肿，还可见到牙周和根侧或根尖周弥漫的骨质破坏。

2. 牙周脓肿与牙槽脓肿的鉴别　两者的感染来源和炎症扩散途径不同，因此临床上表现如下的区别（表 6 - 4）

表 6 - 4　牙周脓肿与牙槽脓肿的鉴别

症状与体征	牙周脓肿	牙槽脓肿
感染来源	牙周袋	牙髓病或根尖周病变
牙周袋	有	一般无
牙体情况	一般无龋	有龋齿或非龋疾病，或修复体
牙髓活力	有	无
脓肿部位	局限于牙周袋壁，较近龈缘	范围较弥漫，中心位于龈颊沟附近
疼痛程度	相对较轻	较重
牙松动度	松动明显，消肿后仍松动	松动较轻，但也可十分松动。治愈后牙恢复稳固
叩痛	相对较轻	很重
X 线像	牙槽骨嵴有破坏，可有骨下袋	根尖周可有骨质破坏，也可无
病程	相对较短，一般 3~4d 可自溃	相对较长。脓液从根尖周向黏膜排出需 5~6d

表 6 - 4 所列只是一般情况下的鉴别原则，有些时候两者容易混淆。如牙周 - 牙髓联合病变时，根尖周炎症可向牙龈沟内排脓；长期存在的深牙周袋中的感染可逆行性引起牙髓坏死；牙周炎症兼有殆创伤时，即可形成窄而深的牙周袋，又可影响根尖孔区的血供而致牙髓坏死；有的牙周脓肿可以范围较大，波及龈颊移行沟处，或因脓肿张力较大，探诊时疼痛严重，使牙周袋不易发现和探入，易被误诊为牙槽脓肿；有些慢性牙槽脓肿形成的瘘口位于靠近龈缘处，易误诊为牙周脓肿等。有时用牙胶尖插入瘘口，摄 X 线片可根据牙胶尖走行方向来判断脓肿部位是在根尖周围还是在牙周袋软组织内。总之，两者的鉴别诊断应依靠仔细地询问病史，牙体、牙髓和牙周组织的检查及 X 线片的综合分析。

五、治疗原则

急性牙周脓肿的治疗原则是镇痛、防止感染扩散及使脓液引流。在脓肿初期脓液尚未形成前，可清除大块牙石，冲洗牙周袋，将防腐抗菌药放进袋内，必要时全身给以抗生素或支持疗法。当脓液形成且局限，出现波动时，可根据脓肿的部位及表面黏膜的厚薄，选择从牙周袋内或牙龈表面引流。前者可用尖探针从袋内壁刺入脓腔，后者可在表面麻醉下，用尖刀片切开脓肿达深部，以使脓液充分引流。切开后应彻底冲洗脓腔，然后敷防腐抗菌药物。过早的切开引流会造成创口流血过多和疼痛。切开引流后的数日内应嘱患者用盐水或氯己定等含漱。对于患牙挺出而咬合接触疼痛者，可将明显的早接触点调磨，使患牙获得迅速恢复的机会。

慢性牙周脓肿可在洁治的基础上直接进行牙周手术。根据不同情况，做脓肿切除术，或翻瓣手术。有学者报道在急性阶段脓液引流后的短期内，可尽早进行翻瓣术，因为急性炎症改变了组织的代谢，有利于骨的新生，此时进行手术有利于术后组织的修复和愈合，形成新附着的概率较高。

（张　静）

第七章

口腔黏膜疾病

第一节　概论

　　口腔黏膜病是指发生在口腔黏膜与软组织上的类型各异、种类众多的疾病总称。口腔黏膜病病因复杂，病种较多，临床表现多样化，往往与全身状况关系密切，有些黏膜病是全身疾病的口腔表现。

一、口腔黏膜病的特点

　　（1）口腔黏膜病的特点是病种多，临床表现多种多样，常与全身病有关或者就是系统病在口腔的表征，与临床其他学科，如皮肤科、内科、精神科、儿科关系密切。

　　（2）每种口腔黏膜疾病都有其各自特殊的损害特征，同一病变在不同阶段可表现出不同类型的损害。如一期梅毒表现为硬下疳，二期梅毒表现为丘疹性梅毒疹和黏膜斑，三期梅毒表现为树胶样肿。

　　（3）有些不同疾病可以出现同样的口腔表现：如最常见的复发性阿弗他溃疡，人群的患病率为10%～25%，在特定人群中，该病的患病率甚至可以达到50%。贝赫切特综合征（白塞病）又称口－眼－生殖器三联征，是一种以细小血管炎为病理基础的慢性进行性系统损害性疾病，该病几乎100%的患者会出现口腔溃疡，经常是首先发生，随后会出现生殖器溃疡，眼的病损，眼病如不及时治疗会引起失明。贝赫切特综合征（白塞病）还可能出现心血管、神经、呼吸、消化等多系统病变，严重的可危及生命。在治疗上两者有很大区别：复发性阿弗他溃疡以局部消炎、镇痛、促进溃疡愈合为主；贝赫切特综合征（白塞病）是以免疫抑制药肾上腺皮质激素为首选治疗。

　　（4）口腔黏膜病共有近百种，除复发性阿弗他溃疡、口腔扁平苔藓、唇疱疹和慢性唇炎等常见病较多见，其他疾病的发生率不一，总体来讲患者总数偏少。很多黏膜病种，学生在实习期间很难看全，这使得许多口腔黏膜病被认为是临床诊断比较棘手的疑难之症。

　　（5）多数口腔黏膜病病因不明，尚缺乏特效的治疗药物和方法，特别是存在同病异治、异病同治的特点。

　　（6）与口腔其他学科牙体牙髓科、修复科、正畸科不同，口腔黏膜病的治疗主要依靠药物治疗。在国外不少学者将其称之为 oral medicine，提出 oral medicine 研究的重点是探讨与口腔疾病有关的内科学原则以及采用药物治疗的规律。

　　（7）随着现代化医学理论及技术的不断进步，免疫学、细胞生物学、分子生物学等许多领域的不断发展，对口腔黏膜病发病机制研究的不断深入，新的诊断治疗手段和药物在不断更新。

二、口腔黏膜病的临床检查特点

　　1. 全身情况　口腔黏膜病的临床检查以视诊及触诊为主。除局部检查外，对罹患全身疾病有口腔表征的患者要注意有无皮肤症状及体征，如多形红斑、天疱疮等，通过这些检查往往有助于做出正确的诊断。

　　2. 口腔情况　口腔黏膜病损的部位、大小、颜色、表面及基底的情况。

（1）视诊：通过视诊，可以区别口腔黏膜损害的特征与类型。在口腔黏膜病的视诊检查时应利用自然光线，但要避免日光线直接照射。有时可用放大镜对损害进行细致观察。还要注意检查皮肤有无典型皮疹。检查时要注意病损的形态、色泽、范围、假膜的颜色和厚薄。

（2）触诊：用橡皮指套或手术手套对损害区做触、扣、摸诊，尤其对慢性损害，应注意损害基底有无浸润、坚硬度如何、有无粘连和淋巴结大等情况。

（3）探诊：在大疱性疾病中可以用探针探查疱壁的边缘有无扩展。

（4）嗅诊：在口腔黏膜病检查时很重要，一般的口腔黏膜细菌性感染为炎性口臭；坏死性龈口炎除了有坏死臭味外还有血腥味；恶性肿瘤为组织腐败坏死气味。

三、口腔黏膜基本病损

口腔黏膜病虽然病种很多，但其基本病损不外乎以下几种，掌握这几种基本病损的临床表现和病理变化，做出一个正确的诊断就比较容易。

1. 斑点（macule）　是局限性黏膜颜色异常，不高出于黏膜表面，形状、面积大小不等，颜色比周围黏膜深。

2. 丘斑（patch）　一种界线清楚，大小不等，稍隆起而坚实的病损，为白色或灰白色，表面比较平滑或粗糙。

3. 丘疹（papule）　临床表现为小的局限性突出于黏膜表面的实质性疹子，大小不等，形状不一，直径一般在 1~5mm。表面可以是圆的、尖的、扁平的或多角形的。

4. 疱黏膜内储存液体而成疱（vesicle）　小疱直径为 2~5mm，突出于黏膜表面。可以是单发的，也可堆集成簇，破溃后形成糜烂或溃疡。

5. 大疱（bulla）　是较大的疱样病变，直径可为 0.5~5cm。疱性病变的上皮可以是薄的或厚的，紧张的或松弛的；病理表现按照疱性病变发生的部位可以分为上皮内疱和上皮下疱。

6. 溃疡（ulcer）　为口腔黏膜表面坏死或缺损形成的凹陷。溃疡表面有渗出物形成的假膜，多为淡黄色，基底是结缔组织，有炎症细胞浸润。临床上根据溃疡破坏的深浅，分为浅层溃疡和深层溃疡。浅层溃疡愈合后不留瘢痕，深层溃疡病损抵达结缔组织深层，故愈合后留有瘢痕。

7. 糜烂（erosion）　为黏膜上皮浅层的破坏，一般由机械刺激或药物烧伤引起，也可因上皮内疱破溃而引起，上皮表层剥脱后，下方结缔组织血管更易暴露，因此，临床表现为鲜红色病损。

8. 萎缩（atrophy）　可呈现红色的病变，表面所覆盖的上皮变薄，结缔组织内丰富的血管分布清楚可见。病变部位略呈凹陷，其特有的一些上皮结构消失，被一薄层上皮所取代，如舌乳头萎缩，可使舌面光滑呈鲜红色。

9. 假膜（pseudomembrane）　也称伪膜，为灰白色或黄色膜，由炎性渗出的纤维素、坏死脱落的上皮细胞和炎性细胞组成，它不是组织本身，故可以擦掉或撕脱。溃疡表面常有假膜形成。

10. 皲裂（rhagades）　表现为黏膜或皮肤的线状裂口。是某些疾病或炎症浸润，使局部组织失去弹性变脆而成。浅层皲裂愈合后不留瘢痕，深层皲裂愈合后可留瘢痕。

（葛铭举）

第二节　口腔单纯疱疹

单纯疱疹是由单纯疱疹病毒所致的皮肤黏膜病。临床上以出现簇集性小水疱为特征，有自限性，易复发。

一、病因

单纯疱疹（Herpes simplex）是由单纯疱疹病毒（herpes simplex virus，HSV）所致的皮肤黏膜病。HSV 是一种脱氧核糖核酸病毒。是发现最早的人疱疹病毒。20 世纪初已明确认识到 HSV 及其引起的疾病；20 世纪 60 年代发现自口腔 HSV 感染处分离的 HSV 接种到鸡胚的绒毛尿囊膜上形成的疱较小，而自生殖器感染处分离的 HSV 同样接种形成的疱较大，因此，当时将形成小疱的病毒称为Ⅰ型单纯疱疹病毒（HSVⅠ），将形成较大疱的病毒称为Ⅱ型单纯疱疹病毒（HSVⅡ）。这两种病毒在生物学、血清学和致病性等方面有所不同。Ⅰ型单纯疱疹病毒，主要引起皮肤黏膜感染。Ⅱ型单纯疱疹病毒感染者病损主要发生在生殖器和肛门。

二、临床表现

1. 原发性疱疹性口炎　最常见的由Ⅰ型单纯疱疹病毒引起的口腔病损，可能表现为一种较严重的龈口炎 - 急性疱疹性龈口炎。多数原发感染的临床症状并不显著。本病以 6 岁以下儿童较多见，尤其是 6 个月至 2 岁更多，因为多数婴儿出生后，即有对抗单纯疱疹病毒的抗体，这是一种来自母体的被动免疫，4~6 个月时即行消失，2 岁前不会出现明显的抗体效价。本病在成年人也不少见。

（1）前驱期：原发性单纯疱疹感染，发病前常有接触疱疹病损患者的历史。潜伏期为 4~7d，以后出现发热、头痛、疲乏不适、全身肌肉疼痛，甚至咽喉肿痛等急性症状，颌下和颈上淋巴结大、触痛。患儿流涎、拒食、烦躁不安。经过 1~2d 后，口腔黏膜广泛充血水肿，附着龈和龈缘也常出现急性炎症。

（2）水疱期：口腔黏膜任何部位皆可发生成簇小水疱，似针头大小，特别是邻近乳磨牙（成人是前磨牙）的上腭和龈缘处更明显。水疱疱壁薄、透明，不久溃破，形成浅表溃疡。

（3）糜烂期：尽管水疱较小，但汇集成簇，溃破后可引起大面积糜烂，并能造成继发感染，上覆黄色假膜。除口腔内的损害外，唇和口周皮肤也有类似病损，疱破溃后形成痂壳。

（4）愈合期：糜烂面逐渐缩小，愈合，整个病程需 7~10d。但未经适当治疗者，恢复较缓慢。患病期间，抗病毒抗体在血液中出现，发病的 14~21d 最高，以后，抗体下降到较低的水平，虽可保持终生，但不能防止复发。

少数情况，原发感染可能在体内广泛播散，在极少数病例，HSV 可进入中枢神经系统，引起脑炎、脑膜炎。

2. 复发性疱疹性口炎　原发性疱疹感染愈合以后，不管其病损的程度如何，有 30%~50% 的病例可能发生复发性损害。一般复发感染的部位在口唇或接近口唇处，故又称复发性唇疱疹。复发的前驱阶段，患者可感到轻微的疲乏与不适，病损区有刺激、灼痛、痒、张力增加等症状。在 10 多小时内出现水疱，周围有轻度的红斑。一般情况下，疱可持续到 24h 以内，随后破裂，接着是糜烂、结痂。从开始到愈合约 10d，但继发感染常延缓愈合的过程，并使病损处出现小脓疱，愈合后不留瘢痕，但可有色素沉着。

三、诊断及鉴别诊断

大多数病例，根据临床表现都可做出诊断。如原发性感染多见于婴幼儿，急性发作，全身反应重，口腔黏膜的任何部位和口唇周围可出现成簇的小水疱。继后，口腔黏膜形成浅溃疡，口周皮肤形成痂壳。复发性感染成人多见，全身反应轻。在口角、唇缘及皮肤出现典型的成簇小水疱。

口腔单纯疱疹应与以下疾病鉴别。

1. 疱疹型复发性阿弗他溃疡　损害为散在分布的单个小溃疡，病程反复，不经过发疱期；溃疡数量较多，主要分布于口腔内角化程度较差的黏膜处，不造成龈炎，儿童少见，无皮肤损害。

2. 三叉神经带状疱疹　是由水痘带状疱疹病毒引起的颜面皮肤和口腔黏膜的病损。水疱较大，疱疹聚集成簇，沿三叉神经的分支排列成带状，但不超过中线。疼痛剧烈，甚至损害愈合后在一段时期内仍有疼痛。本病任何年龄都可发生，愈合后多不再复发。

3. 手足口病　是因感染柯萨奇病毒和肠道病毒 EV71 型所引起的皮肤黏膜病。前驱症状有发热、困倦与局部淋巴结大；然后在口腔黏膜、手掌、足底出现散在水疱、丘疹与斑疹，数量不等。斑疹周围有红晕，无明显压痛，其中央为小水疱，皮肤的水疱数日后干燥结痂；口腔损害广泛分布于唇、颊、舌、腭等处，初起时多小水疱，迅速成为溃疡，经 5～10d 愈合。但根据国内外资料，与其他肠道病毒引起的手足口病相比，由 EV71 型感染引起的疾病发生重症感染的比例较大，病死率也较高，重症病例病死率可达 10%～25%，应该引起重视。

4. 疱疹性咽峡炎　由柯萨奇病毒 A4 所引起的口腔疱疹损害，临床表现似急性疱疹性龈口炎，但前驱期症状和全身反应都较轻，病损的分布只限于口腔后部，如软腭、悬雍垂、扁桃体处，为丛集成簇的小水疱，不久溃破成溃疡，损害很少发于口腔前部，牙龈不受损害，病程约 7d。

5. 多形性红斑　多形渗出性红斑是一组累及皮肤和黏膜，以靶形或虹膜状红斑为典型皮损的急性炎症性皮肤黏膜病。诱发因素包括感染、药物，但也有些找不到明显诱因。黏膜充血水肿，有时可见红斑及水疱。但疱很快破溃，故最常见的病变为大面积糜烂。糜烂表面有大量渗出物形成厚的假膜。病损易出血，在唇部常形成较厚的黑紫色血痂。皮损常对称分布于手背、足背、前臂，损害为红斑、丘疹、水疱、大疱或血疱等。斑疹为水肿性红斑，呈圆形或卵圆形，可向周围扩展，中央变为暗紫红色，衬以鲜红色边缘，若中央水肿吸收凹陷成为盘状者，称为靶形红斑。

四、治疗

1. 全身抗病毒治疗

（1）核苷类抗病毒药：目前认为核苷类药物对抗 HSV 是最有效的药物。主要有阿昔洛韦、伐昔洛韦、泛昔洛韦和更昔洛韦。原发性疱疹性口炎，阿昔洛韦 200mg，每天 5 次，5d 为 1 个疗程；伐昔洛韦 1 000mg，每天 2 次，10d 为 1 个疗程；泛昔洛韦 125mg，每天 2 次，5d 为 1 个疗程。原发感染症状严重者，阿昔洛韦 150mg/（kg·d）分 3 次静脉滴注，5 次为 1 个疗程。阿昔洛韦对病毒 DNA 多聚酶具有强大的抑制作用。不良反应有注射处静脉炎，暂时性血清肌酐升高，肾功能不全患者慎用。

频繁复发（1 年复发 6 次以上）：为减少复发次数，可用病毒抑制疗法，阿昔洛韦 200mg，每天 3 次口服，或伐昔洛韦 500mg，每天 1 次口服，一般需要连续口服 6～12 个月。

（2）广谱抗病毒药物：如利巴韦林，主要通过干扰病毒核酸合成而阻止病毒复制，对多种 DNA 病毒或 RNA 病毒有效。可用于疱疹病毒的治疗。口服 200mg，每天 3～4 次；肌内注射每千克体重 5～10mg，每天 2 次；不良反应为口渴、白细胞减少等，妊娠早期禁用。

2. 局部治疗　口腔黏膜用药对原发性 HSV，感染引起疱疹性龈口炎是不可缺乏的，常使用的制剂有溶液、糊剂、散剂及含片。

0.1%～0.2% 葡萄糖酸氯己定溶液、复方硼酸溶液、0.1% 依沙吖啶溶液漱口，皆有消毒杀菌作用。体外研究认为，氯己定液对Ⅰ型单纯疱疹病毒的生长有抑制能力，浓度增高，抑制力越强，并对病毒的细胞溶解作用也有抑制作用；体内试验认为，0.2% 的氯己定对工型单纯疱疹病毒有抑制作用。

3% 阿昔洛韦软膏或酞丁安软膏局部涂搽，可用治疗唇疱疹。唇疱疹继发感染时，可用温的生理盐水、0.1%～0.2% 氯己定液或 0.01% 硫酸锌液湿敷。

3. 支持疗法　急性疱疹性龈口炎是一种全身性疾病，必要时可采取卧床休息，供给足够的营养。消除继发感染和减轻局部症状。若有高热，严重的继发感染，应使用全身抗菌治疗，酌情予以对症处理。

4. 中医药治疗　中医学认为，急性疱疹性龈口炎属于口糜的范畴，是由脾胃积热上攻口舌、心火上炎或再兼外感风热之邪而致病。针对疾病的不同阶段，相应的辨证施治。疱疹性口炎也可局部应用中成药，如锡类散、冰硼散、西瓜霜等。

HSV－Ⅰ引起的疱疹性龈口炎预后一般良好。但有极少数播散性感染的患者或幼儿可引起疱疹性脑膜炎。

五、预防

原发性单纯疱疹感染均因接触了单纯疱疹患者引起。单纯疱疹病毒可经口－呼吸道传播，也可通过皮肤、黏膜、眼角膜等疱疹病灶处传播。单纯疱疹病毒的活动感染患者与无症状的排毒者，他们的唾液、粪便中皆有病毒存在。故本病患者应避免接触其他儿童与幼婴。复发性单纯疱疹感染的发生是由于体内潜伏的单纯疱疹病毒被激活以后引起的，目前尚无理想的预防复发的方法，主要应消除诱使复发的刺激因素。

（葛铭举）

第三节　带状疱疹

带状疱疹（herpes zoster）是由水痘 – 带状疱疹病毒（herpes varicella – zoster virus，VZV）所引起的，以沿单侧周围神经分布的簇集性小水疱为特征，常伴有明显的神经痛。

一、病因

水痘 – 带状疱疹病毒为本病的致病病原体，侵犯儿童可引起水痘，在成年人及老年人则引起带状疱疹。VZV 与 HSV 有较多的同源性，基本特性与 HSV 相似，但只有一个血清型。对 VZV 的研究远少于 HSV，原因是 VZV 在体外难以生长，除猴的动物模型外，尚无其他动物模型。VZV 只能在人胚成纤维细胞中增殖并缓慢地产生局灶性细胞病变，受感染的细胞出现嗜酸性核内包涵体和多核巨细胞。VZV 在儿童无免疫力的情况下初次感染表现为水痘。也可以形成潜伏感染，病毒随神经进入脊神经或脑神经的感觉神经节的神经元中长期潜伏并不引起症状，多年后在某种诱发因素，如感冒、外伤等的激发后病毒活跃增殖，引起神经节炎症，并且在相应神经节分布部位皮肤上形成水疱，引起神经痛。VZV 具有高度传染性，直接接触，特别是吸入可传。多数 VZV 患者感染后可获得终身免疫，个别免疫功能缺陷者可再发。

机体的免疫功能与发病的严重程度有密切关系，恶性肿瘤、系统性红斑狼疮、大面积烧伤及长期大量使用激素均易诱发带状疱疹。

二、临床表现

本病夏秋季的发病率较高。发病前期，常有低热、乏力症状，发疹部位有疼痛、烧灼感，三叉神经带状疱疹可出现牙痛。本病最常见为胸腹或腰部带状疱疹，约占整个病变的 70%，其次为三叉神经带状疱疹，约占 20%，损害沿三叉神经的 3 支分布。但 60 岁以上的老年人，三叉神经较脊神经更易罹患。

疱疹初起时颜面部皮肤呈不规则或椭圆形红斑，数小时后在红斑上发生水疱，逐渐增多并能合为大疱，严重者可为血疱，有继发感染则为脓疱。数日后，疱浆浑浊，逐渐形成结痂，1～2 周脱痂，遗留色素沉着，遗留的色素可逐渐消退，一般不留瘢痕，损害不超越中线。老年人的病程常为 4～6 周，也有超过 8 周者。

口腔黏膜的损害，疱疹多密集，溃疡面较大，唇、颊、舌、腭的病损也仅限于单侧。第一支除额部外，可累及眼角黏膜，甚至失明；第二支累及唇、腭及颞下部、颧部、眶下皮肤；第三支累及舌、下唇、颊及颏部皮肤。此外，病毒入侵膝状神经节可出现外耳道或鼓膜疱疹，膝状神经节受累同时侵犯面神经的运动和感觉神经纤维时，表现为面瘫、耳痛及外耳道疱疹三联征，称为 Ramsay – Hunt 综合征。

带状疱疹常伴有神经痛，但多在皮肤黏膜病损完全消退后 1 个月内消失，少数患者可持续 1 个月以上，称为带状疱疹后遗神经痛，常见于老年患者，可能存在 6 个月甚至更长。

三、诊断及鉴别诊断

根据有特征的单侧性皮肤 – 黏膜疱疹，沿神经支分布及剧烈的疼痛，一般易于诊断。应注意与单纯疱疹、疱疹性咽峡炎等鉴别。

四、治疗

1. 抗病毒药物　应尽早应用。阿昔洛韦口服，每次 200mg，每天 5 次，5～10d 为 1 个疗程或

400mg，每天 3 次，5d 为 1 个疗程；伐昔洛韦 1 000mg，每天 3 次，7d 为 1 个疗程；泛昔洛韦 500mg，每天 3 次，7d 为 1 个疗程。肾功能减退者需要减量。

2. 镇痛药物　卡马西平，每片 0.1g，初时每次服半片，逐渐增至每日 3 次，每次 1 片，镇痛效果明显。但应注意白细胞和血小板减少、皮疹及肝肾功能变化等，房室传导阻滞病史及骨髓抑制病史者禁用。

3. 营养神经药物　维生素 B_1 10mg，每天 3 次，口服；维生素 B_{12} 0.15mg，肌内注射，每日 1 次。

4. 激素　应用有争议，多认为早期使用可降低炎性反应，减少组织损伤，尤其对防止持久性脑神经麻痹和严重的眼部疾病有积极意义。病程在 7d 内的健康老年患者，每天口服 30mg 泼尼松，疗程 7d。

5. 局部治疗

（1）内黏膜病损：若有糜烂溃疡，可用消毒防腐类药物含漱、涂布，如 0.1% ~ 0.2% 氯己定或 0.1% 碘苷液涂布。也可以选择中药西瓜霜，锡类散。

（2）口周和颌面部皮肤病损：疱疹或溃破有渗出者，用纱布浸消毒防腐药水湿敷，可减少渗出，促进炎症消退，待无渗出并结痂后可涂少量 3% 阿昔洛韦软膏或酞丁胺软膏。

（3）物理疗法：以中波紫外线照射皮损处，促进皮损干涸结痂。红外线或超短波照射患处，有助于缓解疼痛。

（葛铭举）

第四节　手足口病

手足口病（hand - foot - mouth disease，HFMD）是一种儿童传染病，又名发疹性水疱性口腔炎。该病以手、足和口腔黏膜疱疹或破溃后形成溃疡为主要临床特征。其病原为多种肠道病毒。

一、病因

引起手足口病的病原微生物为小 RNA 病毒科、肠道病毒属的柯萨奇病毒（Coxasckie virus）A 组 16、4、5、7、9、10 型，B 组 2、5、13 型；艾柯病毒（ECHO viruses）和肠道病毒 71 型（EV71），其中以 Cox A16 及 EV71 型最为常见，我国主要为前者，但 EV71 感染引起重症病例的比例较大。Cox A16 多在婴幼儿中流行，而肠道病毒常致较大儿童及成人罹患。少年儿童和成人感染后多不发病，但能够传播病毒。

二、流行病学

本病 1957 年首次报道于新西兰，1958 年分离出柯萨奇病毒，1959 年提出手足口病命名，已先后在数十个国家和地区流行。我国 1981 年首发于上海市，此后，北京、河北、天津等十几个省份均有本病报道。国外流行病学数据显示，手足口病流行的间隔期为 2 ~ 3 年。HFMD 的传染源为患者和隐性感染者。肠道病毒主要经粪 - 口和（或）呼吸道飞沫传播，亦可经接触患者皮肤、黏膜疱疹液而感染。是否可经水或食物传播尚不明确。

托幼单位是本病的主要流行场所，3 岁以下的幼儿是主要罹患者。HFMD 的流行无明显的地区性。一年四季均可发病，但夏秋季最易流行。

肠道病毒传染性强、隐性感染比例大、传播途径复杂、传播速度快，在短时间内可造成较大范围的流行，疫情控制难度大。自 2008 年 5 月 2 日起，手足口病已纳入丙类传染病管理。

三、临床表现

HFMD 潜伏期为 3 ~ 4d，多数无前驱症状而突然发病。常有 1 ~ 3d 的持续低热，口腔和咽喉部疼痛，或有上呼吸道感染的特征。皮疹多在第 2 天出现，呈离心性分布，多见于手指、足趾背面及指甲周围，也可见于手掌、足底、会阴及臀部。开始时为玫红色斑丘疹，1d 后形成半透明的小水疱，如不破溃感染，常在 2～4d 吸收干燥，呈深褐色薄痂，脱落后无瘢痕。

　　口内颊黏膜、软腭、舌缘及唇内侧也有散在的红斑及小疱疹，多与皮疹同时出现，或稍晚 1～2d 出现。口内疱疹极易破溃成糜烂面，上覆灰黄色假膜，周围黏膜充血红肿。患儿常有流涎、拒食、烦躁等症状。本病的整个病程为 5～7d，个别达 10d。一般可自愈，预后良好，并发症少见，但少数患者可复发（据国内调查复发率仅为 3‰）。

　　少数患者可并发无菌性脑膜炎、脑炎、急性弛缓性麻痹、呼吸道感染和心肌炎等，个别重症患儿病情进展快，易发生死亡。

四、诊断和鉴别诊断

　　夏秋季多见于托幼单位群体发病；患者多为 3 岁以下幼儿；手、足、口部位的突然发疹起疱，皮肤的水疱不破溃；一般全身症状轻，可自愈。

　　发病初期（1～3d）采咽拭子、疱液或粪便标本可分离出病毒，疱液中分离病毒诊断最准确。患者血清中特异性 IgM 抗体阳性，或急性期与恢复期血清 IgG 抗体滴度可增高 4 倍以上。此外，患者上述组织标本中可检测到病原核酸。

　　应与水痘、单纯疱疹性口炎及疱疹性咽峡炎鉴别。水痘是由水痘－带状疱疹病毒初次感染引起的急性传染病，也主要好发于婴幼儿，但以冬春两季多见，以发热及成批出现周身性、向心性分布的红色斑丘疹、疱疹、痂疹为特征，口腔病损少见。疱疹性口炎四季均可发病，一般无皮疹，偶尔在下腹部可出现疱疹。疱疹性咽峡炎为柯萨奇 A4 型病毒引起，其口腔症状与本病相似，但主要发生于软腭及咽周，而且无手足的病变。

五、治疗

　　1. 对症治疗　由于 HFMD 的症状较轻，预后良好，主要应注意患儿的休息和护理，给予稀粥、米汤、豆奶及适量冷饮，用淡盐水或 0.1% 氯己定液漱口，口服维生素 B_1、维生素 B_2、维生素 C。同时也应注意患儿的全身状况，如有神情淡漠、头痛、呕吐等症状，应警惕并发症（心肌炎、脑膜炎）的出现。

　　2. 抗病毒治疗　口服阿昔洛韦 5～10mg/（kg·d），每天 3 次；或 20mg/kg 阿昔洛韦加入 10% 葡萄糖溶液 100ml 静脉滴注，每天 1 次。阿昔洛韦能明显缩短发热及皮损愈合时间，减轻口腔疼痛，且无明显不良反应。小儿口服利巴韦林 10mg/kg，每天 4 次；或肌内注射 5～10mg/kg，每天 2 次；不良反应为口渴、白细胞减少等，妊娠早期禁用。利巴韦林目前已不再作为治疗手足口病的首选药物，但因其价格低廉，疗效高，仍适于基层医院推广使用。

　　3. 中医中药治疗　本病属中医"湿温""时疫"等范畴。病因为湿热疫毒，多因内蕴湿热，外受时邪，留于肺、脾、心三经而成。目前临床上可用口炎颗粒、板蓝根颗粒或抗病毒颗粒（见单纯性疱疹）口服；特别是托幼单位的群体发病情况下用中草药口服，有较好的疗效。

　　4. 局部用药　主要用于口腔溃疡，如各种糊剂及含片。含思密达、珍珠粉和利多卡因的溃疡糊剂有镇痛和促使溃疡愈合的作用。较大的患儿也可用西瓜霜或华素片含化。

六、预防

　　及时发现疫情和隔离患者是控制本病的主要措施。托幼单位应注意观察体温、双手和口腔，发现患儿应隔离 1 周，同时注意日用品、食具、玩具和便器的消毒。如发现患儿增多时，要及时向卫生和教育部门报告。根据疫情控制需要，教育和卫生部门可决定采取托幼机构或小学放假措施。

（葛铭举）

第五节　球菌性口炎

　　球菌性口炎（coccigenic stomatitis）是急性感染性口炎的一种，临床上以形成假膜损害为特征，故又称为假膜性口炎。

一、病因

主要致病菌有金黄色葡萄球菌、草绿色链球菌、溶血性链球菌、肺炎双球菌等。口腔黏膜球菌感染往往是几种球菌同时致病，引起口腔黏膜的急性损害。

二、临床表现

本病可发生于口腔黏膜任何部位，口腔黏膜充血，局部形成糜烂或溃疡。在溃疡或糜烂的表面覆盖着一层灰白色或黄褐色假膜，假膜特点是较厚微突出黏膜表面，致密而光滑。擦去假膜，可见溢血的糜烂面。周围黏膜充血水肿。患者唾液增多，疼痛明显，有炎性口臭。区域淋巴结增大压痛。有些患者可伴有发热等全身症状。涂片及细菌培养可明确诊断。血象检查白细胞数增高。

三、诊断

球菌性口炎多发生于体弱和抵抗力低下的患者。病损有灰黄色假膜覆盖，假膜致密而光滑，拭去假膜可见溢血的糜烂面。病损周围炎症反应明显，炎性口臭，淋巴结大、压痛，白细胞数增高，体温升高。必要时，可做涂片检查或细菌培养，以确定主要的病原菌。

四、治疗

1. 控制感染　感染程度较严重或伴有全身感染症状者应尽量做细菌学检查和药敏试验，根据药敏试验结果选择具有针对性的抗菌药物。根据不同的感染类型、病情轻重程度、微生物检查结果、宿主的易感性等情况选择用药方式、用药剂量及疗程。

2. 补充维生素　维生素 B_1 10mg、维生素 B_2 5mg、维生素 C 100mg，每日 3 次。

3. 中药治疗　可选有清热解毒作用的药物，如银翘散、导赤丹、清胃散和清瘟败毒饮等。若有口渴思饮、心烦便秘、小便黄少等心脾积热症状，可口服口炎宁颗粒剂，每次 1～2 包。

4. 局部治疗　聚维酮碘漱口液含漱15s，每6小时1次或0.2%氯己定漱口液含漱1min，每6小时1次。西地碘片1.5mg，含化，每天4～6次，西吡氯铵含片0.5mg，含化，每天4～6次，有抗菌、收敛、镇痛作用。

（葛铭举）

第六节　口腔念珠菌病

口腔念珠菌病（oral candidosis）是真菌——念珠菌属感染所引起的急性、亚急性或慢性口腔黏膜疾病。近年来，由于抗生素和免疫抑制药在临床上的广泛应用，发生菌群失调或免疫力降低，而使内脏、皮肤、黏膜被真菌感染者日益增多，口腔黏膜念珠菌病的发生率也相应增高。长期慢性口腔念珠菌病还有恶变的可能，应引起重视。口腔念珠菌病中白念珠菌是最主要的病原菌。

一、病因

念珠菌是一种常见的条件致病菌，属于酵母样真菌，有学者译之为假丝酵母菌。迄今为止已发现200 余种念珠菌。但条件致病性主要有以下几种：白念珠菌、热带念珠菌、白念珠菌类星型变种、克柔念珠菌、近平滑念珠菌、高里念珠菌、季也蒙念珠菌、乳酒念珠菌和1995 年新发现的都柏林念珠菌等。其中白念珠菌、热带念珠菌致病力最强，引起人类念珠菌病的主要是白念珠菌、热带念珠菌和高里念珠菌，占60%～80%。近年来报道，念珠菌感染菌种存在变迁趋势，引起念珠菌感染中非白念珠菌增多，且在病灶中可存在多种致病性念珠菌的混合感染。

白念珠菌广泛分布于自然界，土壤、植物、某些水果、奶制品及医院环境。由于念珠菌致病力弱，正常人也可分离出念珠菌而无临床症状和体征，称为带菌。据调查，正常人皮肤、口腔、消化道、阴道均可分离出本菌，其中带菌率以消化道为最高，约50%，其次是阴道和口腔为20%~30%。念珠菌在口腔的带菌率与分离念珠菌的方法、收集时间和所选人群年龄和健康状况有关，平均约34.4%。有学者认为，每毫升唾液所带菌的念珠菌细胞数为200~500个时难以用涂片等方法检测出来，可以通过培养检测。国内学者研究，用混合唾液培养<100cfu/ml，含漱浓缩培养<300cfu/ml，可作为带菌与感染的参考界限指标，但存在个体等方面的差异。多数念珠菌的感染是其机体所携带念珠菌的内源性感染，也有极少数由于食用大量污染的饮料等食品而造成的急性外源性感染。念珠菌也是医院感染的重要病原菌。

二、发病机制和易感因素

虽然健康人可带有念珠菌，但并不发病，当宿主防御功能降低以后，这种非致病性念珠菌转化为致病性，故念珠菌为条件致病菌。念珠菌引起的感染又称为机会性感染或条件感染。病原体侵入机体后能否致病，取决于其毒力、数量、入侵途径与机体的适应性、机体的抵抗能力及其他相关因素。

1. 念珠菌的毒力　主要集中在对白念珠菌的研究，如念珠菌对宿主黏膜及树脂塑料表面的黏附力、疏水性、芽管形成的能力、菌落的转化现象、产生蛋白酶和磷酸酶这两种水解酶的能力有关。普遍认为，白念珠菌的毒力主要在于侵袭力，其中黏附力和细胞外酶作用较肯定，而菌丝形成、抗吞噬作用等也可能增强其侵袭力。

2. 宿主的防御能力和易感因素　目前认为，宿主因素在念珠菌病发病中起着重要作用，以往也曾称念珠菌病是"有病者病"。如艾滋病患者多伴有念珠菌感染。大手术后、放疗后、口干综合征患者更易患念珠菌病。

（1）口腔菌丛的明显变化和唾液质及量的变化：在人类口腔中存在细菌和真菌，并常保持共生状态。抗生素使用不当可引起菌群失调，促进念珠菌的繁殖，使念珠菌带菌率增加，内源性感染的机会也随之增加。长期大量应用广谱抗生素，一方面可以使一些产生抗念珠菌物质的革兰阴性菌被抑制，真菌得以加快繁殖；另一方面，抗生素可增加白念珠菌的毒性。另外，抗生素对机体有毒性作用，可造成器官组织的损害，如造血功能和肾功能下降等，使机体抵抗力减低，也有利于念珠菌的感染。多见于长期大剂量广谱抗生素的应用，特别是口腔局部抗生素含漱或雾化吸入治疗等。口干（放射治疗后或干燥综合征）患者也有口腔菌丛的变化及唾液量的改变。唾液减少，唾液的机械冲洗和唾液中的抗菌成分，如唾液特异免疫球蛋白、溶菌酶、乳铁蛋白、富组蛋白等难以发挥作用而易使念珠菌在口腔黏膜黏附而致病。口腔卫生不良者唾液黏稠度增高、菌群的变化也是易感因素之一。

（2）慢性局部刺激及机械屏障的破坏：如不合适的义齿或正畸矫正器的局部创伤造成机械屏障的破坏，念珠菌容易黏附其表面，且念珠菌对丙烯酸树脂基托有较强的亲和力。完整的正常皮肤对念珠菌的侵袭起着屏障作用，但当皮肤受潮或发生浸渍时则易引起感染。如全口无牙患者口角常形成黏膜皱褶，这些皱褶长期浸渍于唾液中，因而破坏了黏膜对念珠菌侵袭的屏障作用，从而导致念珠菌口角炎的发生。体外实验研究表明，唾液获得性膜具有影响白念珠菌对固体表面黏附的功能。糜烂型扁平苔藓等其他口腔黏膜病造成口腔黏膜完整性破坏，也容易继发念珠菌感染。

（3）使用激素等免疫抑制治疗：应用激素、免疫抑制药、化学治疗和放射治疗可抑制炎症反应，降低吞噬功能。机体的细胞免疫及体液免疫功能下降，导致机体抗感染能力下降而引起感染。激素主要是增加对念珠菌的易感性，而不直接促使念珠菌生长。因此，长期口服或口腔局部应用（如雾化吸入）激素患者易感口腔念珠菌病。

（4）免疫缺陷：吞噬细胞的吞噬、杀菌作用和多种体液因子的非特异免疫，T、B淋巴细胞参与的特异性的体液和细胞免疫功能，特别是细胞免疫功能，在对抗念珠菌感染中起着主要作用。

（5）吸收和营养代谢障碍：血清中铁代谢异常是念珠菌感染的重要因素。因为念珠菌在代谢过程中需要游离铁离子，低浓度不饱和的转铁蛋白或高浓度的血清铁均与念珠感染有关。而血清中锌离子缺乏可助长念珠菌菌丝形成。

（6）其他：如血清抑制因子是存在于正常人血清中对抗念珠菌的一种非抗体调理素，能使念珠菌聚集，易被吞噬细胞杀灭。这种因子在新生儿体内就存在，但较母体为低，6~12个月可达成人水平，6个月龄前，特别是未满月的婴儿，最易罹患。而肝病、糖尿病、肿瘤及白血病患者中，抑制因子下降，从而促使念珠菌感染的发生。

3. 念珠菌感染与口腔白斑病的关系　有关白念珠菌感染与口腔白斑病的因果关系目前尚存在争议，但多数学者认为，白念珠菌感染在形成口腔白斑病中起着原发性的作用。

三、临床表现

1. 口腔念珠菌病分型　口腔念珠菌病分型尚不统一，可按病损特征及病变部位等分型，目前普遍采用 Lehner（1966）提出的分型标准，即将口腔念珠菌病分为假膜型、萎缩型、增殖型念珠菌病及念珠菌感染有关的疾病，如正中菱形舌炎、念珠菌唇炎等。

（1）急性假膜型（鹅口疮）：急性假膜型念珠菌口炎，可发生于任何年龄的人，但以新生婴儿最多见，发生率为4%，又称新生儿鹅口疮或鹅口疮病。病程为急性或亚急性。病损可发生于口腔黏膜的任何部位。新生儿鹅口疮多在出生后2~8d发生，好发部位为颊、舌、软腭及唇。损害区黏膜充血，有散在的色白如雪的柔软小斑点，如针尖大小，不久即相互融合为白色或蓝白色丝绒状斑片，并可继续扩大蔓延至扁桃体、咽部、牙龈。早期黏膜充血较明显，故呈鲜红色与雪白的对比。而陈旧的病损黏膜充血减退，白色斑片带淡黄色。斑片附着十分紧密，稍用力可擦掉，暴露红的黏膜糜烂面及轻度出血。患儿烦躁不安、啼哭、哺乳困难，有时有轻度发热，全身反应一般较轻；但少数病例，可能蔓延到食管和支气管，引起念珠菌性食管炎或肺念珠菌病。少数患者还可并发幼儿泛发性皮肤念珠菌病、慢性黏膜皮肤念珠菌病。

（2）急性萎缩型（红斑型）：急性萎缩型念珠菌性口炎多见于成人，常由于广谱抗生素长期应用而致，且大多数患者原患有消耗性疾病，如白血病、营养不良、内分泌紊乱、肿瘤化学治疗后等。某些皮肤病，如系统性红斑狼疮、银屑病、天疱疮等，在大量应用青霉素、链霉素的过程中，也可发生念珠菌性口炎，因此，本型又被称为抗生素口炎。应当注意的是，这种成人急性念珠菌性口炎以舌黏膜多见，两颊、上腭、口角、唇等部位亦可发生。可有假膜，并伴有口角炎，但主要表现为黏膜充血、糜烂及舌背乳头呈团块萎缩，周围舌苔增厚。患者常首先有味觉异常或味觉丧失，口腔干燥，黏膜灼痛。

（3）慢性肥厚型（增殖型）：慢性肥厚型念珠菌口炎又称念珠菌白斑，可见于颊黏膜、舌背及腭部。由于菌丝深入到黏膜或皮肤的内部，引起角化不全、棘层肥厚、上皮增生、微脓肿形成以及固有层乳头的炎细胞浸润，而表层的假膜与上皮层附着紧密，不易剥脱。组织学检查，可见到轻度到中度的上皮不典型增生，有人认为，念珠菌白斑病有高于4%的恶变率，特别是高龄患者应提高警惕，争取早期活检，以明确诊断。

本型的颊黏膜病损，常对称地位于口角内侧三角区，呈结节状或颗粒状增生，或为固着紧密的白色角化斑块，类似一般黏膜白斑。腭部病损可由义齿性口炎发展而来，黏膜呈乳头状或结节状增生；舌背病损，可表现为丝状乳头增殖。肥厚型念珠菌口炎，可作为慢性黏膜皮肤念珠菌疾病症状的一个组成部分，也可见于免疫不全综合征和内分泌功能低下的患者。

（4）慢性萎缩型（红斑型）：慢性萎缩型念珠菌口炎又称义齿性口炎，多发生于戴义齿的患者。损害部位常在上颌义齿腭侧面接触之腭、龈黏膜，多见于女性患者。临床表现为义齿承托区黏膜广泛发红，形成鲜红色弥散红斑。在红斑表面可有颗粒增生。舌背乳头可萎缩，舌质红。

2. 与念珠菌感染有关的疾病

（1）念珠菌性唇炎：可伴有口角炎。患者自诉口干、灼痛及刺激痛。病程数月至数年。念珠菌感染引起的慢性唇炎，多发于高龄患者。一般发生于下唇，可同时有念珠菌口炎或口角炎。

（2）念珠菌口角炎：本病的特征是常为双侧罹患，口角区的皮肤与黏膜发生皲裂，邻近的皮肤与黏膜充血，皲裂处常有糜烂和渗出物，或结有薄痂，张口时疼痛或溢血。此种以湿白糜烂为特征的真菌性口角炎，应与维生素 B_2 缺乏症或细菌口角炎区别，前者同时并发舌炎、唇炎、阴囊炎或外阴炎，后者多单发于一侧口角,细菌培养阳性(以链球菌为主);而念珠菌口角炎多发生于儿童、身体衰弱患者和血液病患者。年长患者的口角炎多与咬合垂直距离缩短有关,口角区皮肤发生塌陷呈沟槽状,导致唾液由口角溢入沟内,故常呈潮湿状态,有利于真菌生长繁殖。儿童在寒冷干燥的冬季,因口唇干裂继发的念珠菌感染的口角炎也较常见。

四、诊断

明确诊断口腔念珠菌病,除依靠病史和临床表现外,还需要实验室检查证实损害组织中存在病原菌。念珠菌实验室检测方法包括涂片法、分离培养、组织病理学检查、免疫学和基因诊断等。一般来说,临床上常用的方法是前3种。

1. 涂片法 只能发现真菌而不能确定菌种,对于口腔黏膜干燥的患者阳性率也较低。

(1)直接涂片:取口腔黏膜区假膜、脱落上皮等标本,涂一薄层于载玻片上,滴入10% KOH溶液,微加热以溶解角质。光镜观察,可见折光性强的芽生孢子和假菌丝,从而在数分钟内提供念珠菌感染的证据。

(2)革兰染色:用棉签或竹片刮取损害组织后趁湿润时固定,常规革兰染色呈阳性。

(3)PAS染色:标本干燥后用PAS染色,芽孢呈红色,假菌丝较蓝,较便于观察。

2. 培养法 将标本接种于沙氏培养基,经3~4d后,形成乳白色圆形突起的菌落。若接种在玉米琼脂培养基上,则菌落发育更旺盛,中心隆起。镜检若查见厚壁孢子,可确诊为白念珠菌。

(1)棉拭子法:用棉拭子在病损区取材。

(2)唾液培养法:收集非刺激性唾液1~2ml接种。

(3)含漱液浓缩法:取10ml灭菌磷酸盐缓冲液充分含漱1min,离心后弃上清,取1ml接种。

(4)纸片法:应用选择性培养基与化学指示剂吸附于混合纤维素酯微孔滤膜印制的圆片,取刮片标本接种其上,37℃培养24h,可出现棕黑色菌落。

3. 免疫法 用间接免疫荧光法测定血清和非刺激性混合唾液的抗念珠菌荧光抗体。因存在较强的免疫交叉反应性,故假阳性率(误检率)较高。

4. 活检法 对于慢性或肥厚性损害可进行活检,将组织切片用PAS染色,镜下可见增生的口腔黏膜上皮细胞间有芽生孢子和菌丝。

5. 基因诊断 近年来,分子水平的研究使得对念珠菌的认识突破了表型鉴定的局限,应用基因分型方法对念珠菌进行种间鉴别和种内分型,为临床诊断和流行病学研究提供了更能反映物种本质的工具。

五、治疗

口腔念珠菌病以局部治疗为主,但严重病例及慢性念珠菌感染常需辅以全身治疗才能奏效。

1. 局部药物治疗

(1)碳酸氢钠溶液:浓度为2%~4%用于哺乳前后洗涤口腔,以消除能分解产酸的残留凝乳或糖类,使口腔成为碱性环境,可阻止白色念珠菌的生长和繁殖。轻症患儿不用其他药物,病变在2~3d内即可消失,但仍需继续用药数日,以预防复发。也可用本药在哺乳前后洗净乳头,以免交叉感染或重复感染。

(2)甲紫水溶液:口腔黏膜以用0.5%浓度为宜,每日涂搽3次,以治疗婴幼儿鹅口疮和口角炎。

(3)氯己定:0.12%溶液或1%凝胶局部涂布,冲洗或含漱,也可与制霉菌素配伍成软膏或霜剂,其中亦可加入适量去炎舒松,以治疗口角炎、义齿性口炎等(可将霜剂涂于基托组织面戴入口中)。以氯己定液与碳酸氢钠液交替含漱,可消除白念珠菌的协同致病菌——某些革兰阴性菌。

2. 抗真菌药物治疗

(1)制霉菌素:局部可用5万~10万U/ml的水混悬液涂布,每2~3h 1次,涂布后可咽下。也可用含漱剂漱口,或制成含片、乳剂等。儿童(1~2岁)口服10万U/次,每日3次;成人口服每次50

万～100 万 U，每日 3 次。

（2）咪康唑：散剂可用于口腔黏膜，霜剂适用于舌炎及口角炎，疗程一般为 10d。

（3）氟康唑：为新型广谱高效抗真菌药。成年人首剂 200mg/d，以后每日 1 次，每次 100mg，疗程为 10～14d。

（4）伊曲康唑：对氟康唑耐药的感染可以选用伊曲康唑治疗，100mg/d，疗程为 10～14d。

3. 综合性治疗　除用抗真菌药物外，对身体衰弱，有免疫缺陷病或与之有关的全身疾病及慢性念珠菌感染的患者，常需辅以增强机体免疫力的综合治疗措施，如注射转移因子、胸腺素、脂多糖等，补充铁剂、维生素等。

4. 手术治疗　对于念珠菌白斑中的轻度、中度上皮异常增生，经以上药物治疗后（疗程可达 3～6 个月），可能逆转或消失。对于此种癌前损害，在治疗期间应严格观察白斑的变化，定期复查，若治疗效果不明显或患者不能耐受药物治疗，应考虑手术切除。

六、预防

（1）避免产房交叉感染，分娩时应注意会阴、产道、接生人员双手及所有接生用具的消毒。

（2）经常用温开水拭洗婴儿口腔，哺乳用具煮沸消毒，并应保持干燥，产妇乳头在哺乳前，最好用 1/5 000 盐酸氯己定溶液清洗，再用冷开水拭净。

（3）儿童在冬季宜防护口唇干裂，改正舔唇吮舌的不良习惯。

（4）长期使用抗生素和免疫抑制药的患者，或患慢性消耗性疾病的患者，均应警惕念珠菌感染的发生，特别要注意容易被忽略的深部（内脏）白念珠菌并发症的发生。

（葛铭举）

第七节　药物过敏性口炎

药物过敏性口炎是指药物通过口服、注射、局部使用等不同途径进入人体后，使过敏体质者发生的一种超敏反应，可引起黏膜和（或）皮肤损害，常表现为单个或多个大小不等的水疱，水疱破溃后形成糜烂或溃疡，表面有黄白色渗出物，严重者可出现机体多系统损害，甚至危及生命。

一、发病因素

过敏体质者因使用药物引起超敏反应而发病。

（1）药物过敏性口炎多为 I 型超敏反应。有些药物本身为完全抗原，如血清、狂犬疫苗等，但大多数药物为小分子化合物，属于半抗原，进入机体后需与体内的蛋白质载体结合形成全抗原，导致抗体产生，诱发超敏反应。但有时诱发超敏反应的并不是药物本身，而是药物的降解产物或代谢产物或药物中所含的杂质成分。

（2）易引起药物过敏性口炎的药物主要包括解热镇痛类药物，如阿司匹林、非那西丁等；磺胺类药物，特别是长效磺胺类药物；抗生素类药物，如青霉素等。此外，还有别嘌醇及卡马西平，前者为抗痛风药物，后者为治疗三叉神经痛及癫痫的药物，这两种药物所致的超敏反应近年来呈不断上升的趋势，因此，在临床应用中应给予重视。

（3）有些药物在光波作用下可以发生化学结构的改变，从而具有致敏性，称为光敏感性反应，如四环素类药物、磺胺类药物等。

（4）药物之间或药物与自然物质之间在结构上存在的相似之处，可能引发交叉超敏反应，如磺胺和普鲁卡因都含有相同结构"苯胺"，因此，易发生交叉超敏反应。

（5）维生素类、中草药等所谓的"安全"药物，也有致敏的可能，如葛根、云南白药等均有致敏报道。

二、临床特征

1. 超敏反应的发生时间 初次用药后要经过一定时间的潜伏期（4~20d）才会发生超敏反应，但如果反复发作，潜伏期会逐渐缩短，甚至数小时、数分钟后即可发病。

2. 口腔损害特点 口腔损害常先于皮肤损害发生，好发部位是口腔前份，如唇、颊、舌等，有时也可累及上腭。初期患者常自觉灼烧样疼痛不适，随即出现黏膜充血水肿，继之可出现大小不等的水疱并很快破溃，形成外形不规则的较大面积的糜烂或溃疡面，表面渗出物较多，常形成灰黄或灰白色假膜，口内往往不易看到完整的水疱。发生于舌部的病损会使舌运动受限，进食困难；发生于软腭的病损常出现吞咽困难；发生于唇部的病损，因出血明显常形成较大的黑紫色血痂。患者自觉张口受限，疼痛，唾液增多，可有局部淋巴结的肿大及压痛。

3. 皮肤损害特点 皮肤损害好发于口唇周围、颜面部、手足以及躯干等部位，患者初期自觉局部瘙痒不适，继而出现各种损害，如红斑、丘疹、水疱、紫癜等，病损出现瘙痒不适。

4. 严重病例特点 有的较严重病例可出现眼部、外阴黏膜等其他体窍黏膜病损，如眼部出现结合膜炎、外阴出现红斑、糜烂损害等。重型药物过敏反应可发生广泛性的大疱，波及全身体窍黏膜及内脏，称为中毒性表皮坏死松解症。一般发病较急，有较重的全身症状，患者初期常自觉疲倦，可有咽痛、头痛、肌肉酸痛、恶心呕吐、腹痛腹泻及高热（39~40℃）等症状，严重者可出现休克昏迷。皮肤可出现广泛性的红斑、水疱，水疱相互融合可形成大面积病损，破溃后形成糜烂面；各体窍黏膜，包括口腔、眼部、外阴部、尿道、肛门等部位均可出现水疱、糜烂；内脏黏膜，如食管、气管等部位受累者常出现严重的继发感染、肝肾功能障碍、电解质紊乱或内脏出血等并发症而引起死亡

5. 固定性药疹 当反复发生超敏反应时，如果皮肤损害总在同一部位、以同一形式发生，则称为固定性药疹。以唇部及口周皮肤多见，再次发作时，除原固定部位病损，也可同时在其他部位出现新病损。病损常于停用致敏药物1周左右消退，多遗留色素沉着。

6. 组织病理学特点 多为急性炎症反应，上皮细胞内及细胞间水肿或有水疱形成，结缔组织水肿，炎细胞浸润。早期嗜酸性粒细胞较多，后期中性粒细胞增多，血管扩张较明显。

三、诊断

（1）发病较急，发病前有较明确的用药史，且用药时间和发病时间的潜伏期吻合，用药和发病有因果关系。

（2）口腔黏膜出现水疱、糜烂，皮肤可出现红斑、丘疹、水疱等，眼部或外阴等体窍黏膜亦可同时出现损害。

（3）停用可疑致敏药物后，病损较快愈合。

（4）反复发作的病例有较为固定的皮损位置。

（5）斑贴试验有助于明确致敏药物，嗜碱粒细胞脱颗粒试验、淋巴细胞转化试验等辅助检查有助于明确诊断。

四、鉴别诊断

1. 药物过敏性口炎与疱疹性龈口炎鉴别要点

（1）前者多有用药史，后者多有感冒、发热史。

（2）前者口内病损面积较大，形状不规则，但较少累及牙龈，后者病损为成簇的小水疱，破溃后融合形成大小不等的溃疡，多伴牙龈红肿。

（3）前者皮损多累及四肢、躯干等，后者仅累及口周皮肤。

（4）前者复发与再用药有关，后者复发多与机体抵抗力下降有关。

2. 药物过敏性口炎与寻常型天疱疮鉴别要点

（1）前者多可追溯到明确的用药史，后者是一种自身免疫性大疱性疾病，发病原因不明。

（2）前者为急性发病，后者为慢性病程。

（3）前者口腔损害炎症反应较重，渗出较多，后者一般炎症反应较轻微。

（4）前者皮肤损害多为红斑或在红斑基础上的水疱，后者是在外观正常的皮肤上出现薄壁大疱。

（5）前者无特异性的病理学改变，往往只表现为急性炎症反应，后者具有棘层松解或上皮内疱的特征性病理表现。

3. 药物过敏性口炎与黏膜创伤性血疱鉴别要点

（1）前者多有用药史，后者有口腔黏膜创伤史。

（2）前者疱内容物为透明液体，后者为血液。

（3）前者多伴皮损，后者无。

（4）前者有的全身反应较重，后者多无全身反应。

五、治疗原则

（1）停用可疑药物，避免接触类似药物。

（2）多饮水或输液以加速致敏药物的排除。

（3）全身抗过敏治疗，结合局部对症治疗，注意保持病损部位的清洁，预防继发感染。

（4）用药力求简单，以免再次导致过敏。

（5）出现皮肤、眼部等其他部位损害者，应及时转入相应专科治疗。

六、治疗要点

（1）首先应尽量帮助患者寻找出并立即停用可疑致敏药物，同时停用可能与该可疑致敏药物存在类似结构的药物，防止药物交叉过敏反应的发生。向患者交代今后禁用此类药物及慎用各种药物。

（2）全身抗过敏治疗

1）抗组胺药物：该类药物可抑制炎症活性介质的释放，降低机体对组胺的反应，减少各种超敏反应症状。常用的抗组胺药物包括氯雷他定，口服，成人，10mg/d；氯苯那敏，口服，成人，12～24mg/d，分3次服用；西替利嗪，口服，成人，10mg/d；非索非那丁，成人，120mg/d。部分抗组胺药物应用时可能出现嗜睡、眩晕、头痛、口干等不良反应，可在停药后消失。

2）糖皮质激素类药物：该类药物可减少免疫活性物质的形成及释放，从而减轻过敏反应的充血、水肿、渗出等症状，对各型超敏反应都有不同程度的疗效。该类药物的使用应视病情轻重而定，多短期使用。病情较重者，可给予氢化可的松100～200mg加入5%～10%的葡萄糖溶液1 000～2 000ml中静脉滴注，每日1次，用药3～5d，待病情控制后可改口服泼尼松；病情较轻者，可给予泼尼松15～30mg/d，一般用药1周后病情可缓解。该类药物有较大的毒性不良反应，如诱发消化道溃疡、高血压、高血糖、骨质疏松等，长期用药应注意其不良反应。

3）肾上腺素：该类药物可激活腺苷酸环化酶，促进环磷酸腺苷增加，并可抑制多种致敏活性物质的释放，从而减轻过敏反应引起的充血、水肿、渗出等反应，还可缓解平滑肌痉挛。若病情特别严重时，应立即给予0.25～0.5mg肾上腺素皮下注射，或使用异丙肾上腺素0.2～0.4mg加入5%葡萄糖溶液500ml中静脉滴注。但有心血管疾病、甲状腺功能亢进症及糖尿病患者禁用此类药物。

（3）全身支持治疗：10%葡萄糖酸钙加维生素C静脉注射可增加血管致密性，减少渗出，减轻炎症反应。症状严重者，尤其是中毒性表皮坏死松解症患者，因体内蛋白质、水分及其他营养物质会大量丢失，故应注意补充蛋白质及维生素，保持水、电解质平衡。

（4）局部对症治疗：局部对症治疗的目的是消炎、镇痛、促进愈合、防止继发感染。用0.02%氯己定溶液含漱及唇部湿敷，局部涂抹金霉素倍他米松糊剂、地塞米松糊剂、曲安奈德口腔软膏等，或冰硼散等具有消炎、防腐、镇痛、促愈合作用的散剂；皮肤病损可局部涂抹炉甘石洗剂、氟氢可的松霜等。

（5）应急情况的处理：出现呼吸困难时应立即皮下注射肾上腺素，必要时行气管切开。心跳呼吸骤停时，可予左心室内注射 0.1% 肾上腺素 1ml，并进行心肺复苏。

（6）特异性脱敏治疗：用已确定的过敏药物的变应原的浸出液，经小剂量多次接触患者机体，逐渐增加机体的特异性免疫球蛋白封闭性抗体，主要是 IgG，封闭抗体与变应原结合使之被清除，从而提高机体对致敏原的耐受能力，防止再发病。

七、预后及转归

（1）对于大多数病例，如果及时停用可疑药物，辅以适当的全身及局部治疗，预后良好。

（2）少数重症患者预后较差，应予积极治疗，若抢救不及时，可能危及生命。

（葛铭举）

第八节　过敏性接触性口炎

过敏性接触性口炎是指超敏体质者的口腔黏膜直接接触一般无毒害物后所引起的局部组织超敏反应，其表现为口腔黏膜的炎症性病损。它不包括由强酸、强碱、高温或强刺激性食物等直接刺激所造成的黏膜损伤。

由于口腔黏膜对外来侵袭因素的抵抗力相对较强，所以，过敏性接触性口炎并不多见，但随着食品及其添加剂种类不断增多，口腔护理用品、牙科材料及治疗药物的多样化发展，该病发病率呈上升趋势。

一、发病因素

（1）过敏性接触性口炎多为迟发型超敏反应，即 IV 型超敏反应，但临床中多为混合型（仍以 IV 型超敏反应为主）。接触物本身并不具有刺激性，仅超敏体质者与其接触后发生超敏反应，在接触部位出现炎症性病损。

（2）常见的致敏物质包括义齿修复材料中的甲基丙烯酸甲酯、自凝塑料中的未聚合单体、牙科充填材料中的银汞合金充填物、正畸治疗中所用橡皮圈、咬合垫、金属弓丝等，还有唇膏、牙膏、口香糖、某些食物以及抗生素软膏等。

（3）致敏物质多数为半抗原，作用于超敏体质患者后，这些半抗原与上皮细胞膜的载体蛋白及上皮内的抗原递呈细胞表面抗原结合，形成完全抗原后作用于机体，可使 T 淋巴细胞致敏并大量增殖。当再次接触相同过敏原后，致敏的 T 淋巴细胞就会分化增殖，直接杀伤靶细胞或释放淋巴因子，引起以单核细胞浸润和细胞变性坏死为主的局部超敏反应性炎症。

二、临床特征

1. 超敏反应的发生时间　一般发病较迟缓，多在接触致敏物质后 7～10d 才出现病理反应，故称迟发型超敏反应，再次接触致敏物质后潜伏期可缩短至 48～72h。

2. 口腔损害特点　病损主要位于与致敏物质直接接触的部位，但也可向周缘扩展，其邻近组织也可累及。发病初期口腔黏膜出现轻度充血，患者可自觉轻度灼痛；较严重者可在接触部位发生水疱，水疱很快破溃后形成糜烂面，患者疼痛加剧。不同致敏原所致的口腔损害表现可能不同。

（1）修复材料引起的损害常表现为与义齿基托相接触的口腔黏膜充血，也可形成水疱，水疱破溃后遗留糜烂面，患者可有较明显的灼烧刺痛感。

（2）银汞合金等充填材料引起的损害多表现为与充填物对应的口腔黏膜充血，可出现白色条纹状病变，因此，称为苔藓样反应。患者有轻度烧灼不适感，水疱、糜烂较少见。

（3）由唇膏或纹唇所致的超敏反应多见于青年女性，唇红部出现红肿、糜烂、结痂，患者自觉瘙痒感明显。出血明显时可见紫色痂壳，如有继发感染，则有脓性分泌物及痂壳，患者常自觉疼痛较明显，唇运动受限。

（4）局部应用抗生素等药物制剂引起的过敏反应多为在用药部位出现充血、肿胀、水疱、糜烂，患者自觉明显瘙痒不适。

3. 组织病理学特点　表现为急性炎症性改变，可见上皮细胞内及细胞间水肿，血管扩张充血，炎细胞浸润，苔藓样变病损可见部分上皮细胞颗粒层增生，表层轻度角化。

三、诊断

（1）有较明确的局部接触异物或特殊食物或药物等过敏原史。
（2）口腔黏膜的病损范围与致敏物涉及范围相一致或略向四周延伸扩展。
（3）口腔黏膜的病损特点为与致敏物接触的黏膜出现充血、水疱及糜烂。
（4）一旦去除致敏物，损害可自行缓慢愈合。
（5）斑贴试验、放射性过敏原吸附试验等辅助检查也有助于确诊。

四、鉴别诊断

1. 义齿所致过敏性接触性口炎与义齿性口炎鉴别要点
（1）前者为过敏性疾病，后者为念珠菌所致感染性疾病。
（2）前者多为急性发作，病程较短，后者呈慢性病程，病程较长。
（3）前者在与义齿直接接触的口腔黏膜均可累及，后者好发于上腭及牙龈。
（4）前者损害特点为黏膜红肿、起疱、糜烂，后者多为黏膜萎缩、充血，部分病例可出现可拭掉的白色假膜。

2. 银汞合金充填体所致苔藓样反应与口腔扁平苔藓鉴别要点
（1）前者为过敏性疾病，后者病因不明确，与免疫、精神、内分泌、系统性疾病等多种致病因素相关。
（2）前者多为急性发作，病程较短，后者呈慢性病程，病情常迁延反复。
（3）前者累及与充填物直接接触的黏膜或略向周缘扩展，后者可发生于口腔黏膜的任何部位，以颊、舌部最为多见，常对称发生，也可累及皮肤及甲床。
（4）前者在去除局部银汞合金充填体后可逐渐消退，后者需进行综合治疗，疗程一般较长。

五、治疗原则

（1）积极寻找可疑致敏物，立即停用或去除可疑致敏物。
（2）如致敏物不明确，可实行"诊断性治疗"，即去除可疑致敏物质，密切观察病损愈合情况。
（3）以局部用药为主，消炎镇痛，促进病损愈合，严重者可辅以全身用药。
（4）用药力求简单无刺激，以免引发新的过敏反应。

六、治疗要点

1. 首先应找出并立即停用可疑致敏物质　如为义齿修复材料或牙科充填材料应及时去除并更换；如为可疑局部药物或唇膏等化妆品，应及时停用。并向患者交代今后尽量减少接触此类致敏物质。

2. 局部药物治疗　局部治疗以对症治疗，预防继发感染为主。病损区域可用 0.02% 氯己定等做唇部湿敷或含漱；疼痛明显者可用苯佐卡因凝胶、利多卡因凝胶涂搽于局部；局部病损处可涂抹消炎、防腐类药物制剂，如金霉素倍他米松糊剂、曲安奈德口腔软膏、中药养阴生肌散等。局部使用的药物应注意避免使用易致敏药物。

3. 全身药物治疗　病情较重者可辅以全身药物治疗，过敏性接触性口炎患者应尽量减少全身药物的使用，以避免接触新的过敏原加重过敏反应。但若患者病情较重，可酌情选用全身用药。可小剂量、短疗程服用抗组胺药物或糖皮质激素。

4. 用药　应力求简单且无刺激性，防止诱发新的超敏反应。

七、预后及转归

（1）本病预后良好，去除可疑致敏物后超敏反应可缓慢消除。

（2）若为超敏体质者，应尽量避免接触易致敏物质，如唇膏、自凝塑料义齿、银汞合金充填材料等，若反复接触，则可能复发。

（葛铭举）

第九节　血管神经性水肿

血管神经性水肿为一种急性局部超敏反应型的黏膜皮肤水肿，属于 I 型超敏反应性疾病，其主要特点为疏松的结缔组织部位突然发生的局限性水肿，发作和消退均较迅速，若反复发作或持续时间较长则可转变为慢性。如肿胀发生在舌、腭部则可导致口腔功能障碍，如肿胀发生在会厌处会影响呼吸甚至导致窒息。

遗传性的血管神经性水肿是由于杂合的 Cl – INH 缺陷导致常染色体显性遗传，发生率为 1 ： 50 000，无种族和性别差异。获得性的血管神经性水肿，近年来随着血管紧张素转化酶抑制药的广泛应用而日益增多，平均发病率可达 0.3%。

一、发病因素

1. 食物因素　包括鱼、虾、蟹、蛋奶类，某些食物添加剂及保存剂等。
2. 药物因素　血管紧张素转化酶抑制药、磺胺类、青霉素、血清制品等。
3. 感染因素　细菌病灶、上呼吸道病毒感染、真菌、肠道寄生虫感染等。
4. 精神因素　精神压力较大、情绪激动等。
5. 物理因素　日照、外伤、压迫、寒冷等刺激。
6. 遗传因素　家族性遗传，被认为是常染色体显性遗传疾病。

血管神经性水肿属于 I 型超敏反应，当抗原或半抗原进入机体后作用于浆细胞，产生 IgE，与肥大细胞表面的特异性受体相结合，当第二次接触到相同抗原时，肥大细胞脱颗粒，释放出大量的组胺、缓激肽、5 – 羟色胺、慢反应物质等生物活性物质，引起小血管及毛细血管扩张及通透性增加，大量液体突然从血管渗透到疏松的组织中，故使组织迅速肿胀。此外，某些组胺释放剂类药物，如阿司匹林、多黏菌素 B、放射造影剂等均可引起效应途径的非免疫活化，导致血管神经性水肿的发生。

二、临床特征

（1）突发局限性肿胀，症状持续数小时至数天。

（2）口腔损害特点：好发于头面部疏松结缔组织处，以上唇最为多见，上唇肥厚，有瓦楞状沟，色泽淡红，如为深部组织水肿则色泽正常。扪肿胀区有弹性，无压痛及波动感。症状体征可在数小时或 1~2d 消退，不遗留痕迹，但易复发。

（3）全身症状：一般无全身症状，少数患者可出现会厌处水肿，导致呼吸困难甚至窒息。

（4）慢性血管神经性水肿常在接触变应原十数小时后发病，多表现为同一部位反复发作的水肿，临床表现与急性血管神经性水肿相似，但症状持续时间较长。

三、诊断

（1）急性发病。

（2）好发部位为头面部疏松结缔组织处，上唇多见。

（3）局限性水肿，界线不清，扪之质韧有弹性，无波动感。

（4）病变消失迅速，可反复发作。

（5）部分患者可能存在近期食物或药物过敏史。

（6）组织病理检查见深层结缔组织毛细血管扩张充血，伴少量淋巴细胞、单核细胞及巨噬细胞浸润，但中性粒细胞较少见。

四、鉴别诊断

血管神经性水肿与颌面部蜂窝织炎相鉴别：

（1）前者为过敏性疾病，后者病因多为牙源性细菌感染或其他口腔感染病灶。

（2）前者发病突然、迅速，后者较缓慢。

（3）前者病损区无压痛，无波动感，后者病损区红、肿、热、痛，压痛明显可伴有波动感。

（4）前者的肿胀可自行消退，后者不治疗不会自行消退，晚期可出现溢脓，需给予抗感染治疗。

五、治疗原则

（1）寻找并及时隔离变应原，消除症状，防止复发。

（2）症状轻微者，仅观察，可不予药物治疗。

（3）症状严重者局部对症治疗，全身抗过敏、抗感染治疗。

（4）呼吸困难者需行积极的抢救。

六、治疗

1. 全身药物治疗

（1）抗组胺类药：氯雷他定，口服，成人，10mg/d；西替利嗪，口服，成人，10mg/d；非索非那丁，成人，120mg/d。

（2）糖皮质激素：轻者给予泼尼松 15～30mg/d；重者给予氢化可的松 100～200mg 加入 5%～10% 葡萄糖溶液 1 000～2 000ml 中静脉滴注，病情缓解后停药。

（3）10% 葡萄糖酸钙加维生素 C 静脉注射可增加血管致密性，减少渗出，减轻炎症反应。

（4）抗休克的血管活性药物：症状严重者可皮下注射 0.1% 肾上腺素 0.25～0.5ml，视病情可重复注射，心血管疾病患者慎用。

2. 局部药物治疗　可选用注射药，如泼尼松龙注射液、曲安奈德注射液、复方倍他米松注射液等。还有软膏药，如曲安西龙软膏、氟轻松软膏等。

七、预后及转归

（1）本病预后良好。

（2）如致敏因素未消除，可反复发作。

（3）若肿胀反复在舌、软腭部发生，可导致口腔功能障碍，若伴发会厌部肿胀则有窒息危险，需及时行抢救。

（黎　琼）

第十节　多形性红斑

多形性红斑是发生在黏膜、皮肤的一种原因不明的急性渗出性炎症性疾病。发病急，具有自限性和复发性，以黏膜大面积糜烂和皮肤多形红斑损害为其特点。因其糜烂表面往往有大量纤维素性渗出物，又称为多形渗出性红斑。

多形性红斑的发病率为 0.01%～1%，任何年龄均可发病，以青壮年多见，男性稍多，常在春季和秋季发病。

一、发病因素

1. 食物因素　包括鱼、虾、蟹等。
2. 药物因素　如磺胺类、青霉素、血清制品、破伤风抗毒素、奎宁、异烟肼等。
3. 感染因素　如单纯疱疹病毒、链球菌、结核杆菌、梅毒螺旋体或组织胞浆菌等。
4. 系统疾病因素　如白血病、淋巴瘤等肿瘤，红斑狼疮等结缔组织病，结节病及其他体内慢性病灶均可能与多形性红斑有关。
5. 精神因素　精神紧张所导致的应激反应等。
6. 物理因素　日光、X线、寒冷刺激等。其中寒冷刺激诱发的多形性红斑较为多见。
7. 其他因素　妊娠、月经、接触花粉等。

该病是一种多因素疾病，发病机制尚无定论。有学者认为，多形性红斑属于某些致敏物质导致皮肤—黏膜小血管的过敏反应，其发病机制可能与抗原-抗体变态反应有关；还有观点认为，多形性红斑发病不仅是传染因子直接侵入机体所致，还有可能是体内原有的病原体作用于机体以致发病；近年来研究认为，细胞介导的免疫反应在多形性红斑发生中起重要作用。

二、临床特征

1. 前驱症状　约 1/3 病例有前驱症状，发病前多有头痛、低热、倦怠、关节痛、咽喉痛等前驱症状。
2. 口腔损害特点　病损起始出现红斑和水疱，疱破溃后继发为大面积糜烂，糜烂表面有大量较厚假膜，甚至形成胶冻样团块而影响张口。唇部可形成紫黑色厚血痂，唇部多而厚的血痂是多形性红斑一个突出表征。下颌下淋巴结大，伴压痛。
3. 皮肤损害特点　病损为多种形态的红斑、丘疹或水疱样损害，典型病损为虹膜状红斑，即直径为 0.5cm 左右的圆形红斑的中心有粟粒样大小的水疱，又称靶形红斑，多见于踝部，腕部及手背。
4. 重型多形性红斑　少数多形性红斑患者除口腔、皮肤损害外，还同时伴有眼、鼻腔、外阴、肛门等多窍黏膜受累，称重型多形性红斑或 Steven - Johnson 综合征。
5. 组织病理特点　主要表现为非特异性炎症。一般可见细胞间及细胞内水肿，基底细胞液化变性和个别角朊细胞坏死。血管扩张，周围有以淋巴细胞为主的炎细胞浸润。

三、诊断

（1）急性病程，春、秋季常见，患者常有发病前用药史或进食某种食物等诱发因素。
（2）口腔损害为广泛的充血、水肿及大面积糜烂，渗出多，假膜厚，疼痛剧烈，唇红糜烂伴厚血痂。
（3）皮肤损害典型的为虹膜状红斑，又称靶形红斑，多见于踝部、腕部及手背。
（4）重症者伴有多窍性损害，全身反应较重。

四、鉴别诊断

1. 多形性红斑与过敏性接触性口炎相鉴别
（1）前者病因不明，后者多为局部接触过敏原所致。
（2）前者发病急，后者较慢。
（3）前者病损范围较为广泛，可累及口腔黏膜、皮肤，后者病损范围为与致敏物接触部位未伴其他区域损害。
（4）前者可复发，后者去除致敏原后一般不复发。
2. 多形性红斑与盘状红斑狼疮相鉴别
（1）前者病因不明，可能与过敏有关，后者为皮肤-黏膜慢性结缔组织疾病。

（2）前者起病急骤，后者病程较慢，病情反复。

（3）前者唇部糜烂伴厚血痂，后者唇部呈凹陷性红斑伴糜烂结痂，唇内侧可见放射短白纹，唇红与皮肤交界不清晰。

（4）前者皮肤病损多为靶形红斑、环状红斑，后者皮肤病损多为覆盖灰褐色附着性鳞屑的圆形或不规则红斑。

（5）前者组织病理为非特异性炎症，后者为上皮过角化或不全角化、棘层萎缩、基底细胞层液化变性，可见角质栓，血管周围可见炎细胞浸润，免疫荧光可见基底层有粗细不均的 IgG 荧光带。

五、治疗原则

（1）积极寻找并消除可疑的致病因素。

（2）全身抗过敏及支持治疗。

（3）局部对症治疗，消炎、镇痛，促愈合，防止继发感染。

（4）重型多形性红斑患者应及时转入相关专科住院治疗。

六、治疗要点

（1）详细询问患者的系统病史、过敏史，近期有无进食特殊食物及药物、有无特殊的日常接触物等，以便找出可能的致病因素。

（2）全身药物治疗

1）糖皮质激素：可给予小剂量短疗程的泼尼松；重症者给予氢化可的松 100～200mg 加入 5%～10% 葡萄糖溶液 1 000～2 000ml 静脉滴注，病情缓解后停药。注意此类药物的毒性不良反应。

2）抗组胺类药：氯雷他定，口服，成人，10mg/d；西替利嗪，口服，成人，10mg/d；非索非那丁，成人，120mg/d。

3）10% 葡萄糖酸钙加维生素 C 静脉注射，可增加血管致密性，减少渗出，减轻炎症反应。

（3）局部药物治疗可用 0.02% 氯己定含漱液含漱及唇部湿敷，用地塞米松糊剂、苯佐卡因凝胶涂搽口腔病损处，皮肤病损可涂搽炉甘石洗剂和氟氢可的松霜。

（4）支持治疗病情较重者需给予营养支持，调节电解质平衡。

七、预后及转归

（1）大多数病例预后良好，应及时规范治疗，以免迁延成亚急性或慢性。

（2）重症多形性红斑预后较差，若治疗不当可导致患者失明或死亡。

（3）若致病因素未消除，可反复发作。

（黎　琼）

第十一节　复发性阿弗他溃疡

复发性阿弗他溃疡（recurrent aphthous ulcer，RAU）又称为复发性口疮，患病率居口腔黏膜病之首，各国的流行病学调查显示，约每 5 人中就有 1 人至少发生过 1 次溃疡，且不论男女、任何年龄、任何人种均可发生。本病具有周期性、复发性和自限性的特征。

一、病因

复发性口疮的病因目前尚不清楚，与该病有关的因素如下。

1. 免疫因素　细胞免疫异常，近年对 RAU 的病因研究多集中在免疫学方面，其中又以细胞免疫为主。患者存在细胞免疫功能的下降和 T 淋巴细胞亚群失衡。大量对 RAU 患者 T 淋巴细胞亚群的分析、功能测定和淋巴因子研究显示出细胞免疫现象，提示 T 淋巴细胞在 RAU 的发病中起重要作用。

2. 遗传因素　对 RAU 的单基因遗传、多基因遗传、遗传标记物和遗传物质的研究表明，RAU 的发病有遗传倾向。

3. 环境因素　随着"生物 - 心理 - 社会"医学模式的转化，对 RAU 患者的心理环境、生活工作环境和社会环境等的研究引起重视。

4. 维生素和微量元素研究表明　维生素 B_1、维生素 B_2、维生素 B_6、维生素 B_{12} 及叶酸等摄入不足，或血清中缺锌、缺铁、高铜等均与 RAU 发生有一定的相关性。

5. 对 RAU 患者的甲皱、舌尖、唇黏膜等部位的微循环观察发现　患者毛细血管静脉端曲张、丛数减少、管襻形态异常、部分毛细血管闭塞、血流速度减慢、血流量减少。血液流变学显示血黏度增高、红细胞沉降率降低、血细胞比容百分比增高等变化。

二、临床表现

RAU 一般表现为反复发作的圆形或椭圆形溃疡，具有"黄、红、凹、痛"的临床特征（即病损面覆盖黄色假膜，周边有充血红晕带，中央凹陷，灼痛明显）和长短不一的"发作期（前驱期 - 溃疡期）- 愈合期 - 间歇期"周期规律，并且有不治而愈的自限性。按 Lehner's 分类，临床主要表现为 3 种类型：轻型口疮、重型口疮及口炎型口疮。

1. 轻型口疮　又称轻型复发性阿弗他溃疡，约占 RAU 患者的 80%，患者初发时多数为此型。

溃疡好发于唇、舌、颊、软腭等无角化或角化较差的黏膜，附着龈及硬腭等角化黏膜很少发病。RAU 初起为局灶性黏膜充血水肿，呈粟粒状红点，灼痛明显，继而形成浅表溃疡，圆形或椭圆形，直径 < 5mm。5d 左右溃疡开始愈合，此时溃疡面有肉芽组织形成、创面缩小、红肿消退、疼痛减轻。7 ~ 10d 溃疡愈合，不留瘢痕。轻型复发性阿弗他溃疡一般为 3 ~ 5 个，散在分布。溃疡复发的间隙期从半月至数月不等，有的患者会出现此起彼伏、迁延不断的情况。有些患者有较规则的发病周期，如月经前后，有的患者常在劳累之后发病。一般无明显全身症状与体征。

2. 重型口疮　重型阿弗他溃疡亦称复发性坏死性黏膜腺周围炎简称腺周口疮。溃疡大而深，愈合后可形成瘢痕或组织缺损，故也称复发性瘢痕性口疮，约占 8%。

腺周口疮溃疡大而深，似"弹坑"，可深达黏膜下层腺体及腺周组织，直径可 > 1cm，周围组织红肿微隆起，基底微硬，表面有灰黄色假膜或灰白色坏死组织溃疡期持续时间较长，可达 1 ~ 2 个月或更长。通常是 1 ~ 2 个溃疡，但在愈合过程中又可出现 1 个或数个小溃疡。疼痛剧烈，愈合后可留瘢痕。初始好发于口角，其后有向口腔后部移行的发病趋势，发生于舌腭弓、软硬腭交界处等口腔后部时可造成组织缺损，影响言语及吞咽。常伴低热乏力等全身不适症状和腺周口疮病损局部区域的淋巴结肿痛。溃疡也可在先前愈合处再次复发，造成更大的瘢痕和组织缺损。

3. 口炎型口疮　亦称疱疹样复发性阿弗他溃疡，约占 RAU 患者的 10%。口炎型口疮多发于成年女性，好发部位及病程与轻型相似。但溃疡直径较小，约 2mm，溃疡数目多，可达十数个或数十个，散在分布，似"满天星"。相邻的溃疡可融合成片，黏膜充血发红，疼痛最重，唾液分泌增加。可伴有头痛、低热等全身不适，病损局部的淋巴结肿痛等症状。

三、诊断及鉴别诊断

根据病史和临床体征即可诊断。具有周期性反复发作史，且病程有自限性。口疮在临床上多见，最常见的是轻型，溃疡为圆形或椭圆形，数目一般较少亦较表浅，故不留瘢痕，若有感染则溃疡扩大且加深，但这种情况少见。重型往往有轻型的病史，多为 1 ~ 2 个大而深的溃疡或同时有 1 ~ 2 个较小的溃疡。病程长，疗效差。疱疹样口疮，溃疡小而数目多，散在分布呈口炎形式，周围黏膜充血，这与疱疹性口炎常难以区别。以上 3 种类型，不仅因溃疡的数目的多少、大小、部位和深浅等不同，其发展过程亦不尽相同，故需对该病有较全面的分析。

1. 贝赫切特综合征（白塞病，Behcet's disease）　又称口 - 眼 - 生殖器三联征。本病临床表现为反复发作，有自限性的口腔溃疡；眼可有虹膜睫状体炎、前房积脓、脉络膜炎、结膜炎、角膜炎、视

（神经）盘炎、视神经萎缩等病变，眼病由于反复发作，可造成视力逐步减退，甚至失明；生殖器病损，男女生殖器官黏膜均可出现溃疡，但一般间歇期较口腔溃疡大，也有同时出现肛门直肠损害的情况；皮肤损害常见表现为结节性红斑、毛囊炎及针刺反应阳性；白塞病还可伴有关节、心血管、消化道、神经系统等全身症状或损害。所以在诊断治疗复发性阿弗他溃疡的时候一定要问清病史，及时发现贝赫切特综合征（白塞病）患者，并建议患者到相关科室治疗。

2. 创伤性溃疡　溃疡的形态常与慢性机械损伤因子基本契合，周围有炎症性增生反应，黏膜发白。除去创伤因子后，损害可逐渐好转。

3. 恶性肿瘤　溃疡深大，病变进展迅速，基底有细颗粒状突起，似菜花状；基底有硬结，边缘部位比结核损害更硬，相应的淋巴结坚硬、粘连。

4. 结核性溃疡　为口腔中最常见的继发性结核损害。可发生于口腔黏膜任何部位，但常见于舌部，为慢性持久性溃疡。通常溃疡边界清楚或呈线形，表现为浅表、微凹而平坦的溃疡，其底覆有少许脓性渗出物，除去渗出物后，可见暗红色的桑椹样肉芽肿。溃疡边缘微隆，呈鼠啮状，并向中央卷曲，形成潜掘状边缘。溃疡基底的质地可能与周围正常黏膜组织近似。仔细观察溃疡表面，有时在边缘处，可看到黄褐色粟粒状小结节。小结节破溃后成为暗红色的桑葚样肉芽肿，溃疡随之扩大。由于小结节在溃疡边缘发生没有固定位置，所以结核性溃疡的外形通常也不规则。患者早期即有疼痛，疼痛程度不等，以舌部溃疡较为明显。

5. 疱疹性口炎　多发生在儿童，黏膜上有较大面积的充血区，其上溃疡数目多且较小，有的仅针尖大，融合时溃疡增大呈多环状，患者疼痛难忍，唾液增多。全身反应较重。

四、治疗

由于复发性阿弗他溃疡病因尚不清楚，因此，治疗方法虽然很多，但是没有特效治疗方法，但首先要保持口内清洁，病情严重时给予全身性药物，特别是免疫功能异常者。对于可能存在的有关因素应积极治疗。注意口内黏膜免受硬物的摩擦，少吃过硬食品，并应避免咬伤。

治疗可分为局部和全身治疗，临床上经过局部和全身治疗可以缩短其发作期和延长间隔周期。

1. 局部治疗　主要是消炎、镇痛、促溃疡愈合。可选用 0.1% ~0.2% 葡萄糖酸氯己定溶液，0.5% 聚维酮碘溶液、0.1% 依沙吖啶溶液、0.2% 西吡氯铵含漱液或复方硼酸溶液漱口。溶菌酶片 20mg、西地碘 0.5mg 含化，每日 3~4 次。

镇痛可选用复方苷菊利多卡因于溃疡局部涂布。促溃疡愈合可局部外用重组人表皮生长因子。

深大的腺周口疮经久不愈，可用曲安奈德混悬液或醋酸泼尼松龙混悬液 0.5~1ml，加入 2% 普鲁卡因 0.3~0.5ml 在溃疡基底部注射，每周 1 次。

2. 全身治疗　对于复发频繁且病情较重者或长期不愈的溃疡，可考虑全身治疗以减少复发并促进愈合，尤其是针对病因的治疗，如在细胞免疫功能低下者，以免疫增强药治疗，往往能提高疗效。临床上常选用转移因子、左旋咪唑以提高患者的免疫功能。口腔溃疡反复发作的可选用左旋咪唑 25~50mg，每日 3 次，连服 2~3d，停 4d，1~2 个月为 1 个疗程。转移因子口服液 10ml，口服，每日 1~2 次，10次为 1 个疗程。转移因子胶囊 3mg，每日 2 次。腺周口疮可选用沙利度胺，成年人剂量为 100mg，每日 2 次，口服，1 周以后 50mg/d，连续用药 1~2 个月。主要不良反应为致畸，孕妇禁用。长期应用会引起周围神经炎，总剂量应控制在 40~50g。

3. 中医中药　首先应辨证虚实，虚证中阴虚火旺者用地黄汤加减，脾肾阳虚者用参术肾气丸加减，实证者可用成药口炎清冲剂，虚实夹杂型可用甘露饮加味。

（黎　琼）

第十二节　创伤性溃疡

创伤性溃疡（traumatic ulceration）是由于长期慢性机械刺激或压迫而产生的口腔软组织损害。特点是慢性、深大的溃疡，周围有炎症增生反应，黏膜水肿明显。

一、病因

口内持久的机械刺激，如残冠、残根、不良修复体、锐利的牙齿边缘等。

二、临床表现

残根、残冠的尖锐边缘，不良修复物、尖锐牙尖等可使相对应的黏膜形成溃疡或糜烂面，开始时可能仅有轻微疼痛或肿胀，时间久后，周围有炎症性增生反应，黏膜发白。溃疡的大小、部位、深浅不一，但与刺激物相适应，病情的严重程度与刺激物存在时间、患者的身体状况有关。继发感染则疼痛加重，区域性淋巴结大、压痛、并出现功能障碍。修复体的尖锐边缘或过长的基托，压迫前庭沟黏膜形成溃疡。常见义齿的边缘处不但有溃疡而且可见有组织增生，此称为压疮性溃疡。

在婴儿上腭翼钩处双侧黏膜，有时因用过硬的橡皮奶头人工喂养，经常在该处摩擦，容易发生溃疡，称 Bednar 溃疡。若有乳切牙萌出后切缘较锐，吸奶时间长，舌系带、舌腹与牙切嵴摩擦也会发生溃疡，初起时仅局部充血，继之出现小溃疡，不断刺激会出现溃疡扩大，疼痛加重甚至可见组织增生，称 Riga－Fede 溃疡。

三、诊断及鉴别诊断

物理性损伤是比较容易诊断的，因为无论是急性或慢性，均可从患者的主诉及病损的局部找到相对应的刺激物，但需与口腔癌、腺周口疮、结核性溃疡鉴别。舌缘上的增生物，尤其具有溃疡者，首先应想到癌肿的可能。而由残根、冠刺激引起的创伤性溃疡，临床上很像癌肿。除从病史、检查诸方面鉴别外，最主要的是首先去除局部因素而不是活检，在局部若能找到相对部位的刺激物则应去除之，即使病损严重，去除刺激物后也能迅速好转。若去除后仍不愈合，则应及时活检以明确诊断。

四、治疗

首先应去除局部刺激因素，如拔除残根，修改或拆除不合适的修复体，磨改锐利的牙尖或切嵴。磨钝乳切牙嵴，溃疡未愈合时可用汤匙喂养。更换橡皮奶嘴。

用消炎镇痛药防止感染和镇痛：1% 甲紫、2.5% 金霉素甘油，各种抗生素药膜等局部涂或贴敷。含漱剂：达克罗宁液、普鲁卡因液。中药粉外敷：养阴生肌散、锡类散等。

（黎　琼）

第十三节　天疱疮

天疱疮是一种累及皮肤－黏膜的严重的慢性自身免疫性大疱性疾病，以慢性迁延的皮肤－黏膜松弛性薄壁大疱为特点。临床上根据其病损特点分为寻常型、增殖型、落叶型和红斑型，其中，寻常型天疱疮最常发生口腔损害。

流行病学的研究显示，天疱疮发病率为（0.5～3.2）/10 万，发病年龄分布在 25～60 岁，高峰为 40～60 岁，发病无明显性别倾向，女性可能稍多于男性。

一、发病因素

天疱疮的病因尚不明确，可能与病毒感染、遗传、环境、药物等因素有关。

1. 病毒感染　肝炎病毒的 DNA 已可通过酶联免疫试验在天疱疮患者的外周血单核细胞内及皮肤病损区检测到，据此认为，天疱疮的发生与肝炎病毒感染有关。

2. 遗传因素　具有家族性趋向的天疱疮病例报道，使研究者们注意到该病的发生与基因表型间的关系。研究表明，90% 的寻常型天疱疮患者显示了 HLA－DR4 频率表达的增加，据此认为，天疱疮应属于 HLA 相关性自身免疫性疾病。

3. 环境因素　如紫外线照射、环境污染等。

4. 药物因素　含有巯基结构的药物，如青霉胺及卡托普利（巯甲丙脯酸）可能与本病有关，另外含有活化的酰胺基团的药物，如酚类药物、利福平等也可与本病相关。

5. 其他因素　包括细菌感染、微量元素缺乏、代谢障碍、内分泌的变化等。

目前天疱疮的发病多趋向于自身免疫学说，其发病机制的核心是出现棘层松解。主要过程如下：不明刺激原导致棘细胞间黏合物质成为自身抗原，产生循环天疱疮抗体，抗原抗体在棘细胞膜表面结合，细胞间正常的附着机制被干扰，细胞间黏合物质破坏，导致棘层松解的发生，液体一旦进入聚集储存，则可形成上皮内疱。

二、临床特征

1. 寻常型天疱疮

（1）口腔损害：口腔损害均好发于易受摩擦的部位，如上腭、颊、牙龈处。基本的损害为松弛性薄壁大疱，疱易破溃，留下鲜红糜烂面。

（2）皮肤损害：皮肤基本病损亦为壁薄易破的松弛性大疱，疱破溃后遗留湿红糜烂面，继而结痂，愈合后有色素沉着。

（3）尼氏征阳性：用手指侧向推压外观正常的皮肤，即可迅速形成水疱，推赶水疱能使其在皮肤上移动；在口腔内，用舌舔黏膜或用棉签摩擦黏膜表面，可使外观正常的黏膜表层脱落或形成水疱。

（4）揭皮试验阳性：若将残留疱壁揭起，常连同邻近外观正常的黏膜一并无痛性撕去，遗留鲜红的创面。

（5）探诊试验阳性：用探针沿疱边缘可无痛性地插入上皮内侧较深部位。

（6）损害无自愈性，特别是口腔损害较难愈合。

（7）全身症状：全身可出现发热、无力、厌食等症状，严重者可出现恶病质，常合并继发感染。

2. 增殖型天疱疮

（1）口腔损害与寻常型基本相同，只是剥落面呈乳头状或疣状增生，在唇红缘增殖较明显。

（2）皮肤损害以腋窝、脐部、口角等皮肤皱褶部位和黏膜皮肤交界处最为明显。表现为大疱，疱破后基底部发生乳头状增殖，其上覆黄痂及渗出物，有腥臭味，周围有窄的红晕。

（3）尼氏征阳性。

（4）病情时轻时重，严重继发感染可致命。

3. 落叶型天疱疮

（1）口腔损害较少且轻微，口腔黏膜可以表现完全正常或仅有轻微红肿。

（2）皮肤病损与寻常型天疱疮类似，表现为松弛性大疱，大疱干瘪成鳞屑状痂皮，边缘翘起呈落叶状，类似剥脱性皮炎，可有黏稠有臭味的黄色液体渗出。

（3）尼氏征阳性。

（4）全身症状较轻，预后较寻常型为好。

4. 红斑型天疱疮

（1）口腔黏膜损害少见。

（2）皮损病损表现为躯干、四肢、面部对称性红斑，在红斑基础上可形成小疱，疱破结痂呈鳞屑状，似全身性红斑狼疮的损害表现。

（3）尼氏征阳性。

（4）全身症状轻，有的病例可自然缓解。

三、诊断

1. 临床表现
（1）慢性病程，迁延不愈。
（2）好发于口腔及皮肤易受摩擦部位。
（3）口腔、皮肤出现松弛性薄壁大疱或大面积糜烂。
（4）揭皮试验阳性。
（5）探诊试验阳性。
（6）尼氏征阳性。
（7）全身情况表现为体质下降、瘦弱甚至恶病质。
2. 细胞学检查　通过涂片镜检可见典型的棘层解体细胞，即天疱疮细胞。
3. 活体组织检查　有上皮内疱、棘层松解特征。
4. 免疫学检查
（1）直接免疫荧光法：棘细胞间有免疫球蛋白和补体沉积。
（2）间接免疫荧光法：患者血清学检测存在抗棘细胞层的循环抗体，抗体效价 >1 ∶50 时有确诊意义。

四、鉴别诊断

1. 寻常型天疱疮与瘢痕性类天疱疮鉴别要点
（1）前者多发于中年人，后者老年人多见。
（2）前者发病无明显性别倾向，后者女性多见。
（3）前者口腔病损好发于咽旁等易受摩擦部位，后者多见于牙龈。
（4）前者皮损多见，为松弛性薄壁大疱，后者皮损少见，为张力性厚壁大疱。
（5）前者尼氏征阳性，后者阴性。
（6）前者多无眼部损害，后者眼部常有累及。
（7）前者无瘢痕粘连，后者多有。
（8）前者细胞学检查可见天疱疮细胞，后者无特殊。
（9）前者病理改变为棘层松解、上皮内疱，后者为上皮下疱。
（10）前者直接免疫荧光见免疫球蛋白在上皮细胞间沉积，间接免疫荧光可检测出血清中抗棘细胞层抗体，后者直接免疫荧光见免疫球蛋白和补体沿基底细胞膜带沉积，间接免疫荧光可查见血清中抗基底膜带抗体。
（11）前者预后不良，后者预后相对较好。
2. 寻常型天疱疮与多形性红斑鉴别要点
（1）前者为慢性病程，后者为急性发病。
（2）前者损害炎症反应一般较轻，后者较重。
（3）前者口腔损害尼氏征为阳性，后者为阴性。
（4）前者在外观正常的皮肤上出现大疱，后者皮损多为形态各异的红斑或在红斑基础上的水疱。

五、治疗原则

（1）糖皮质激素是首选治疗药物。
（2）辅以免疫抑制药、血浆置换法、IVIG 以及体外光除去法等综合治疗方法。
（3）天疱疮的治疗效果与病情的严重程度和治疗的早晚有关，应力争早期诊断、早期治疗。
（4）如患者出现广泛活跃的皮肤病损，应及时转入皮肤专科治疗。

六、治疗要点

1. 全身药物治疗

（1）糖皮质激素类药物：其主要作用机制在于抗炎和抑制免疫。早期合理使用糖皮质激素是治疗成功的关键。使用中应遵循严格的用药原则，即起始控制阶段应足量、从速，减量维持阶段应渐减、忌燥。同时应综合考虑病情及患者个体情况选择首剂量，剂量范围为 0.5 ~ 1.5mg/（kg·d）。一般采用一次性给药或阶梯给药法，对于严重的天疱疮患者，可选用冲击疗法。用药期间应严密观察，定期检查，避免发生严重的不良反应。

（2）免疫抑制药：对糖皮质激素反应差或无法承受较大剂量激素者，可联合使用免疫抑制药。有糖皮质激素禁忌证患者可单独使用免疫抑制药。常用的免疫抑制药有硫唑嘌呤、环磷酰胺、甲氨蝶呤、环孢素等。对病情顽固的重症患者，为提高疗效，在患者可以耐受的情况下采用冲击疗法。

（3）辅助药物：包括维生素 AD、钙制剂、抗酸和胃黏膜保护药、钾补充剂。

（4）其他药物：①金制剂：单一用药可治疗轻度或中度天疱疮，应与糖皮质激素联用以确保疗效，慎与其他免疫抑制药联用。治疗期间应监测血常规及尿液分析以防毒性作用。②氨苯砜：剂量一般为100mg/d。主要不良反应是高铁血红蛋白血症和溶血性贫血，用药期间应监测血液指标变化。

2. 局部药物治疗

（1）糖皮质激素类软膏、糊剂等，可减轻口腔创面炎症。

（2）细菌感染征象明显者，可使用 0.02% 氯己定液含漱。

（3）2% ~4% 的碳酸氢钠漱口液可防治念珠菌感染。

（4）口腔糜烂影响进食者，可用 1% ~2% 利多卡因液进食前涂抹。

3. 支持和对症治疗　大疱和大面积的糜烂可使血清蛋白及其他营养物质大量丢失，故应给予高蛋白、高维生素饮食。进食困难者由静脉补充，全身衰竭者须少量多次输血。补液时应注意水、电解质与酸碱平衡。

4. 血浆置换疗法　适用于病情严重、血清高滴度抗体进展期患者或糖皮质激素疗效不佳者。可去除循环自身抗体，达到明显缓解病情的作用。

5. 静脉免疫球蛋白疗法　此法用于糖皮质激素全身应用疗法抵制的患者。可作为辅助治疗，与维持剂量的泼尼松龙和硫唑嘌呤联合用药。但作用较短暂，建议用于重症病例的快速作用。治疗频率低，初期每 3 ~4 周 1 次，400mg/（kg·d），连用 5d，随病情变化，可延长间歇期。

6. 体外光化学疗法　适用于糖皮质激素耐受者，可单独应用，也可与其他免疫抑制药联合应用，可巩固和增强疗效。一般连用 2d，间隔 4 周重复，6 个月后评价疗效。

7. 利妥昔单抗疗法　在机体内可引起 B 淋巴细胞的损耗，用于顽固且严重的天疱疮患者。

七、预后及转归

（1）在使用糖皮质激素治疗天疱疮之前，该病预后差，确诊后 1 年内病死率可达50%。

（2）若早期、合理使用糖皮质激素，则大多数患者的病情可得到控制，目前 10 年生存率可达95%以上。

（3）寻常型是天疱疮中预后最差的类型，其缓解程度与病情的严重程度、治疗的早期反应有关，应及早治疗。

（黎　琼）

第十四节　良性黏膜类天疱疮

良性黏膜类天疱疮又称瘢痕性类天疱疮，是一种以 IgG、IgA 或 C3 线性沉积于上皮基底膜带区为特征的慢性自身免疫性疾病。该病主要表现为皮肤 - 黏膜厚壁张力性大疱、糜烂及瘢痕形成。病损主要累及眼、口腔、鼻腔、喉腔，肛周黏膜也可受累，皮肤损害较少见，好发于中、老年人，女性患者是男性的 2 倍左右，病程缓慢，为 3~5 年。

一、发病因素

目前普遍认为本病属自身免疫性疾病。
（1）20%~40% 的患者可通过直接免疫荧光法检测到基底膜区的自身抗体，血清抗体多为阴性。
（2）约 25% 的患者可通过免疫印迹法识别血清中的 240kD 多肽。
（3）良性黏膜类天疱疮的抗原位于基底细胞外半桥粒下方。
（4）良性黏膜类天疱疮的具体发生机制仍有待于进一步研究。

二、临床特征

1. 口腔损害　口腔黏膜多先受累，任何部位均可累及，包括牙龈、腭部、颊部、舌部等，唇部较少累及。典型损害包括反复出现的厚壁张力性水疱或血疱，破溃后形成糜烂。累及牙龈主要表现为剥脱性龈炎样损害，龈缘及近附着龈处弥散性红斑，其上可形成水疱。累及翼颌韧带、软腭等部位病损，糜烂愈合后易形成白色纤维网状瘢痕，甚至瘢痕粘连，从而导致张口受限，吞咽困难。水疱无周缘扩展现象，疱壁不易被揭起，尼氏征、揭皮试验、探诊试验均可为阴性。

2. 眼部损害　50%~85% 的患者可伴发眼部损害。早期表现为持续性单纯性结膜炎，而后可出血水疱。反复发作后，可形成结膜瘢痕、纤维附着及睑－球粘连，从而导致睑内翻和倒睫等，严重者可致失明。

3. 皮肤损害　20%~50% 的患者可出现皮肤损害，主要累及头皮、腋下、四肢屈侧等，病损主要为红斑和张力性水疱，疱壁厚而紧张，不易破溃，疱破溃后可形成糜烂、结痂，愈合后形成瘢痕和色素沉着，尼氏征阴性。

4. 其他　鼻、咽部、尿道、肛周黏膜等偶有累及，亦可形成纤维瘢痕。

三、诊断

对于良性黏膜类天疱疮的诊断，主要依据典型临床表现、组织病理以及免疫病理学检查。
（1）口腔黏膜反复出现张力性厚壁水疱，尼氏征、揭皮试验、探诊试验均为阴性。病损累及牙龈，主要表现为剥脱性龈炎样损害，牙龈弥散性红斑。翼颌韧带、软腭、悬雍垂等处糜烂愈合后易形成瘢痕和纤维粘连。
（2）反复发作的结膜炎以及睑－球粘连和纤维瘢痕。
（3）皮肤出现红斑和张力性水疱，尼氏征阴性。
（4）组织病理学特点为上皮完整，上皮与结缔组织之间有水疱或裂隙，即形成上皮下疱，并无棘层松解现象。
（5）直接免疫荧光特点为基底膜区有免疫球蛋白沉积形成的均匀连续细长荧光带，主要为 IgG 和 C_3，偶有 IgA 和 IgM。
（6）间接免疫荧光特点为 20%~40% 的患者血清中可检测到抗基底膜带的自身循环抗体，但滴度较低。

四、鉴别诊断

1. 良性黏膜类天疱疮与寻常型天疱疮鉴别要点
（1）前者好发于中、老年人，女性患者是男性的 2 倍左右，后者好发于青、中年人，无明显性别倾向。
（2）前者皮肤病损少见，多见于眼、鼻、外生殖器等处，后者的口腔和皮肤均可累及。
（3）前者口内病损多为剥脱性龈炎表现，后者口腔黏膜任何部位均可累及。

（4）前者反复出现张力性厚壁水疱，后者反复出现松弛性薄壁大疱。

（5）前者尼氏征、揭皮试验、探诊试验均为阴性，后者均为阳性。

（6）前者组织病理学表现为上皮下疱形成，无棘层松解，后者表现为上皮内疱和棘层松解。

（7）前者直接免疫荧光检查显示免疫球蛋白和补体沿基底细胞膜呈线状沉积，间接免疫荧光可检测到血清中抗基底膜带抗体，后者直接免疫荧光检查表现为抗棘细胞间黏合物质抗体在上皮细胞间沉积，间接免疫荧光检查可检测到血清中抗棘细胞层抗体。

2. 良性黏膜类天疱疮与大疱性类天疱疮鉴别要点

（1）前者皮肤病损少见，多见于眼、鼻、外生殖器等处，口内病损多为剥脱性龈炎表现，后者皮肤损害多发于易受摩擦部位，口腔黏膜较少累及。

（2）前者慢性迁延，缓解不明显，眼部形成瘢痕可致失明，后者预后良好，虽可复发，但能自我缓解。

3. 良性黏膜类天疱疮与糜烂型扁平苔藓鉴别要点

（1）前者皮肤病损少见，主要临床表现为反复出现的张力性厚壁水疱；后者皮肤病损主要为暗红色多角形扁平丘疹，表面呈蜡样光泽。

（2）前者病损多见于口、眼、鼻、外生殖器等处，预后遗留瘢痕；后者一般不伴发眼部损害，愈后无瘢痕形成。

（3）前者口内病损多为剥脱性龈炎表现。后者累及牙龈亦可表现为剥脱性损害，但糜烂邻近区域可见白色条纹。

（4）前者组织病理学表现为上皮下疱形成，无棘层松解；后者表现为上皮不全角化，基底层液化变性以及固有层淋巴细胞带状浸润。

（5）前者免疫病理显示免疫球蛋白沿基底细胞膜呈线状沉积。后者基底膜区的免疫球蛋白沉积主要为 IgM，也可有 IgG 和 C_3 的胶样小体沉积。

4. 良性黏膜类天疱疮与多形性红斑鉴别要点

（1）前者属自身免疫性疾病，发病无明显诱因；后者属超敏反应性疾病。

（2）前者口内病损多为剥脱性龈炎表现。后者口内黏膜广泛充血糜烂，唇部可形成较厚的黑紫色血痂。

（3）前者皮肤病损少见，主要临床表现为反复出现的张力性厚壁水疱；后者皮肤病损可表现为红斑、丘疹，以及特征性的靶形红斑。

5. 良性黏膜类天疱疮与白塞病鉴别要点

（1）前者口内病损多为剥脱性龈炎表现。后者主要表现为反复发作的口腔溃疡，溃疡具有自限性。

（2）前者皮肤病损表现为反复出现的张力性厚壁水疱。后者病损表现多样，累及眼部可表现为虹膜睫状体炎，累及皮肤可表现为结节性红斑、毛囊炎或痤疮样皮疹，外生殖器病损表现为反复发作的自限性生殖器、肛周黏膜溃疡。

（3）前者皮肤针刺反应阴性。后者皮肤针刺反应阳性。

五、治疗原则

（1）损害仅累及口腔黏膜且较局限者，局部使用糖皮质激素制药。

（2）口腔黏膜损害较严重或同时累及其他部位者，可考虑全身使用糖皮质激素或与免疫抑制药联用。

（3）局部消炎、防腐、镇痛，防止继发感染。

（4）大多数患者可出现眼部损害，应及早建议眼科治疗，防止发生角膜瘢痕、失明等严重并发症。

六、治疗要点

1. 全身药物治疗

（1）糖皮质激素及免疫抑制药：对于病损广泛、病情发展迅速的患者应首选糖皮质激素，可与免疫抑制药联合应用。用药期间应严密监测可能发生的毒性不良反应。

（2）氨苯砜：适用于控制局限的、病情发展缓慢的患者。使用剂量为 $50 \sim 200 mg/d$，待病情稳定后减至最低有效维持量或停药。严重贫血、葡萄糖 - 6 - 磷酸脱氢酶缺乏、变性血红蛋白还原酶缺乏症及肝肾功能减退者应慎用。用药期间应定期检查血常规、葡萄糖 - 6 - 磷酸脱氢酶水平、肝肾功能等。

（3）具有免疫抑制作用的中成药：雷公藤总苷片，$1 \sim 1.5 mg/$（$kg \cdot d$），每日 3 次，饭后服用；昆明山海棠片，$1.5 g/d$，每日 3 次，饭后即刻服，病情控制后可减量或间歇服药，同时可给予维生素 B_6 片（$30 mg/d$，每日 3 次，饭后服用），以减轻胃肠道反应。

（4）部分研究显示，盐酸四环素（$1 \sim 2 g/d$）和烟酰胺（$2 \sim 2.5 g/d$）对部分病情较轻的患者有效。

（5）利妥昔单抗：对于难治型患者，可考虑注射利妥昔单克隆抗体，治疗方案为 $375 mg/m^2$，1 周注射 1 次，4 周为 1 个疗程，随访观察 4 个月，如果反应不明显或完全无反应，再注射 1 个疗程。

2. 局部药物治疗

（1）糖皮质激素制药：可选用曲安奈德口腔软膏、地塞米松糊剂或金霉素倍他米松糊剂，药涂患处，每日 3 次。

（2）消毒防腐制药：可选用 0.02% 氯己定溶液、复方硼砂溶液或聚维酮碘溶液，交替含漱，每日 3 次。

（3）抗真菌制剂：$2\% \sim 4\%$ 碳酸氢钠溶液含漱，每日 3 次；5 万 $\sim$ 10 万 U/ml 的制霉菌素混悬液，局涂患处，每日 3 次。

（4）对于糜烂面局限或愈合较慢的病损，可用 4% 曲安奈德注射液 1ml，与等量 2% 盐酸利多卡因注射液混合，在病损基底部行软组织局部封闭治疗。

七、预后及转归

（1）良性黏膜类天疱疮病程缓慢，若治疗及时且合理，一般预后较好。

（2）仅累及口腔黏膜或累及口腔和皮肤，一般不会导致严重的功能障碍，预后较好。

（3）潜在的预后较差的受累部位包括眼、生殖器、鼻咽、食管和喉。眼部睑 - 球粘连是不可逆的进行性病变，可致严重的功能障碍，甚至失明。

（4）有研究表明，良性黏膜类天疱疮的预后与自身抗体 IgG 和 IgA 的滴度相关。

（黎　琼）

第十五节　大疱性类天疱疮

大疱性类天疱疮是一种慢性自身免疫性大疱性皮肤 - 黏膜病。主要特点为皮肤上的红斑和张力性水疱，仅 $10\% \sim 20\%$ 的患者出现黏膜损害。多见于 60 岁以上的老年人，无明显性别和种族差异性，病程较长，但预后较好。

一、发病因素

（1）嗜酸粒细胞：基底膜带是循环自身抗体（抗基底膜抗体）发生反应的部位。由于嗜酸粒细胞在病损的早期已出现，故有观点认为，嗜酸粒细胞在基底膜区的损伤、局部水疱的形成及在上皮 - 结缔组织界面的分离中发挥了重要作用。

（2）大疱性类天疱疮抗原（BPAg）的两个成分 BPAg1 和 BPAg2 主要由表皮基底细胞产生，这两个抗原均为跨膜蛋白，介导上皮与其下方的结缔组织的联系。免疫印迹及免疫沉淀技术已证实，80% $\sim$

90%的患者血清中存在循环抗 BPAg1 抗体；约 50%的大疱性类天疱疮患者血清中存在抗 BPAg2 的抗体。

（3）对细胞因子的研究发现，γ–干扰素可在蛋白质及 mRNA 水平对 230kD 的类天疱疮抗原进行转录前调控，而这种调控具有时间及剂量依赖性。

（4）IL–1β、IL–5、IL–6 的血清浓度、疱液浓度与病情严重性相关，可作为监控疾病指标。

二、临床特征

（1）病程迁延，易反复发作。

（2）皮肤损害：病损常发生在腋窝、腹股沟、四肢屈侧等易受摩擦处。主要表现为外观正常的皮肤出现红斑或厚壁的张力性大疱，可伴有瘙痒，水疱不易破溃，内容物大多清亮，少数为血性或脓性，少有糜烂面，易于愈合，愈合后可见色素沉着。早期病损亦可仅表现为红斑而无水疱。

（3）口腔病损：20%左右的患者可发生口腔黏膜损害，一般症状较轻，上腭黏膜、颊黏膜易受累。主要表现为粟粒样、张力性小水疱，疱小，数量少，疱壁坚实不易破溃。病损发生于牙龈者，可表现为非特异性剥脱性龈炎，牙龈缘及附着龈充血，表皮剥脱，严重时可并发出血症状。疱破溃后可形成糜烂溃疡面，较易愈合。口内病损疼痛多不明显，并多在皮肤病损出现后发生。

（4）水疱无周缘扩展现象，尼氏征、揭皮试验和探诊试验阴性。

（5）全身症状不明显，严重时亦可伴有发热、乏力及食欲缺乏等全身症状。

三、诊断

大疱性类天疱疮的诊断主要依据临床表现、组织病理及免疫病理特征。

（1）以皮肤病损为主，主要表现为厚壁的张力性大疱，疱液饱满，不易破溃。

（2）口腔病损以粟粒样、张力性小水疱为主，疱壁坚实不易破溃；发生于牙龈者，可表现为非特异性剥脱性龈炎。

（3）尼氏征阴性。

（4）疱液涂片无天疱疮细胞。

（5）组织病理学表现为上皮下疱，无棘层松解现象。

（6）直接免疫荧光法检查，可见基底膜区有一连续细长的荧光带，主要为 IgG。

（7）间接免疫荧光法检查，可检测出抗基底膜区抗体，并有 70%~80% 患者的血清中抗体效价较高。

四、鉴别诊断

1. 大疱性类天疱疮与寻常型天疱疮的鉴别要点

（1）前者好发于老年人，女性居多，后者好发于青、中年人，无明显性别倾向或女性稍多。

（2）前者主要临床表现为粟粒样、张力性小水疱，数量少，疱壁厚，不易破，后者主要表现为反复出现的松弛性薄壁大疱，疱易破溃形成糜烂，不易愈合。

（3）前者尼氏征、揭皮试验、探诊试验均为阴性，后者可均为阳性。

（4）前者组织病理学表现主要为上皮下疱形成，无棘层松解，后者表现为上皮内疱和棘层松解。

（5）前者直接免疫荧光检查表现为 IgG 和 C_3 沿基底膜呈线状沉积，间接免疫荧光检查约有 70% 可查见抗基底细胞膜带的抗体，后者直接免疫荧光可查见抗棘细胞间黏合物质抗体在上皮细胞间沉积，间接免疫荧光检查可检测到血清中抗棘细胞层抗体。

2. 大疱性类天疱疮与良性黏膜类天疱疮鉴别要点

（1）前者皮肤损害多发于易受摩擦部位，口腔黏膜较少累及，后者皮肤病损少见，多见于眼、鼻、外生殖器等处，口内病损多为剥脱性龈炎表现。

（2）前者预后良好，后者慢性迁延，眼部瘢痕可致失明。

五、治疗原则

（1）病情较轻者，尤其是仅有口腔病损者，以局部用药为主，尽量减少或避免使用糖皮质激素。

（2）皮肤损害严重者，可考虑全身使用糖皮质激素，必要时皮肤科就诊治疗。

（3）年老体弱者，应注意全身支持治疗，防止继发感染。

六、治疗要点

1. 全身药物治疗

（1）醋酸泼尼松 10～30mg/d，一般可控制病情。应注意服药期间每天监测血压，定期监测血糖、肝肾功能和电解质。

（2）可试用氨苯砜或四环素联合烟酰胺治疗该病。

2. 局部药物治疗

（1）消毒防腐制剂：0.02%氯己定溶液、复方硼砂溶液或聚维酮碘溶液，交替含漱，每日3次。

（2）糖皮质激素制药：可选用曲安奈德口腔软膏、地塞米松糊剂或金霉素倍他米松糊剂，涂患处，每日3次。

（3）对于糜烂面局限或愈合较慢的病损，可用4%曲安奈德注射液与等量2%盐酸利多卡因注射液混合于病损基底部行软组织局部封闭治疗。

七、预后及转归

（1）病程较长，易反复发作。

（2）早期合理用药，预后较好。

（3）少数皮损严重患者，可因继发感染导致死亡。

（黎　琼）

第八章

牙拔除术

牙拔除术（exodontia），是临床上口腔疾病的重要治疗手段之一。对经过治疗而不能保留，对局部或全身健康状况产生不良影响的病灶牙，应尽早拔除。

第一节　拔牙器械及其使用

一、牙钳

牙钳（forceps）由钳喙（beak）、关节（hinge）和钳柄（handle）三部分组成。钳喙是夹持牙的工作部分，外凸内凹，内凹侧作为夹住牙冠或牙根之用。根据牙冠和牙根的不同形态，设计的形状多种多样，大多数钳喙为对称型的，上颌磨牙钳为非对称型，左右各一。关节是连接钳喙和钳柄的可活动部分。钳柄是术者握持的部分。牙钳的钳喙与钳柄各呈不同的角度以利于拔牙时的操作。前牙与后牙不同，上颌牙与下颌牙不同。夹持牙根的牙钳又称为根钳（图8-1）。

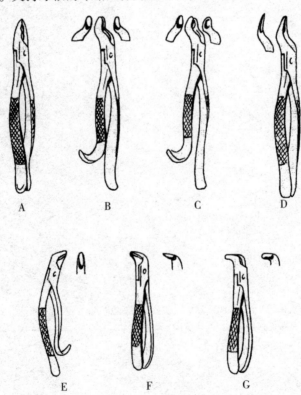

图8-1　各类牙钳

A. 上颌前牙钳；B. 右上磨牙钳；C. 左上磨牙钳；D. 上颌根钳；E. 下颌前磨牙钳；
F. 下颌前牙钳；G. 下颌磨牙钳

使用牙钳时，钳喙的内侧凹面应与牙冠唇（颊）、舌（腭）侧面，牙颈部的牙骨质，以及牙根面成面与面的广泛接触。

二、牙挺

牙挺（elevator）由刃（blade）、杆（shank）、柄（handle）三部分组成。按照功能可分为牙挺、根挺和根尖挺；按照形状可分为直挺、弯挺和三角挺等（图8-2）。牙挺的刃宽，根挺的刃较窄，根尖挺的刃尖而薄。

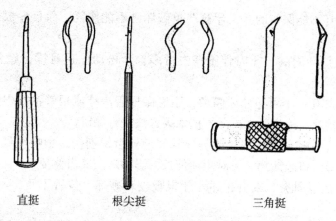

直挺　　　　　　根尖挺　　　　　　　三角挺

图8-2　各类牙挺

牙挺常用于拔除阻生牙、埋伏牙、错位牙、残根、残冠、断根或较牢固的患牙。其工作原理包括杠杆、楔和轮轴三种，三者既可单独使用，亦可相互结合，其目的是将牙或牙根从牙槽窝中松动、脱位，便于拔除。

使用牙挺时要注意：①不能以邻牙为支点；②龈缘水平处的颊、舌侧骨板一般不应作为支点；③必须用手指保护周围组织，用力的方向应正确，力量大小必须加以控制。如牙挺使用不当，常常导致邻牙松动，牙挺刺伤周围软组织，将牙根推入到上颌窦或下颌神经管，甚至到口底、咽旁间隙。

三、其他器械

拔牙器械还包括分离牙龈用的牙龈分离器，刮除牙槽窝内肉芽组织、碎骨片、碎牙片的刮匙（curette），阻生牙或复杂牙拔除时需经历切开、翻瓣、去骨、劈冠、分根、修整骨创等步骤，手术涉及手术刀、剪刀、骨膜剥离器、骨凿、锤子、咬骨钳、骨挫、动力系统及缝合器械等。

四、拔牙器械的改进

为减少拔牙后牙槽骨的吸收以利于后期修复，操作时应尽力做到不去骨、减少微小骨折、不翻瓣、不使骨膜与骨面分离。为此，近年来人们提出了微创拔牙理念，并已有一系列微创拔牙器械应用于临床。此类器械刃端薄而锋利，宽度适应不同直径的牙根而成系列，并有不同的弯角。使用时渐次将挺刃楔入根面和牙槽骨间，离断牙周韧带，扩大根尖周间隙，最终使牙脱离牙槽窝。目前微创拔牙器械主要用于单根牙的拔除。

（黎　琼）

第二节 拔牙的适应证和禁忌证

一、适应证

拔牙的适应证是相对的，过去很多属于拔牙适应证的病牙，现在也可以保留。因此，要认真对待拔牙。

1. 严重龋病 因龋坏不能保留的牙，牙冠严重破坏已不能修复，而且牙根或牙周情况不适合做桩冠或覆盖义齿等。

2. 严重牙周病 晚期牙周病，牙周骨质丧失过多，牙松动已达Ⅲ度，经常牙周溢脓，影响咀嚼功能。

3. 牙髓坏死 牙髓坏死或不可逆性牙髓炎，不愿做根管治疗或根管治疗失败的患者，严重的根尖周病变，已不能用根管治疗、根尖手术或牙再植术等方法进行保留。

4. 组织创伤 多生牙、错位牙、埋伏牙等导致邻近软组织创伤，影响美观，或导致牙列拥挤。如上颌第三磨牙颊向错位导致口腔溃疡，无对颌牙伸长，影响对颌义齿修复。

5. 阻生牙 反复引起冠周炎，或引起邻牙牙根吸收和破坏，位置不正，不能完全萌出的阻生牙，一般指第三磨牙。

6. 牙外伤 导致牙冠折断达牙根，无法进行根管及修复治疗并出现疼痛的牙，如仅限于牙冠折断。牙根折断不与口腔相通，通过治疗后仍可保留。牙隐裂、牙纵折、创伤导致的牙根横折，以往均需拔除，现在也可考虑保留。

7. 乳牙 乳牙滞留，影响恒牙正常萌出，或根尖外露造成口腔黏膜溃疡。如恒牙先天缺失或埋伏，乳牙功能良好，可不拔除。

8. 治疗需要的牙 因正畸需要进行减数的牙，因义齿修复需拔除的牙，颌骨良性肿瘤累及的牙，恶性肿瘤进行放射治疗前为预防严重并发症而需拔除的牙。

9. 病灶牙 引起上颌窦炎、颌骨骨髓炎、颌面部间隙感染的病灶牙，可能与某些全身性疾病，如风湿病、肾病、眼病有关的病灶牙，在相关科室医师的要求下需拔除的牙。

10. 其他 患者因美观或经济条件要求拔牙，如患者因四环素牙、氟牙症、上前牙明显前突治疗效果不佳，牙体治疗经费高，花费时间过长，要求拔牙者。

二、禁忌证

禁忌证也是相对的。以上相对适应证可行牙拔除术，还需考虑患者的全身和局部情况。有些禁忌证经过治疗可以成为适应证，当严重的疾病得不到控制，则不能拔牙。

1. 血液系统疾病 对患有贫血、白血病、出血性疾病的患者，拔牙术后均可能发生创口出血不止以及严重感染。急性白血病和再生障碍性贫血患者抵抗力很差，拔牙后可引起严重的并发症，甚至危及生命，应避免拔牙。轻度贫血，血红蛋白在 8g/L 以上可以拔牙，白血病和再生障碍性贫血的慢性期，血小板减少性紫癜以及血友病的患者，如果必须拔牙，要慎重对待。在进行相应治疗后可以拔牙，但在拔牙术后应继续治疗，严格预防术后出血和感染。

2. 心血管系统疾病 拔牙前了解患者属于哪一类高血压病和心脏病。重症高血压病，近期心肌梗死，心绞痛频繁发作，心功能Ⅲ~Ⅳ级，心脏病并发高血压等应禁忌或暂缓拔牙。

一般高血压患者可以拔牙，但血压高于 180/100mmHg，应先行治疗后，再拔牙。高血压患者术前1h 给予镇静、降压药，麻醉药物中不加血管收缩药物，临床上常用利多卡因。

心功能Ⅰ或Ⅱ级，可以拔牙，但必须镇痛完全。对于风湿性和先天性心脏病患者，为预防术后菌血症导致的细菌性心内膜炎，术前、术后要使用抗生素。冠心病患者拔牙可诱发急性心肌梗死、房颤、室颤等严重并发症，术前服用扩张冠状动脉的药物，术中备急救药品，请心内医师协助，在心电监护下拔牙，以防意外发生。

3. 糖尿病　糖尿病患者抗感染能力差，需经系统治疗，血糖控制在 160mg/dl 以内，无酸中毒症状时，方可拔牙。术前、后常规使用抗生素控制感染。

4. 甲状腺功能亢进　此类患者拔牙可导致甲状腺危象，有危及生命的可能。应将基础代谢率控制在 +20 以下，脉搏不超过 100 次/min，方可拔牙。

5. 肾脏疾病　各种急性肾病均应暂缓拔牙。慢性肾病，处于肾功能代偿期，临床无明显症状，术前后使用大量的抗生素，方可拔牙。

6. 肝脏疾病　急性肝炎不能拔牙。慢性肝炎需拔牙，术前后给予足量维生素 K、维生素 C 以及其他保肝药物，术中还应加止血药物。术者应注意严格消毒，防止交叉感染。

7. 月经及妊娠期　月经期可能发生代偿性出血，应暂缓拔牙。妊娠期的前 3 个月和后 3 个月不能拔牙，因易导致流产和早产。妊娠第 4、5、6 个月期间进行拔牙较为安全。

8. 急性炎症期　急性炎症期是否拔牙应根据具体情况。如急性颌骨骨髓炎患牙已松动，拔除患牙有助于建立引流，减少并发症，缩短疗程。如果是急性蜂窝织炎，患牙为复杂牙，手术难度大，创伤较大，则可能促使炎症扩散，加重病情。所以，要根据患牙部位，炎症的程度，手术的难易，以及患者的全身情况综合考虑，对于下颌第三磨牙急性冠周炎，腐败坏死性龈炎，急性染性口炎，年老体弱的患者应暂缓拔牙。

9. 恶性肿瘤　位于恶性肿瘤范围内的牙，因单纯拔牙可使肿瘤扩散或转移，应与肿瘤一同切除。位于放射治疗照射部位的患牙，在放射治疗前 7~10d 拔牙。放射治疗时以及放射治疗后 3~5 年内不能拔牙，以免发生放射性颌骨骨髓炎。

10. 长期抗凝药物治疗　常用者为肝素与阿司匹林，其主要不良反应为出血。如停药待凝血因子时间恢复至接近正常时可拔牙。如停药需冒着导致严重后果的栓塞意外之险，则不主张停药，可进行局部处理，如缝合、填塞加压、局部冷敷等手段控制出血。

11. 长期肾上腺皮质激素治疗　此类患者机体应激反应能力和抵抗力较弱，遇感染、创伤等应激情况时可导致危象发生，需要及时抢救。术后 20h 左右是发生危象最危险的时期。此类患者在拔牙前应与专科医师合作，术前迅速加大皮质激素用量，减少手术创伤、消除患者恐惧、保证无痛、预防感染。

12. 神经精神疾患　如帕金森病，不能合作，需全身麻醉卜拔牙。癫痫者术前给予抗癫痫药，操作时置开口器，如遇大发作应去除口内一切器械、异物，放平手术椅，头低 10° 角，保持呼吸道通畅，给氧，注射抗痉剂。发作缓解后，如情况许可，可继续完成治疗。

（卢　爽）

第三节　拔牙前的准备

一、术前准备

术前详细询问病史，包括既往麻醉、拔牙或有其他手术史，是否有药物过敏，术中及术后的出血情况。患者的全身情况，是否有拔牙的禁忌证，必要时应进行化验以及药物过敏试验等检查。

根据患者的主诉，检查要拔的患牙是否符合拔牙的适应证，同时还进一步做口腔全面检查，注意牙位、牙周情况以及牙破坏的程度，并拍摄牙片或全景 X 线片检查。向患者介绍病情，拔牙的必要性，拔牙术的难易程度，术中和术后可能出现的情况，以及牙拔除后的修复问题等，在征求患者的意见后，使其积极主动地配合手术后，方可做出治疗计划。

一般每次只拔除一个象限内的牙，如一次要拔除多个牙，要根据患者的全身情况，手术的难易程度，以及麻醉的方法等而定。通常先拔下颌牙再拔上颌牙，先拔后面的牙再拔前面的牙。

二、患者体位

合适的体位应使患者舒适、放松，同时便于术者操作。拔牙时，大多采用坐位。拔上颌牙时，患者头后仰，张口时上颌牙的平面与地面成45°~60°角。拔下颌牙时，患者端坐，椅位放低，张口时下颌牙的平面与地平面平行，下颌与术者的肘部平齐。不能坐起的患者可采取半卧位，但需注意防止拔除的牙和碎片掉入患者的气管内。拔除下前牙时，术者应位于患者的右后方；拔除上颌牙和下颌后牙时，术者应位于患者的右前方。

三、手术区准备

口腔内有很多种细菌存在，不可能完全达到无菌要求，但不能因此而忽视无菌操作。手术前嘱患者反复漱口，如牙结石多，应先进行洁牙。口腔卫生不好的患者，应先用3%过氧化氢溶液棉球擦洗牙，然后用生理盐水洗漱干净或高锰酸钾液冲洗术区。

口内手术区和麻醉进针点用1%或2%碘酊消毒，因碘酊对口腔黏膜有刺激性，不宜大面积涂抹，消毒直径在1~2cm范围内即可。复杂牙需切开缝合者，要用75%乙醇消毒口周及面部下1/3，在颈前和胸前铺无菌巾或孔巾。

四、器械准备

除常规口腔科检查器械，如口镜、镊子以及探针外，根据需拔除牙选择相应的牙钳和牙挺，同时准备牙龈分离器和刮匙。如需行翻瓣、劈冠、分根、去骨或进行牙槽突修整的病例，则应准备手术刀、剪、骨膜分离器、带长钻头的涡轮机、骨凿、锤、骨钳、骨锉、持针器、血管钳、组织钳以及缝针、缝线等。

（卢　爽）

第四节　拔牙的基本步骤

在完成上述拔牙前的准备并且进行局部麻醉后，拔牙前先肯定局部麻醉的效果，然后再次核对需拔除的牙，让患者有足够思想准备，且能配合手术的前提下，进行以下操作：

一、分离牙龈

牙龈紧密地附着于牙颈部，将牙龈分离器插入龈沟内，紧贴牙面伸入到沟底，沿牙颈部推动，先唇侧后舌侧，使牙龈从牙颈部剥离开（图8-3）。如没有牙龈分离器用探针也可分离牙龈。不仔细分离牙龈，在安放牙钳或拔牙时会使牙龈撕裂，导致术后牙龈出血。

二、挺松患牙

对于阻生牙、坚固不易拔除的牙、残冠、残根、错位牙等不能用牙钳夹住的牙，应先用牙挺将牙挺松后，再拔除。使用牙挺的方法是手握挺柄，挺刃由准备拔除患牙的近中颊侧插入到牙根与牙槽之间，挺刃内侧凹面紧贴牙根面，以牙槽嵴为支点做楔入、撬动和转动等动作，使患牙松动、脱出（图8-4）。

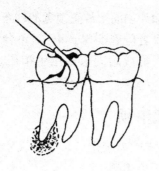

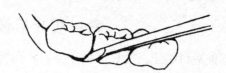

图8-3　牙龈分离　　　　　　图8-4　使用牙挺

三、安放牙钳

正确选用牙钳，将钳喙分别安放于患牙的唇（颊）、舌（腭）侧，钳喙的纵轴与牙长轴平行。安放时钳喙内侧凹面紧贴牙面，先放舌腭侧，再放唇颊侧，以免夹住牙龈，喙尖应伸入到龈下，达牙根部的牙骨质面与牙槽嵴之间。手握钳柄，近末端处，将患牙夹牢（图8-5）。再次核对牙位，并确定钳喙在拔除患牙时不会损伤邻牙。

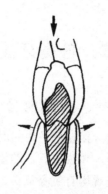

图8-5　安放牙钳

四、拔除患牙

安放好牙钳，夹紧患牙后，拔除患牙运用三种力：摇动、扭转和牵引。摇动主要用丁扁根的下颌前牙，上下颌前磨牙和多根的磨牙，将牙做唇（颊）和舌（腭）侧缓慢摇动，并且逐渐加大幅度，使牙槽窝向两侧扩大，牙完全松动。摇动时动作不能过急、过猛。应向阻力较小的骨板方向多用力，防止发生断根或牙槽骨折裂。

扭转只适用于圆锥形根的上颌前牙，沿牙长轴向左右反复旋转，以撕裂牙周韧带，扩大牙槽窝，使牙松动。如此方法误用于扁根牙或多根牙则会造成断根。

牵引是在进行上述动作，牙已松动后，将牙拔除的最后一个步骤。牵引时应从阻力小的方向进行。一般前牙向唇侧，后牙向颊侧，而不是垂直牵引。牵引时用力要适度，动作缓慢，注意稳定患者的头部，掌握支点，防止用力过大、过猛导致的意外损伤。

五、拔牙创的处理

牙拔除术后，检查拔除的患牙是否完整，有无断根，如发现有断根，应予拔除。检查拔牙创口内有无牙碎片、骨碎片、牙结石以及炎性肉芽组织。用刮匙清理拔牙创，清除根尖病变和进入牙槽窝内的异物，防止术后出血、疼痛或感染而影响拔牙创的愈合。对过高或过尖的骨嵴、牙槽中隔或牙槽骨板，可用骨凿、咬骨钳、骨锉等进行修整，以利于创口愈合和后期义齿修复。对被扩大的牙槽窝或裂开的牙槽骨板，可用手指垫纱布将其复位。对切开、翻瓣拔牙或牙龈撕裂病例均应进行牙龈对位缝合。一般拔牙创不需进行缝合。

在进行上述处理后,使拔牙创内充满血液,然后在拔除牙创面上放置消毒的纱布棉卷。令患者稍用力咬住压迫止血,半小时后可自行取出。对有出血倾向的患者应观察30min,对不合作的儿童、无牙的老人、残障患者或不能自行咬纱布棉卷患者,可由医护人员或陪同家属用手指压迫纱布棉卷,观察30min后无异常可离开。

六、拔牙后注意事项

拔牙后当天不能漱口刷牙,次日可刷牙,不要用舌尖舔或吸吮伤口,以免拔牙创口内的血凝块脱落。拔牙当天进半流质或软食,食物不宜过热,避免用拔牙侧咀嚼。

拔牙当天口内有少量血液渗出,唾液内带有血丝,属正常现象。嘱患者不要惊慌,不能用手触摸伤口。如拔牙后有大量鲜血流出,应及时就诊。麻醉作用消失后伤口可感到疼痛,必要时可服用止痛药物。如术后2~3d再次出现疼痛并逐级加重,可能发生了继发感染,应就诊检查,做出相应的处理。

拔牙后一般可以不给予抗生素药物治疗。如果是急性炎症期拔牙或复杂牙以及阻生牙拔除,可在术前、后给予抗生素控制感染。

(卢　爽)

第五节　各类牙拔除术

一、上颌前牙

上颌前牙均为单根,根似圆锥形,唇侧骨板较薄。拔除时先向唇侧和腭侧摇动,向唇侧的力量要大一些,然后向左右两侧旋转,使牙韧带撕裂。牙脱位后,顺扭转方向向前下方牵引拔出。上颌尖牙牙根粗大,对保持牙列完整、咀嚼、修复以及美观均有重要意义,应尽量保留。上颌尖牙唇侧骨板薄,拔牙时易将骨板折断与牙一同拔除。所以要先用摇动力量,向唇侧再向腭侧,反复摇动后再加用旋转力量并向前下方牵拉拔出。

二、上颌前磨牙

上颌前磨牙均为扁根,近牙颈部2/3横断面似哑铃形,在近根尖1/3或1/2处分为颊、腭2个根。拔牙时先向颊侧,后向腭侧摇动,开始摇动的力量和幅度均不能过大,反复摇动,逐渐加力,摇松后,顺牙长轴从颊侧方向牵引拔出。上颌前磨牙牙根细,易折断,要避免用旋转力。

三、上颌第一、第二磨牙

上颌第一、第二磨牙均为3个根,颊侧分为近中和远中2个根,较细;腭侧的1个根,粗大。上颌第一磨牙3个根分叉大,上颌第二磨牙牙根较短,分叉也小,颊侧近远中根常融合。拔牙时主要使用摇动的力量,向颊侧的力量应比腭侧大,反复而缓慢地摇动后,牙松动可沿阻力较小的颊侧牵引拔出。上颌第一、第二磨牙的拔除不能用旋转力,避免牙根折断。

四、上颌第三磨牙

上颌第三磨牙牙根变异很大,大多数为锥形融合根,根尖向远中弯曲。颊侧骨板较薄,牙根后方为骨质疏松的上颌结节,而且后方无牙阻挡,较易拔除。一般用牙挺向远中方向挺出,可不用牙钳。如用牙钳应先向颊侧,然后向腭侧摇动,摇松后向颊侧𬌗面牵引拔除。在拔除上颌第三磨牙之前应拍X线片,了解牙根变异情况。如发生断根,因位置靠口腔后上,不易直视下操作,取根困难,所以应尽量避免断根。

五、下颌前牙

下颌前牙均为单根，切牙牙根扁平，较短而细。尖牙牙根较粗大，呈圆锥形。切牙拔除时，充分地向唇及舌侧摇动，使牙松动后向外上方牵引拔出。尖牙拔除时，如摇动的力量不够，可稍加旋转力，然后向外上方牵引拔出。

六、下颌前磨牙

下颌前磨牙均为圆锥形单根，牙根较长而细，有时略向远中弯曲。颊侧骨板较薄。主要摇动方向是颊舌侧，颊侧用力可较大，然后向颊侧上外方向牵引拔出。有时可稍加旋转力，但弧度应很小。

七、下颌第一、第二磨牙

下颌第一磨牙多为近远中2个扁平宽根，少数有3个根，即远中有2个根，下颌第二磨牙多为2个根，形状与下颌第一磨牙相似，但牙根较小，分叉也小，有时2个根融合。下颌第一、第二磨牙颊侧骨板厚而坚实，拔牙时摇动需较大的力量，并且要反复多次。有时可借助牙挺，挺松患牙后，再将患牙从颊侧上外方牵引拔出。

八、下颌第三磨牙

下颌第三磨牙的生长位置、方向、牙根形态变异较大。正位和颊向错位的下颌第三磨牙较易拔除。舌侧的骨板薄，摇动时向舌侧多用力，再拔除。也可以用牙挺向远中舌侧方向将下颌第三磨牙挺出。

九、乳牙

乳牙拔除的方法与恒牙相同，因儿童颌骨骨质疏松，乳牙形态小，阻力也较小，一般采用钳拔法，少数情况下使用牙挺。由于乳牙牙根大多已逐级吸收，拔出时，可见牙根变短，呈锯齿状，有时甚至完全吸收而没有牙根，不要误认为牙根折断，乳牙拔除后不要搔刮牙槽窝，以免损伤下方的恒牙胚。

（卢　爽）

第六节　阻生牙拔除术

阻生牙（impacted teeth）是由于邻牙、骨或软组织的阻碍，只能部分萌出或完全不能萌出。常见的阻生牙有下颌第三磨牙、上颌第三磨牙、上颌尖牙以及某些多生牙。

下颌第三磨牙又称智牙，是最易发生阻生的牙。由于此牙多引起冠周炎反复发作，常需拔除。本节主要描述下颌阻生第三磨牙拔除方法。

一、应用解剖

下颌阻生第三磨牙常被包埋于厚的颊侧牙槽骨和较薄的舌侧牙槽骨之间，并在牙根的下方与下颌骨体形成突起。厚的颊侧骨板因有外斜线的加强，去骨以及拔牙视野的暴露均较困难。舌侧骨板较薄，根尖处的骨质更薄，甚至可穿透骨板。所以在拔牙时，特别是在取断根时，有可能将牙或断根推出舌侧骨板之外，进入骨膜下或穿透骨膜，进入舌下间隙或下颌下间隙。

下颌阻生第三磨牙的内侧有舌神经，常位于黏膜下，其位置有的较高，必须避免对其损伤。下颌阻生第三磨牙的下方为下颌管。牙根与下颌管的关系较复杂：牙根可以在管的上方或侧方，根尖可紧贴下颌管或甚至进入管内等。拔除时，特别是在取断根时，必须避免盲目操作，以免将根尖推入下颌管，损伤血管神经束。下颌阻生第三磨牙位于下颌体后部与下颌支交界处，此处骨质由厚变薄，抗外力的强度较弱。拔牙时，如用力劈牙冠、分根或用牙挺不当，有发生骨折的可能性。磨牙后区的疏松结缔组织较多，分离时易出血。

下颌阻生第三磨牙解剖形态变异很大。牙冠常略小于邻牙，牙尖及发育沟也不如邻牙明显。颊面的发育沟常有2个，舌面的发育沟为1个。牙根比邻牙短，有2根、3根、合并根、锥形根、融合根等，根的情况与拔牙时阻力关系很大，拔牙前应参考X线片检查做出判断。

二、下颌阻生第三磨牙拔除的适应证和禁忌证

下颌阻生第三磨牙拔除的适应证除与一般牙拔除的适应证相同外，主要起预防作用，包括预防第二磨牙牙体、牙周破坏，防止邻牙牙根吸收，冠周炎的发生，预防牙列拥挤引起的关系紊乱，防止发生牙源性囊肿、肿瘤以及成为颞下颌关节紊乱病的病因，预防完全骨阻生引起的某些原因不明性疼痛。另外，还有正畸、正颌、修复重建以及牙移植的需要。

下颌阻生第三磨牙拔除的禁忌证与拔牙禁忌证相同。另有下列情况，可考虑保留：下颌阻生第三磨牙与升支前缘之间有足够的间隙，可正常萌出。有正常对颌牙，牙已正位萌出，表面有软组织覆盖，但切除后冠面能全部露出。第二磨牙不能保留时，如下颌阻生第三磨牙牙根尚未完全形成，拔除第二磨牙后，下颌阻生第三磨牙能前移代替第二磨牙。完全埋伏于骨内，与邻牙牙周不相通又不压迫神经引起疼痛，可暂保留，但应定期检查。

三、下颌阻生第三磨牙的临床分类

根据牙与下颌升支及第二磨牙的关系，分为三类：第Ⅰ类：在下颌升支前缘和第二磨牙远中面之间，有足够的间隙可以容纳阻生第三磨牙牙冠的近远中径；第Ⅱ类：升支前缘与第二磨牙远中面之间的间隙不大，不能容纳阻生第三磨牙牙冠的近远中径；第Ⅲ类：阻生第三磨牙的全部或大部位于下颌升支内。

根据牙在骨内的深度，分为高位、中位及低位3种位置。高位：牙的最高部位平行或高于平面；中位：牙的最高部位低于平面，但高于第二磨牙的牙颈部；低位：牙的最高部位低于第二磨牙的牙颈部。骨埋伏阻生（即牙全部被包埋于骨内）也属于此类。

根据阻生智牙的长轴与第二磨牙长轴的关系，分为垂直阻生、水平阻生、近中阻生、远中阻生、颊向阻生、舌向阻生及倒置阻生。

根据在牙列中的位置，分为颊侧移位、舌侧移位、正中位。

四、术前检查

应按常规询问病史并做详细检查。口外检查，注意颊部有无红肿，下颌下及颈部有无淋巴结肿大。下唇有无麻木或感觉异常。口内检查，包括有无张口困难，第三磨牙的阻生情况，第三磨牙周围有无炎症，第一及第二磨牙情况，注意第二磨牙有无龋坏、是否应在拔除第三磨牙前予以治疗。对全口牙及口腔黏膜等做相应检查。

常规拍摄第三磨牙根尖片，最好投照定位片，以避免失真。但根尖片投照范围有限，有时不能包括根尖及下牙槽神经管的影像，应当拍摄全景片。注意观察阻生牙的位置、牙囊间隙、下颌管情况以及与下颌阻生第三磨牙牙根的关系、外斜线等。随着CBCT在口腔科学中逐渐得到广泛应用，对于相对复杂的阻生牙可常规拍摄CT片，从三维角度观察阻生牙，这对分析阻生牙的邻牙关系、牙根数量、是否弯曲、牙根与下牙槽神经管的关系、牙周围是否存在骨质异常等有很大帮助。

五、阻力分析

第三磨牙的情况复杂，拔除前必须对拔牙时可能遇到的阻力仔细分析，设计用何种方法解除。故阻力分析是必要步骤，应与上述各种检查一并进行。

牙冠部有软组织及骨组织阻力，软组织阻力来自颌面覆盖的软组织，多在垂直阻生时出现。如软

组织覆盖不超过殆面的1/2，则多无阻力，牙可直接拔出或挺出。如覆盖超过殆面的1/2，需将其切开、分离，才能解除阻力。骨阻力是牙冠周围骨组织对拔除该牙的阻力。高位阻生者，此种骨阻力不大。低位者冠部骨阻力大，需去除较多骨质才能解除骨阻力。

牙根部阻力是阻生牙牙根本身解剖形态所产生的阻力，所以在术前必须充分了解牙根的情况。根部的骨阻力应结合其他阻力情况分析，应用骨凿或涡轮机进行分根或去骨。

邻牙阻力是第二磨牙所产生的阻力，这种阻力需根据第二磨牙是否与阻生牙紧密接触和阻生的位置而定。邻牙阻力解除的原则与解除牙根骨阻力的原则相同。

六、拔除方法

下颌阻生第三磨牙拔除术是一项复杂的手术，手术大多需要切开软组织、翻瓣、去骨、劈开牙冠或用涡轮机磨开牙冠，用牙挺挺出、缝合等步骤。

1. 麻醉　除常规的下牙槽、舌、颊神经一次阻滞麻醉外，应在下颌阻生第三磨牙颊侧近中、颊侧近中角及远中三点注射含肾上腺素的局部麻醉药，这可在翻瓣时减少出血，保证视野清晰。

2. 切开及翻瓣　拔牙前应彻底冲洗盲袋，切开翻瓣后还应进一步冲洗。高位阻生一般不需翻瓣，或仅切开及分离覆盖在表面的软组织以解除阻力。在去骨范围较少的病例，可用此种切口。

如牙未完全萌出，需作远中切口及颊侧切口，远中切口是在下颌升支外斜线的舌侧，距离第二磨牙远中面约1.5cm处开始向前切开，直到抵达第二磨牙远中面的中央，注意切口不要过于偏向舌侧，以防明显的出血。然后转向颊侧，沿第二磨牙颈部切开，直到第一、第二磨牙的牙间间隙处。颊侧切口是从远中切口的末端向下，并与远中切口成45°角，切至颊侧前庭沟上缘处，注意勿超过前庭沟。翻瓣时，由远中切口之前端开始，向下掀起颊侧黏骨膜瓣。用薄的骨膜分离器，直抵骨面，紧贴骨面将瓣掀起。再从远中切口前端，向后向颊侧将瓣掀开。有时遇颞肌肌腱附着于磨牙后垫后部，翻瓣困难，可以用刀片进行锐性分离。

3. 去骨　翻瓣后决定去骨的量和部位。去骨量决定于阻生牙在骨内的深度、倾斜情况及根的形态等。最好采用高速涡轮机或其他动力系统去骨，可以灵活掌握去骨量。骨凿去骨时，骨凿的斜面应向后。平行于牙槽嵴顶部或呈弧线向后凿，深度达阻生牙表面。先将整块颊侧骨板去除，暴露牙冠部后，再去除覆盖牙冠远中部的骨质。此时，根据情况可选择劈开法，或再去除阻生牙的舌侧板，这种去骨法创伤较大，现已少用。

4. 分牙　过去常用劈开法，劈开方向为正中劈开，将骨凿置于正中发育沟处，骨凿的长轴与牙的长轴一致，在两根之间。用锤子迅速敲击骨凿的末端，即可将牙从中一分为二。注意握持骨凿必须有支点。有时可将近中牙冠劈开，解除邻牙阻力。近中冠劈开后，邻牙阻力解除，再用薄挺，先挺出远中冠及根，再挺出近中冠。目前广泛应用高速涡轮机或其他动力系统进行分牙，对于近中阻生和水平阻生者在牙颈部将冠根分开，先去除近中的牙冠阻力，再挺出牙根，有时根据实际情况还需进一步分割牙冠和牙根，原则是"多分牙、少去骨"。

（卢　爽）

第七节　牙根拔除术

牙根拔除术包括拔除残根和断根两种。

残根是龋病破坏或死髓牙牙冠折断后遗留在牙槽窝内，由于时间较长，在根周和根尖存在慢性炎症和肉芽组织，根尖吸收，牙根缩短而松动，易于拔除。

断根是在拔牙过程中，将牙根折断而遗留于牙槽窝内。断根的断面锐利有光泽，拔除较困难。

残根或断根无明显炎症，特别是单根牙，无松动，可经根管治疗后做桩冠修复。不适合做桩冠修复者，还可保留作覆盖义齿。

拔牙时折断的牙根原则上均应立即取出，否则会影响拔牙创的愈合，引起炎症和疼痛，以及成为慢性感染病灶。如患者年老体弱，不能坚持拔除断根，可延期拔除。如断根短小，仅为根尖部折断，取根困难，可将其留在牙槽窝内。经长期观察，这种断根在体内无不良后果，拔牙创愈合良好。

在拔除牙根之前，应了解牙根的数目、大小、部位，必要时拍摄 X 线片。残根拔除一般较容易完成。拔断根时，必须有良好的照明，视野清楚，良好的止血，合适的器械，准确的操作。如果盲目操作，可增加手术创伤，甚至会将断根推入到邻近结构，如上颌窦、下牙槽神经管、口底间隙、翼腭窝内，造成术后出血、组织肿胀、感染、下唇麻木以及口腔上颌窦瘘等并发症。

拔除牙根的常用方法有以下几种：

一、根钳拔除法

高出牙槽嵴的牙根或低于牙槽嵴的牙根，去除少许牙槽骨壁后，可用根钳夹住的牙根，适于根钳拔除。残根上端常因龋坏，夹持时易碎，所以在安放根钳时，尽量将钳喙的尖推向根尖的方向，夹持较多的牙根部分，夹持时不宜用力过大。圆根用旋转的力，扁根用摇动的力，缓慢用力，使牙根松动，然后牵引拔出。

二、根挺拔除法

根钳不能夹持的牙根，应使用根挺拔除。常用的根挺有直根挺、弯根挺、根尖挺和三角挺。

根挺拔除牙根时，应将挺刃插入到牙根的根面与牙槽骨板之间。如牙根断面为斜面，根挺应从断面较高一侧插入（图 8-6）。根挺一般从颊侧近中插入，上颌牙也可从牙根与腭侧骨板之间插入。如根尖周间隙狭窄，挺刃难以插入时可用小骨凿增宽间隙后，再将根挺插入。

前牙牙根用直根挺，后牙牙根用弯根挺，根尖折断用根尖挺。多根牙互相连接，可用骨凿或涡轮钻分根，然后逐个拔除。如遇多根牙，已有一个根拔除，其他牙根在根中或根尖折断的情况，可用三角挺将牙根与牙根间隔一同挺出（图 8-7）。

根挺插入后，使用楔力、撬力和旋转力，几种力交替使用，并逐渐将根挺深入使牙根松动，最后用撬力使牙根脱出。在拔除上下颌磨牙牙根时，注意不要垂直加力，以免将牙根推入到上颌窦或下颌管内。

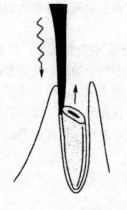 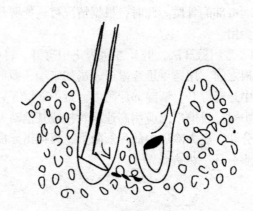

图 8-6　根挺的使用　　　　　图 8-7　三角挺的使用

三、翻瓣去骨法

死髓牙的牙根、根端肥大以及牙根与牙槽骨壁粘连牙周间隙消失等情况，用根钳、根挺均不易拔除的牙根，需应用翻瓣去骨法拔除牙根。

在牙根的颊侧牙龈作角形或梯形切口，切口深达骨面。从牙的近中、远中颊侧交角的游离龈处，斜行向下，龈瓣的基底要宽，下方不超过前庭沟。用骨膜剥离器翻瓣，显露颊侧骨板。用骨凿或钻头去骨，暴露部分牙根，再用牙挺将牙根取出（图 8-8）。修整尖锐的骨缘或骨尖，将黏骨膜瓣复位、缝合。

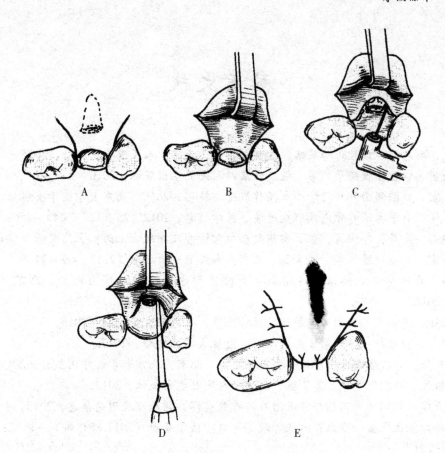

图8-8　翻瓣去骨法拔除牙根
A. 切口；B. 翻瓣；C. 去骨；D. 挺出牙根；E. 缝合

（卢　爽）

参考文献

[1] 白丁，赵志河．口腔正畸策略、控制与技巧．北京：人民卫生出版社，2015．

[2] 陈谦明．口腔黏膜病学．第4版．北京：人民卫生出版社，2010：74-77．

[3] 赵吉宏．口腔颌面外科门诊手术操作规范与技巧．北京：北京大学医学出版社，2015．

[4] 利春风．非手术治疗牙周病研究进展．医学信息，2012，25（12）：449-450．

[5] 董艳丽，李芳，郭海涛，等．实用临床口腔诊疗及护理．上海：上海交通大学出版社，2014．

[6] 葛立宏．儿童口腔医学．第4版．北京：人民卫生出版社，2013：69-94．

[7] 中华口腔医学会．临床诊疗指南·口腔医学分册（2016修订版）．北京：人民卫生出版社，2016．

[8] 李秀娥，王春丽．实用口腔护理技术．北京：人民卫生出版社，2016．

[9] 赵佛容．口腔护理学．第3版．上海：复旦大学出版社，2017．

[10] 俞光岩．口腔颌面外科手术精要与并发症．北京：北京大学医学出版社，2011．

[11] 赵铱民．口腔修复学．第7版．北京：人民卫生出版社，2012．

[12] 王立霞．牙周炎采用综合临床治疗的疗效观察．临床合理用药杂志，2015，8（6）：116．

[13] 中华口腔医学会．临床技术操作规范·口腔医学分册（2017修订版）．北京：人民卫生出版社，2017．

[14] 朱智敏．口腔修复临床实用新技术．北京：人民卫生出版社，2014．

[15] 彭彬．牙髓病学．第2版．北京：人民卫生出版社，2015．

[16] 曹采方．临床牙周病学．北京：北京大学医学出版社，2012．

[17] 段银钟．口腔正畸临床拔牙矫治指南．实用口腔医学杂志，2013，29（2）：256．

[18] 李平，李萍，韩会民，等．牙周病与糖尿病足临床相关性研究．口腔医学，2015，35（8）：673-676．

[19] 胡德渝．预防口腔医学．第6版．北京：人民卫生出版社，2012．

[20] 傅民魁．口腔正畸学．北京：人民卫生出版社，2012．

[21] 李巧影，陈晶，刘攀．口腔科疾病临床诊疗技术．北京：中国医药科技出版社，2017．

[22] 冯希平．中国龋病防治指南．北京：人民卫生出版社，2016．

[23] 谷志远．口腔临床操作技术丛书．北京：人民卫生出版社，2010．

[24] 高学军，岳林．牙体牙髓病学．第2版．北京：北京大学医学出版社，2013．

[25] 樊明文．牙体牙髓病学．第4版．北京：人民卫生出版社，2012．